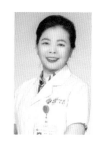

刘玉萍，教授，主任医师，硕士生导师，四川省医学科学院·四川省人民医院健康管理中心主任、健康管理研究所所长。中华医学会健康管理学分会候任主任委员；中国医师协会健康管理与健康保险专业委员会副主任委员；中国健康管理协会常务理事；中国健康管理协会功能医学分会副会长；四川省医疗卫生与健康促进会会长；四川省医学会健康管理学专业委员会主任委员；多项核心杂志副主编及编委；享受国务院特殊津贴专家；四川省卫生健康首席专家、四川省卫生计生首届领军人才、四川省卫生厅学术技术带头人、首届"国之名医·优秀风范"获得者；四川省三八红旗手标兵。

带领四川省人民医院健康管理中心成为全国首家的健康管理省级甲级医学重点学科，创造了2017至2019年连续3年获得复旦学科声誉排名第二、西南第一的佳绩；近五年承担国家级科研课题6项，省部级和厅级课题10余项，发表SCI等论文20余篇。主编及参编全国百佳出版单位多部著作，参与制定多项中华医学会健康管理学行业规范、指南及专家共识，拥有国家知识产权2项、专利1项。

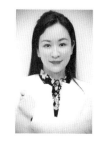

关华，副主任护师，副教授，管理学、医学双硕士，电子科技大学、成都中医药大学硕士生导师，任职于电子科技大学附属医院·四川省人民医院，主要从事临床护理、护理健康管理及客户关系管理、护理培训及流程管理。任中华医学会健康管理护理学组副组长，中国研究型医院学会护理分会健康管理与延续护理学组委员，四川省医疗卫生与健康促进会理事，四川省康促进会健康管理护理学专委会主任委员，四川省医学会健康管理学专业委员会委员。担任《健康体检与管理》杂志通讯编委，《国际护理学杂志》审稿专家。曾获中国健康服务业大会优秀论文奖及多次受邀全国健康管理大会交流发言，近五年发表SCI、北大核心等论文20余篇。

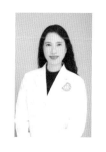

唐怀蓉，主任护师，现任四川大学华西医院健康管理中心副主任、中国健康促进基金会健康体检与评估发展专项基金专家委员会委员、中国人体健康科技促进会健康促进专业委员会副主任委员、四川省医学会健康管理专业委员会常委、四川省健康管理质控专家组成员。长期从事健康管理工作，擅长各种慢性非传染性疾病预防及管理工作。于2016年荣获四川省卫健委"十二五"期间干保工作"先进个人"等称号。作为负责人承担国家级、省级纵向课题8项，经费约400万元；以第一作者或通讯作者身份在核心期刊公开发表论文共计51篇，其中SCI论文20篇、中文论文31篇；以第一发明人身份获专利2项；主编图书1部，副主编2部，参编书籍数部。

本教材得到国家重点研发计划课题（2017YFC0113901）"基于国产诊疗装备支撑的主动健康型医联体跨区域规模化应用示范"项目中的"主动健康连续服务模式构建及配套诊疗装备解决方案研究"基金资助支持

本教材得到四川省科技厅重点研发项目（2020YFS0557）"呼吸道病毒多指标检测芯片在发热门诊及企业复工人员感染筛查中作用的试点示范"项目基金资助支持

健康管理专科护士

规范化培训教材

刘玉萍　关　华　唐怀蓉　主编

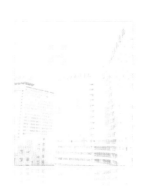

中国纺织出版社有限公司

图书在版编目（CIP）数据

健康管理专科护士规范化培训教材 / 刘玉萍，关华，唐怀蓉主编 . -- 北京 : 中国纺织出版社有限公司，2021.7

ISBN 978-7-5180-8564-4

Ⅰ . ①健… Ⅱ . ①刘… ②关… ③唐… Ⅲ . ①保健—岗位培训—教材 Ⅳ . ① R161

中国版本图书馆 CIP 数据核字（2021）第 091702 号

责任编辑：樊雅莉　　责任校对：楼旭红　　责任印制：王艳丽

中国纺织出版社有限公司出版发行
地址：北京市朝阳区百子湾东里 A407 号楼　邮政编码：100124
销售电话：010—67004422　传真：010—87155801
http://www.c-textilep.com
中国纺织出版社天猫旗舰店
官方微博 http://weibo.com/2119887771
北京华联印刷有限公司印刷　各地新华书店经销
2021 年 7 月第 1 版第 1 次印刷
开本：787×1092　1/16　印张：19
字数：418 千字　定价：136.00 元

《健康管理专科护士规范化培训教材》
编委会

主　编　刘玉萍　四川省医学科学院·四川省人民医院
　　　　　关　华　四川省医学科学院·四川省人民医院
　　　　　唐怀蓉　四川大学华西医院健康管理中心

副主编　帅　平　四川省医学科学院·四川省人民医院
　　　　　王　林　四川省医学科学院·四川省人民医院
　　　　　姚晓琴　四川省医学科学院·四川省人民医院
　　　　　杨　华　四川省医学科学院·四川省人民医院
　　　　　刘佑韧　四川省医学科学院·四川省人民医院

编　委　曾　一　四川省医学科学院·四川省人民医院
　　　　　李　星　四川省医学科学院·四川省人民医院
　　　　　万晓琴　四川省医学科学院·四川省人民医院
　　　　　左晓娇　四川省医学科学院·四川省人民医院
　　　　　雷理仪　四川省医学科学院·四川省人民医院
　　　　　蒋祝瑶　四川省医学科学院·四川省人民医院

帅　姣　四川省医学科学院·四川省人民医院

邓钱欢　四川省医学科学院·四川省人民医院

徐　菱　四川省医学科学院·四川省人民医院

蒋　丽　四川省医学科学院·四川省人民医院

文念驰　四川省医学科学院·四川省人民医院

前　言

　　近年来国内的健康体检事业蓬勃发展，健康管理机构建设日新月异，业内的学术交流盛宴精彩纷呈，让我们感受到健康管理学科蒸蒸日上、百花齐放的盛况。健康管理护理队伍和学科建设在这一浪潮中与时俱进，迎来了护理专科发展和转型的关键时机。加强护士队伍建设、提高护理服务质量、拓展护理服务领域、建立同质化行业规范以及全科素养是大势所趋。

　　当前，规范化的健康管理在我国健康体检／健康管理机构真正落地开展得并不多，多数仅局限于单纯体检，缺少系统的健康管理服务，未进行全面科学的评估与有效的健康干预，便开展健康管理服务机构，专业人才的数量也是捉襟见肘。尤其是健康管理的护理服务规范和技术标准不完善，服务范围和模式单一，风险评估、健康干预促进的专业化程度较局限。在基层健康管理机构，仍以简单完成健康体检流程为主要定位，护理工作局限于"导检引路"的初级服务。因此，健康体检／健康管理机构的护理从业人员，尤其是基层医疗机构的护理从业人员迫切期待出台健康管理相关理论和实践标准，以便进行标准化、系统化专科学习，建立专业操作规范及服务标准，打造属于健康管理专科特色的护理人文。

　　置身于这个毫无经验可循又时刻充满机遇与挑战的朝阳行业，没有前路参考，笔者凭借对本职工作的热爱和责任，总结多年的工作经验和实践体会，参阅国内外最新研究动态，牵头编写本教材，希望集多年沉淀为行业带来启示。

　　全书分9章，分别从健康管理的基础护理、护理管理、PDCA护理质量管理、健康管理护理、客户关系管理、护理科研、健康管理护理相关医院感染管理制度、健康管理中心消防安全管理等方面详细介绍了健康管理中的护理专科工作。内容涵盖完整的护理管理制度、创新的服务模式、初步的行业规范框架，例如护理质控细则、资料整理与报告管理、物资开源节流等工作规范和质量管理培训；多学科、多专业的全科素养与专科能力提升，例如相关护理三基操作、静脉采血、现场急救、彩超录入、应急处理等体检重要环节。将护理健康管理专科知识与健康干预紧密结合，让健康管理理论真正落地。

　　本教材主编单位是全国率先启动健康管理实施方案的健康管理机构，连续三年蝉联复旦学科声誉排名全国第二、西南第一，率先申请创办"健康管理护理专科护士规范化培训班"，从实际工作经验出发编写本教材，以期对健康管理护理专业知识进行提炼、制定护理人员服务标准和质量标准，以系统规范的教育培训带动健康管理护理人才队伍建设。不仅能解决健康管理学科的专业技术问题，还能有效推动相关适宜技术开展，满足大众对健康管理的服务需求，促进健康管理学科的健康发展。

　　本书主编刘玉萍教授为全国健康管理先驱和领航人，中华医学会健康管理学分会候任主任委员，《中华健康管理学杂志》《实用医院临床杂志》《现代临床医学》编委。主编关华教授为中华医学会健康管理护理学组副组长，《健康体检与管理》《国际护理学杂志》编委，多次受邀在国家级健康管理学术会议中进行主题报告及经验交流。本书编者均为健康体检/健康管理学科及医学科研工作的一线业务骨干和专家，以研究生学历及高级职称为主。在编写过程中，得到中华医学会健康管理学分会专家的指导和点拨，全体编委精心规划、认真撰写，力求内容详实、准确。但由于健康管理这一新兴专业毫无经验可循，加之水平所限、时间仓促，书中难免有不尽完善之处，敬请各位同道提出宝贵意见。

编　者

2021 年 4 月

目　录

第一章 总 论

完成本章内容学习后，学员能：

1. 熟悉健康管理及护理健康管理发展现状。
2. 了解护理在健康管理中的重要性。
3. 掌握健康管理护士工作职责与使命。
4. 掌握健康管理专科护士培养意义和目标。

第一节 国内外健康管理新进展

健康管理（health management）作为专业术语在 20 世纪 30 年代首次被提出。20 世纪 70 年代末美国人口老龄化、慢性病人群增加，医疗成本逐年攀升，卫生资源过度消耗，医疗费用支出从 60 年代占 GDP 6% 猛增到 1980 年的 8%，导致传统"以疾病治疗"为中心的医疗模式难以为继。1978 年密歇根大学成立了全球首个健康管理中心，聚焦疾病预防、风险评估和指导自我保健。其医疗战略逐渐向集预防性（preemptive）、预测性（predictive）、个体化（personalized）和参与性（participatory）为一体的"4P"医学模式过渡，强调预防为上，预测性治疗、个体化诊疗和全民参与有机结合。全面推行健康管理后的 20 年间，美国人口中生活方式疾病如心血管疾病、脑卒中发生率分别下降了 55%、75%，有力佐证了健全的初级健康系统能提升个体和全民健康水平，降低医疗服务成本。据估算，健康管理投入与医疗费用的降低比例在 1 ∶（3～6），叠加劳动力生产率回报后，实际投入效益比为 1 ∶ 8，抢救费用的投入降低比甚至达到 1 ∶ 100。近半个世纪以来，德、法、英等发达国家也积极效仿和实施全面健康战略，逐步形成了注重健康管理师的医疗理念，建立了以初级保健医师为核心，以提高健康生活质量、延长寿命、消除健康差距为目标的健康管理体系。

20 世纪 90 年代末健康管理开始在我国出现，2000 年以后健康体检及相关服务机构逐渐增多，市场化推进速度明显加快，目前国内健康体检与健康管理相关机构已发展至万余家，从事健康体检及相关服务人员达到百万余人。进入 21 世纪后我国老龄化进程不断加快，慢性疾病患病率迅速上升，医疗费用急剧上涨，不论是个人、社会还是政府都不堪重负，加快推进健康产业发展、降低医疗开支已是学界、业界和政府层面的共识。2016 年印发的《"健康中国 2030"规划纲要》、2017 年发布的《国家基本公共卫生服务规范（第 3 版）》多次提及健康管理，对居民健康档案建档率，0～6 岁儿童、孕产妇、老年人、高血压患者、糖尿病患者、严重精神障碍患者的健康管理提出了明确要求，其已然成为实现全民健康的重要战略和关键路径。

　　健康产业和健康管理的发展与区域经济发展水平高度耦合，发达地区市场总量占比大大高于欠发达地区，并且与大数据和人工智能产业结合，催生出一大批创新型企业和市场应用。仅在 2020 年，就有多项合作上马，武汉大学与腾讯合作成立大数据与健康保障联合实验室，联合国家卫健委卫生发展研究中心健康保障研究部、西安交通大学，力求打造国家级产学研合作创新平台，推动我国基于医疗保险的社会保障政策向整体国民健康保障体系的转变；首都医科大学健康医疗大数据国家研究院牵头创新健康医疗大数据关键技术，旨在推动大数据与人工智能技术和产业化融合发展，打造数字健康中国战略新智库；国家健康医疗大数据中心（北方）在 2020 年已建成 20 000 机柜的数据中心，开展山东省健康医疗大数据汇聚存储、治理加工、挖掘分析、运营服务。另外，保险业也深度进入健康管理行业，广泛开展健康险＋医疗的融合业务，并且抢先一步推出了可市场化运用的健康险＋健康管理＋医疗服务结合的 APP 应用（"平安健康""众安保险""中宏保险"，等等）。互联网巨头也纷纷在大健康产业领域跑马圈地，"腾讯健康"在医疗、医保行业面向国家医保局、各省市医保局、13 亿参保人及各级医疗机构，提供医保的云平台、公共服务、医保电子凭证、医保 AI、大数据分析、生物识别、区块链、医保数据安全、互联网＋医保支付等多方面技术保障。"阿里大健康"为患者提供互联网医疗、医药电商、在线医学科普平台、电子医保卡及电子健康档案等产品和服务；疫情期间还助力政府构建疫情应急管理系统。

　　综上，目前健康产业群雄并起，市场建设如火如荼，然而，国内健康管理行业与医疗行业之间发展极不协调，不同层级、类型、地区与机构间的健康管理服务内容和质量有较大差异，尚无任何标准化的行业规范和准则。中华医学会健康管理学分会（2009）在《健康管理概念与学科体系的中国专家初步共识》中对健康管理的定义为：以现代健康概念和新的医学模式以及中医治未病为指导，采用现代医学和现代管理学的理论、技术、方法和手段，对个体或整体健康状况及影响健康的危险因素进行全面检测、评估、有效干预与连续跟踪服务的医学行为和过程，其目的是以最小的投入获取最大的健康效益。从中我们可以抽提出 4 个基本过程：①采集服务对象的个人健康信息（健康检测）。②进行健康及疾病风险评估（健康评估）。③制定并执行健康干预计划或实施方案（健康干预）。④对服务对象的健康状态和干预效果进行跟踪随访（健康跟踪）。不可否认，健康体检（health checkup）是健康管理的基础和前提，根据 2009 年原国家卫生部印发的《健康体检管理暂行规定》（卫医政发〔2009〕77 号）和《健康体检基本项目目录》，健康体检是指通过医学手段和方法对受检者进行身体检查，了解受检者健康状况，早期发现疾病线索和健康隐患的诊疗行为。与健康管理相比，其局限性表现在：对健康信息的掌握程度不高，检查项目的敏感性与特异性难以权衡取舍，一次性检查难以系统动态了解受检者健康状况，受费用限制导致检查项目有限，与受检者的互动十分有限。

　　但是，当前健康管理在我国健康管理机构真正落地开展的并不多，95% 以上的健康服务机构仍以体检业务为主，缺乏系统全面的科学评估与有效的健康干预服务，健康管理的服务规范和技术标准不完善，健康管理的服务范围和服务模式陈旧，风险评估、健康干预促进的专业化程度较局限，远没有实现真正意义上的健康管理。因此，健康管理中心应从战略层面更加明确"以健康为中心，提供全方位全周期健康服务"的重点，对健康管理机构进行标准化和系统化的工作内涵建设，完善行业规范，建立相关操作规范及服务标准，明确工作目标，对推动和提升健康管理行业和学科建设、发展健康管理的理论和实践研究具有十分重要的意义。

第二节　护理在健康管理中的重要性

健康管理是一门综合性的交叉学科，涉及预防医学、临床医学、护理学、社会科学等领域，其中，循证医学、流行病学、生物统计学、生物信息学、健康促进学（包括心理学、社会学、行为科学等）、运动学和营养学都是与健康管理密切相关的重要学科。至今为止，尚无高等院校开设健康管理专业人才培养专业，业内多是毕业后培训唱主角。健康管理护理一词语尚未被精确界定，目前仍是业内红海，但它也随医疗护理服务需要在开展健康管理的机构和专业医院独立发展。健康管理中心作为医院的"窗口科室"，人流量大，服务频率高，管中窥豹能映射出全院的管理水平和能力、服务形象和声誉，其中护理服务质量直接影响客户及家属对医院医疗水平的评价和态度。随着市场的成熟和各路资本的介入，行业总体水平与发达国家差距越来越小，质量要求越来越高，传统按部就班的体检护理服务已经不能满足当下客户的需要。旧观念和管理方式甚至会引发体检过程中的不良事件，带来不必要的矛盾。因此，符合时代发展要求、切合行业需要的科学化、精细化健康管理护理势在必行。

第一，健康管理护理工作是一项涉及多部门及多人员的团体性工作，每个护理人员的任何一个环节的质量缺陷都将影响到整个工作质量，如执业资格、专业水平、服务标准等。随着健康管理中心的不断创新发展，护理人力需求也日益增加，根据健康管理中心工作特点，进行健康管理专科护士同质化、规范化培训是急需解决的问题。国际医疗卫生机构认证联合委员会在同质化管理认证标准中要求，任何医疗区域提供给患者的服务应是同一水平的，同一级别的护理服务提供给相同护理需求的患者。研究表明，在同质化过程中可以掌握更多知识的护理人员，同时也可以提高自己的护理水平。第二，护理人员与客户接触频繁、距离贴近，是与客户沟通联系最紧密的健康管理工作人员。护理工作贯穿整个健康管理流程，体检前是客户健康的引领者，包括指导体检护理要点、解释体检流程及专业事项；体检中是客户健康的守护者，包括密切关注客户健康动态，为突发低血糖、心血管系统意外、外伤等状况进行及时急救处理，为客户答疑解惑，排忧解难；体检后是客户健康资料的监测员，包括资料整理归档、报告核对，协助医生进行重阳筛查、随访，在人工智能和大数据平台下与客户互动答疑，指导健康教育、了解健康动态等。第三，从需求层次考虑，健康体检不能流于形式、走过场，也绝不是简单地完成流程，需要护理服务让客户感受人性化、个性化的精准关怀；为客户提供多维度、优质的护理服务，个人情绪及心理受到足够的尊重，增强客户的护理感受，使客户充分体会到护理人员的细心、耐心，有效提升客户依从性、忠诚度及满意度。可以说，没有专业的健康护理协作就没有现代化的健康管理。

作为朝阳学科，健康管理护理队伍数量急剧增多，但健康管理机构的护理质量管理及护理专业水平学科理论尚在起步阶段。同时健康管理护理与临床护理管理模式有很大差异，不能照搬沿用，护理专科能力建设与提升面临着巨大挑战与机遇。以专业内涵为导向，培养健康管理专科护士，是专科建设和人才队伍建设的必然趋势。《中国护理事业发展规划纲要（2005—2010年）》中明确指出要提高护理队伍综合素质，要加强在职继续教育，也要加快专科护士的培养。为进一步响应国家卫生计生委《全国护理事业发展规划（2016—2020年）》、四川省卫生计生委《四川省护理事业发展规划（2016—2020年）》中的加强护士队伍建设、提高护理服务质量、拓展护理服务领域等要求，进一步规范和提升健康管理护理质量与水平，促进健康管理护理学科快速、健康地发展，健康管理护理专科行业规范函待建立，护理专科能力提升建设迫在眉睫。《中国护理事业发展规划纲要（2016—2020年）》中明确指出，"2018—2020年，选择部分临床急需、相对成熟的专科护理领域，逐步发展专科护士队伍，加大专科护士培训力度，不断提高专科护理水平。"

基于此，为充分发挥护理在健康领域的管理作用，中华医学会健康管理学分会于2019年10月批准筹建中华医学会健康管理学分会护理学组，旨在打造专业平台，发展提升慢病管理、居家照护、健康管理护理等重点学科方向。由此可见，培养专科护士，对健康管理机构护理质量管理进行标准化和系统化研究，建立相关操作规范及服务标准，打造属于健康管理专科特色的护理人文，对提高我国健康管理机构中护理工作质量具有深远的意义和影响。

第三节　健康管理专科护士培养的意义和目标

根据健康管理中心工作特点，对健康管理专科护士同质化、规范化培训是急需解决的问题。国际医疗卫生机构认证联合委员会在同质化管理认证标准中要求，任何医疗区域提供给患者的服务应保持在同一水平，同级别的护理服务应提供给相同护理需求的患者。健康管理的护理质量应该从满足客户健康需要的角度去定义，而不应该局限于对客户体检活动的服务上，更不能将其简单定义为服务态度的优劣。评价主体应该从护理人员做了什么转向客户实际得到了什么，得到的是否为其所需之更大时间轴上的健康监测与治未病。随着医疗改革一步步深入，医疗技术服务越来越被社会重视，从而给导诊护士带来新的挑战与压力。客观地看，随着医院和社区健康管理中心的建立和发展，健康管理中心的管理已日趋科学、合理、规范，PDCA循环法、系统质量管理、追踪方法学、ISO9000质量管理体系等都得到了长足的应用。但站在大数据互联网医疗蓬勃发展的维度上看，健康管理护理工作还有众多函待解决的问题：①护士队伍年轻化，但基础薄弱，护士职业价值感和社会认同感有待拓宽。②健康管理护理专业水平同质化、规范化水平低，部分体检护理技术人员专业水平较差，突发应急障碍处理能力、配合协调能力、医患纠纷处理能力不足。③专科行业规范函待确立，学科建设尚在起步阶段。④师资带教水平低且标准不统一，专科培训质量不理想。⑤专业水平、服务标准和管理能力有待提高。⑥人文教育薄弱导致队伍凝聚力不强，缺乏主动服务的意识。

目前国内还没有系统规范的健康管理护理专科能力培训。笔者在国家重点研发计划课题（2017YFC0113901）"基于国产诊疗装备支撑的主动健康型医联体跨区域规模化应用示范"项目中的"主动健康连续服务模式构建及配套诊疗装备解决方案研究"基金资助下，以四川省人民医院健康管理中心技术团队为专业支撑，深入基层进行移动体检及培训，提高基层医务人员健康服务能力。通过推动和解决"最后一公里"的健康体检服务，最终促成基层群众的医疗服务可及性和提高慢性病早期筛查覆盖率。本书正是以课题项目开展实施为依托，对在体检和培训过程中的无形资产、知识成果及产出整理出的一本提高基层医务人员健康服务能力的针对性实用教材。本培训班项目旨在形成一个健康管理的精细化护理专科建设能力提升体系培训系列，以精心的态度、精细的过程、精品的成效系统，全面地从各个服务领域、工作环节、专业知识等各个方面进行规范化、同质化的学习和培训。①从体检服务质量角度出发。例如护理质控细则、资料整理与报告管理、物资开源节流等工作规范和质量管理培训。②从健康管理护理专业知识培训角度出发，例如相关护理三基操作、静脉采血、现场急救、彩超录入、应急处理等体检重要环节的大力培训。③将护理健康管理专科知识与健康干预紧密结合，积极参与到健康管理实施环节中，通过检后咨询服务，协助营养与运动规划、心理健康护理等，让健康管理落地。

借助这一交流学习平台，面向全国同行，通过不断培训、交流，缩小各地区之间的差距，使健康管理护理专科水平得到整体提升，对健康管理行业的护理人员进行标准化和系统化培训、指导、交流，共同制定相关操作规范及服务标准，对促进健康管理护理工作质量及学科建设具有深远的意义和影响。同时通过不断地探索、交流、学习，专业护理人才将越来越多，健康管理护理水平将得到更多潜力挖掘与提升，与国际国内有效接轨，最终使客户受益，为客户、为医院、为社会创造良好的经济效益。

预期目标：①提升健康管理护理专科能力。了解国内、国外先进的健康管理发展动态及护理模式，促进四川省健康管理护理工作与国际国内接轨、与时俱进。②打造健康管理护理人文。学习国内、国外健康管理护理新理念、新动态，提升护理人员专业素质，为客户提供更优质的健康管理护理人文服务。③培养健康管理护士全科素养。拓展健康管理培训内容，系统、全面地从各个服务领域、工作环节、专业知识等方面进行规范化培训，对健康管理机构护理质量管理进行标准化和系统化的研究培训，建立相关操作规范及服务标准，打造属于健康管理专科特色的护理人文。培训内容将从健康体检的护理服务工作辐射到护理健康管理亚专业发展，让护理人员具备更多健康管理全科素养。④储备专业护理人才。通过健康管理护理专科护士规范化培训班，为四川省乃至全国各级医院储备健康管理专业护理人才，以点带面提升整个健康管理护理学科水平，对提高我国健康管理机构中护理工作的质量具有深远的意义和影响。

第四节　健康管理护理工作的职责与使命

在"大卫生大健康"的服务理念框架下，完善护理管理服务体系和标准，提供生命全周期的健康护理服务成为未来护理学发展的指南针。健康管理全流程中，客户期望感受人性化服务，需要被重视和礼遇，对护理人员沟通应变能力要求高于常规护理专业；专科发展则函待建立行业规范以及全科素养，对护理人员进行标准化和系统化能力培训，建立行业规范及服务标准，打造属于健康管理专科特色的护理人文。作为基层工作的引领者，笔者有责任承担职责与使命、顺势而为，牵头共同制定、修订、讨论出行业规范框架，让健康管理护理人员找到精准的专业定位。

客户是健康人群，必须考虑到医院经营中的市场属性，在运营管理学中准确进行角色定位。第一，应统一思想，转变护理人员的服务观念。健康管理机构负责人需加强对护理业务的重视度，做好相关规划，从机构管理层面提升护理人员的工作认知度。第二，应明确护理服务的内涵，对相关内容及服务质量标准进行集中示范化培训，展示优秀个性化、人性化服务案例或自身实际工作中的典范事例，以保证优质护理服务的落实。第三，增强护理人员的配备，提升整体护理队伍素质，推动实际护理质量提升。对专业知识需实时更新，将专科继续教育常态化；若缺乏科学灵活的护理方式，服务理念难以落地；同时要加强岗位建设，在人力设备上加大资金扶持力度。第四，创新护理模式，责任落实到人，推行首诊责任制，避免工作环节脱节。让客户的心理护理、专科护理、健康教育及生活护理等有效结合。第五，致力构建满意性护理。强化客户满意度对护理管理工作的导向，同时兼顾管理工作以人为本，尊重护士、理解护士，常设绩效机制以增强护理人员自身的满意度。此外，搭建长效提升平台，塑造在岗位内成才、在实践中提升的职业路径，增强护理人员的职业自豪感；树立在工作中奉献自我、获得职业认同感正向激励态势机制，让护理人员认识到自身价值，以更积极的心态投入到实际工作中，从主观、客观两方面有效提升整体服务质量。

参考文献

[1] Hoffer EP. America's Health Care System Is Broken: What Went Wrong and How We Can Fix It[J]. Introduction to the Series. Am J Med. 2019; 132 (6): 675-677. doi: 10.1016/j.amjmed. 2019, 1, 40.

[2] Swarthout M, Bishop MA. Population health management: Review of concepts and definitions[J]. Am J Health Syst Pharm. 2017 Sep 15; 74 (18): 1405-1411. doi: 10.2146/ajhp170025. PMID: 28887342.

[3] Dewalt DA, Bekman ND, Sheridan S, et al. Literacy and Health Out-comes: A Systematic Review of the Literature[J]. Gen Intern Med, 2004, 19 (12): 1228-1239.

［4］Knowler WC, Barrett-Connor E, Fowler SE, Hamman RF, Lachin JM, Walker EA, Nathan DM; Diabetes Prevention Program Research Group. Reduction in the incidence of type 2 diabetes with lifestyle intervention or metformin[J]. N Engl J Med. 2002 Feb 7; 346 (6)：393–403. doi: 10. 1056/NEJMoa012512. PMID: 11832527.

［5］Starfield B, Shi L, Macinko J. Contribution of primary care to health systems and health[J]. Milbank Q. 2005; 83 (3)：457–502. doi: 10.1111/j. 1468–0009. 2005. 00409. x. PMID: 16202000; PMCID: PMC2690145.

［6］郭清 . 健康管理学 [M]. 北京：人民卫生出版社，2015.

［7］武留信，朱玲，陈志恒，等 . 中国健康管理与健康产业发展报告 No. 3（2020）[M]. 北京：社会科学文献出版社，2020.

［8］郭姣 . 健康管理学 [M]. 北京：人民卫生出版社，2017.

［9］白书忠 . 健康管理概念与学科体系的初步专家共识 . 浙江省医学会 . 浙江省医学会健康管理学分会第二届学术年会论文集 [C]. 浙江省医学会：浙江省科学技术协会，2009：9.

［10］樊玛琍 . 健康体检行业中健康管理专业人才胜任力现状研究 [D]. 杭州师范大学，2019.

［11］中国护理事业发展规划纲要（2005—2010 年）[J]. 中华护理杂志，2005（10）：721–723.

［12］全国护理事业发展规划（2016—2020 年）[J]. 中国护理管理 2017，17（1），1–5.

［13］Rouleau G, Gagnon MP, Côté J, Payne-Gagnon J, Hudson E, Dubois CA. Impact of Information and Communication Technologies on Nursing Care: Results of an Overview of Systematic Reviews[J]. J Med Internet Res. 2017; 19 (4)：e122.

［14］Steenkamer BM, Drewes HW, Heijink R, Baan CA, Struijs JN. Defining Population Health Management: A Scoping Review of the Literature[J]. Popul Health Manag.2017 Feb; 20 (1)：74–85.

［15］周晓丹 . 健康管理中心护士压力源调查与对策 [J]. 福州总医院学报，2010，17（2）：133–134.

［16］张蕾 . PDCA 循环法在健康管理中心护理质量管理中的效果观察[J]. 中国卫生产业，2019，16（13）：57–58.

［17］冯云 . 护理质量管理在健康管理中心护理工作中的应用效果观察[J]. 中国卫生标准管理，2015，（16）：224–225.

［18］葛晓燕，张元贤 . 追踪方法学在健康管理中心护理质量管理中的应用价值 [J]. 现代医药卫生，2019，35（24）：3846–3848.

［19］张红燕，陈红 . 新形势下体检机构健康管理服务模式探讨 [J]. 中国现代医生，2017，55（31）：122–125.

第二章　基础护理工作

学习目标

完成本章内容学习后，学员能：

1. 了解创新的护理模式。
2. 了解护理人文建设内容与方向。
3. 了解各岗位工作基础。
4. 了解体检护理中沟通技巧。
5. 熟悉体检中应急处理流程。
6. 掌握体检中各种应急处理技能。
7. 掌握检前、检中、检后护理健康教育要点。
8. 掌握护理专科知识，提升全科素养。
9. 掌握健康管理护士管理框架及工作制度。
10. 掌握服务标准与礼仪。
11. 掌握各种礼仪操作规范。

第一节　管理模式与工作制度

一、概述

健康管理中心护理管理以分层模式为主线，层级管理模式是员工个人职业生涯与科室双赢的举措，员工通过不断进行层级考察与培训，提升自我综合素质，使管理制度实施高效贯彻进行，为人才队伍建设未雨绸缪。

1. 层级结构

管理构架为科主任—护士长—楼层负责人—岗位组长—各梯队组员（图 2-1）。按员工综合能力和特性进行岗位分配、层级管理，推行梯队人才队伍建设管理制度，重视对人才的培训，以人为本，为客户提供专业、高质、完善的健康体检团队。梯队管理模式不仅能充分调动科室主力军的工作积极性，还能为学科发展战略目标提供牢固的人才保障，能有效避免岗位人才断层情况出现。新入职员工也能增强归宿感并激发团队合作意识，群策群力，建立你追我赶的工作氛围。

2. 管理职能分层

对组员进行分层管理，分后备组员、核心组员、高年资组员，建立健康管理中心员工个人档案，将员工的个人信息、职称考试、学历晋升等资料及时更新并动态管理。

3. 分层使用

各梯队组员合理配置，分层使用。按岗位及能力不同设置各梯队组员、岗位组长、楼层负责人、质控组长等。每位员工应具备应急处理体检过程中突发病况及突发事件能力、良好的沟通交流能力、应变协调能力、健康管理相关知识牢固掌握与充分应用能力、医院感染与消防安全知识能力，再分层级由浅度至深度地进行培训（详见全科素养章节）。

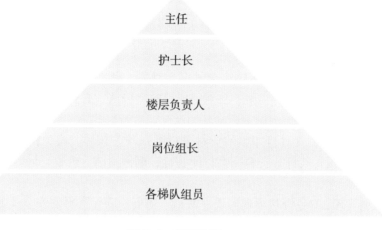

图 2-1 管理构架

二、健康管理中心护理工作制度

1. 主送部门

护理部。

2. 目的

（1）便于科室标准化管理，工作有据可依。

（2）明确工作纪律，提高工作效率。

3. 适用范围

健康管理中心。

4. 工作制度内容

（1）出勤。

1）不迟到、不早退、不旷工。

2）休假须服从科室安排，须提前一个月向部门负责人递交申请，批复后交由科主任审核，并交由科室存档。病事假按医院规定执行。

3）准时到岗，早班人员须提前10分钟到岗做好工作前准备。

（2）仪容仪表。

1）按科室规定着装整齐、化淡妆、讲普通话。

2）服务态度热情、礼貌、积极主动、微笑服务。

（3）岗位标准。

1）严格首诊或首问负责制，工作责任心强，服从安排、团结协作，耐心做好解释工作，避免纠纷及投诉。

2）体格检查录入或辅助检查操作：须提前准备各诊断室所用物品，保持整洁，提前清点；操作中仔细核对客户信息及体检项目，保证报告齐全、无差错；每天下班前确认所有体检设备处于功能状态，出现故障及时报修。

3）通道协调：负责监督体检现场通道及诊断室卫生、医生到岗情况；导检过程中注意形象管理，仪态端庄、语言温和、举止大方、礼仪规范，热情有度（避免在导检区域长时间打电话、打哈欠）；以专业知识回答客户的提问，并向客户宣传健康管理知识；协调、灵活处理客户纠纷及投诉。

4）不得擅自离岗，有事须向通道负责人请假或请人替岗。

5）资料整理：及时整理，保证资料齐全、无错漏发生；准确无误录入系统未导入体检结果。

6）资料核对：仔细核对体检客户姓名、性别、年龄、体检项目，注意有无错字、有无漏项，格式、内容是否错误，核对完成后签字确认。必要时与当事人员面对面再次核对、修改。

7）打印核对：负责对打印出的资料进行纸张顺序核对，避免错序、倒装。严格按照装订程序进行报告装订，资料完整打印装订，确保清洁、规整，同时进行密封，及时出具，无拖延。

8）资料管理：避免资料出现污损、皱褶、遗失，确保资料的安全。

9）诊室管理：诊室干净、整洁，提前检查仪器设备运行状态；无过期物品，灭菌消毒记录完整；门窗、水、电、空调不得发生漏关。

5. 三基三严

（1）严格执行无菌操作规程及消毒隔离制度。

（2）各类物品无过期、无变质、无失效，器械放置及消毒灭菌规范。

（3）防止差错事故发生，一旦发生事故或差错，应及时向部门负责人汇报，并组织讨论，查找原因，整改反馈并做好记录（表2-1）（见附录1）。

表 2-1 健康管理中心护理管理质量评价标准

受检部门：　　□楼层检查　□片区检查　□护理部检查　　　　日期

项目		质量标准	分值	检查结果	说明及异常处理措施
结构 15分	制度职责	有健康管理中心护理工作制度及工作流程	1		
		有常用技术操作标准	1		
		有突发事件的应急预案	1		
		有护理各岗位人员工作职责	1		
	人力资源	至少具有10名注册护士	1		
		护士中具有大专及以上学历者≥40%	1		
		护理人员经过健康管理专科知识的培训	1		
		护士长具有护士及以上专业技术职务任职资格及5年以上专业护理工作经验	1		

	项目	质量标准	分值	检查结果	说明及异常处理措施
结构15分	设施设备	各检查区域划分明确、布局合理，符合客户体检流程要求和医院感染管理需要	1		
		医疗设施设备配置符合国家相关要求	1		
		各专业检查室综合体检设备满足患者诊疗需要	1		
		体检区域建筑总面积不少于400 m²，每个独立的检查室使用面积不低于6 m²	1		
		有隐私保护制度，做到一受检者一室，检查时关门或有遮挡	1		
		体检机构内设置与体检人数相适应的候检处、用餐区域，为受检者提供安全的随身物品存放、轮椅、饮用水等	2		
过程30分	业务管理	科室内常规定期召开护理业务学习，并有学习记录，一年不少于4次（培训课件、培训签到表）	2		
		对护理人员进行健康管理专业知识技能培训、常用专科技术操作培训、定期操作技术培训考核，有记录			
		对护理人员进行医院感染管理及职业防护相关知识培训，有记录	1		
		告知客户检查项目目的及注意事项	1		
		有创检查征得患者同意并协助完善知情同意书	1		
		查看体检各环节是否对受检者实名信息确认	1		
		护理人员应配戴身份识别卡、工牌，举止得体，仪表规范，按照工作流程主动配合体检全程工作	2		
		隐私保护：对受检者建立电子健康档案并永久保存，受检者信息保护有信息安全制度，工作人员不得泄漏健康体检信息作为他用	2		
		为客户提供多种形式的健康指导	1		
		为客户提供便民服务，主动帮助客户协调解决体检相关问题，为老年人、孕妇、残疾人等特殊人群安排绿色通道服务	2		
		为客户提供预约体检服务	1		

续表

	项目	质量标准	分值	检查结果	说明及异常处理措施
过程30分	质量管理	体检过程中有效落实个人防护	1		
		有效落实消毒隔离等措施	1		
		按《医院诊疗器械消毒灭菌技术规范》要求，对相关器械进行回收、分类、清洗、保养及灭菌	2		
		有效落实体检材料使用三级管理（医院、科主任、护士长、医师），有记录	1		
		体检材料的使用符合医院感染管理的有关要求	1		
		诊室消毒灭菌处理规范	1		
		医疗废物处理符合医院感染管理控制的要求	1		
		医疗设备、物资专人管理	1		
		专人负责设备维护保养，有记录	1		
	质量管理	建立以科主任、护士长与具备资质的质量控制人员组成的质量与安全管理小组	2		
		质控小组成员分工及职责明确	1		
		进行客户满意度调查与分析改进	1		
		对客户回访进行统计分析与改进	1		
		运用管理工具开展质量管理与持续改进	1		
加分项		能常规开展健康风险问卷采集，并能对常见慢病开展疾病风险评估			
结果5分		人员配备合理，客户回访开展率 ≥ 60% ～ 80%（不含教学用）	加2分		
		客户对护理服务满意度 ≥ 85% ～ 95%			
		医务人员手卫生正确率达 100%			
总分		50分 + 加分项　　应得总分：			

实得总分：

得分百分比：

接受检查者签名：

注意：

1. 能正确执行者于检查结果栏内用"P"表示；不符合要求在检查结果栏内用"O"表示；不涉及该项目，在检查结果栏内用"NA"表示。

续表

项目	质量标准	分值	检查结果	说明及异常处理措施

2.应得总分 = 总分 - 未涉及项目，实得总分 = 涉及项目得分总和，得分百分率 = 实得总分 / 应得总分 ×100%。

检查人：　护士长：　科护士长：　　　　　　　　　护理部

第二节　服务标准与礼仪操作规范

一、服务概述

1. 服务（SERVICE）

S（smile）——微笑：服务的基本就是微笑，微笑是内心的基本写照。

E（excellent）——出色：不忽视每一份细小的工作，是服务的细致体现，于细微之处感受周到出色。

R（ready）——准备好：以"时刻准备着"的工作状态，应对各种突发服务需要。

V（viewing）——看待：服务不是伺候人，服务是给人帮助，给人予援助之手，是一种高尚感、使命感!

I（inviting）——邀请：迎来送往，在每次服务结束时，都要真诚地邀请客户再次光临。

C（creating）——创造：发挥自己创造的广阔空间，精心创造热情服务的气氛。

E（eye）——眼光：具备预见性与前瞻性，用热情好客的眼光关注客户，预测客户的需求，使客户时刻感受到关心。

2. 服务意识

服务意识是企业全体员工在与一切企业利益相关的人或企业交往中所体现的为客户提供热情、周到、主动服务的欲望和意识。是员工自觉主动做好服务工作的一种观念和愿望，它发自服务人员的内心。

3. 服务宗旨

（1）服务的对象：服务的对象是广大的消费者，即所有来体检的客户群体。

（2）一切让客户满意，服务第一，客户至上：科室所有员工都应坚定地将"客户满意"置于所有的工作目标之上。服务的目的是让每位来体检的客户高兴而来，舒心满意而归。

（3）把自己当作客户：要树立与客户换位的思想，即应经常把自己作为客户来对待，从客户的角度出发来考虑问题，尽可能地考虑客户感受，设身处地为客户着想。实际就是将心比心，把自己当作客户来考虑。

4.服务的四点原则

（1）三米微笑原则：微笑可以表现出温馨、亲切的表情，能有效地缩短双方的距离，给对方留下美好的心理感受，从而形成融洽的交往氛围；也可以反映自身修养，待人的至诚。微笑有一种魅力，它可以使强硬者变得温柔，使困难变容易。微笑是人际交往中的润滑剂，是拉近距离、化解矛盾的有效手段，见图2-2。

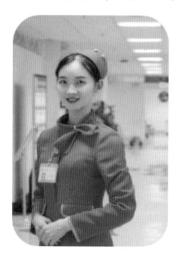

图2-2　微笑服务

（2）排忧解难原则：客户在咨询、询问的时候，应主动热情为客户解答，主动替客户解决在健康管理中心遇到的任何困难。在接待客户投诉时要做到"首问负责制"、"全程陪同制－重要客户"，见图2-3。

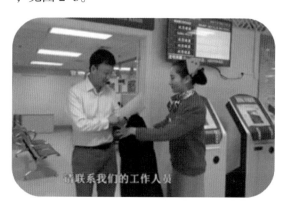

图2-3　为客户排忧解难

（3）客户至上原则（客户是"上帝"的原则）：一个企业的生存、发展离不开客户，科室所有工作的中心和努力的方向都是令客户满意。

（4）客户满意原则：给客户提供一流的服务态度、服务信息，一切让客户满意。

5.服务的要求

（1）客户进入健康管理中心主动招呼。

（2）客户询问要耐心详细答复。

（3）客户意见虚心接受并做好记录，及时向领导汇报并加以改之。

（4）客户抱怨要耐心聆听、及时汇报。

（5）客户中的伤残老弱者要主动关心帮助。

（6）客户离开健康管理中心热情道别。

二、礼仪概述

1. 礼仪的含义

礼仪是对礼节、礼貌、仪式和仪表的统称。礼仪除了礼貌和礼节等外在形式，还包含文化层面的要素，即一个人内在的素养和修炼。

2. 礼仪的表现形式

（1）礼节：是人和人交往的礼仪规矩，是人们在社会交往过程中表示问候、祝愿等形式。包括动作形式和语言形式，发于人性之自然，合于人生之需的行为规范。

（2）礼貌：是指人与人之间和谐相处的意念和行为，是对别人尊重与友好的体现。是人类为维系社会正常生活而要求人们共同遵守的最起码的道德规范，它是人们在长期共同生活和相互交往中逐渐形成，并且以风俗、习惯和传统等方式固定下来。

（3）仪式：指具有专门程序、规范化的活动，是一种有秩序的形式。

（4）仪表：是指一个人的容貌、姿态等，是一个人精神面貌的外在体现。

3. 礼仪的作用

（1）提高自身修养：在人际交往中，礼仪反映了一个人的精神面貌、气质风度、阅历见识等。当一个人将礼仪刻进心里，使之成为习惯，能够良好地使用礼仪行为时，就能让他人知其教养高低、道德水平及文明程度。

（2）完善个人形象：个人形象包括一个人的仪容、仪态、谈吐、表情等。学习礼仪、运用礼仪，能够使人更好地完善、规划和维护个人形象。使他人更容易接受自己、理解自己。

（3）改善人际关系：在人际交往中，礼仪能够规范人们的行为，进行更好的交流。

三、护理仪容仪表管理细则

1. 出勤礼仪

出勤礼仪见表2-2，见图2-4。

表2-2 出勤礼仪

流程	步骤	要点说明
1	保持愉快的心情	（1）准时到岗，提前5分钟到岗位做好准备工作 （2）出勤为一天服务的开始，应保持愉快的心情 （3）带着积极、快乐的情绪出勤
2	打招呼	（1）遇见同事十步内要作眼神的交流，并点头微笑打招呼 （2）与客户打招呼：工作人员即使在忙碌中，也应积极主动目视微笑、招呼接近中的客户（接待其他客户除外）
3	更衣	（1）更衣室更换制服后，私人物品应摆放于更衣柜内，贵重物品请尽量不要带来上班，以免遗失 （2）储物柜要上锁，未上锁若造成个人财物损失，需自行承担。员工制服不可穿出院区外

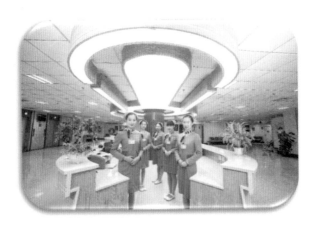

图 2-4 出勤礼仪

2. 服装礼仪

服装礼仪见表 2-3。

表 2-3 服装礼仪

流程	步骤	要点说明
1	服装标准	（1）男医生：着衬衣，不得着花衬衣。黑、深灰、灰、深蓝色西裤。领带以搭配合宜为原则，标准长度应刚碰到皮带。皮带颜色深色，款式不花哨。深色皮鞋，以干净为原则。袜子深色，需高于脚踝
		（2）男技师：上衣内搭以 POLO 衫或衬衣为原则。下身以深色长西裤或休闲西裤为原则。鞋子以深色皮鞋或干净深色、白色运动鞋为原则
		（3）女医生、技师：上衣请避免低胸领口、大荷叶边、大喇叭袖、特别前卫或裸露为原则，可选择短袖或无袖挺版上衣或雪纺上衣。下身以及膝裙装或长裤装为原则，尽量避免太短、太贴身、太透明、太长的裙装（不超过医生服 5 cm）或裤装。请穿单鞋，不可穿露趾鞋或拖鞋，女技师可着干净深色、白色运动鞋，以走路轻声、干净、方便行动为原则
		（4）护士着装统一合体、干净、平整的制服，丝袜以近肤色为宜，无花样、无破洞。工作鞋为白色、低跟护士鞋，鞋底走路无声响，鞋面保持干净洁白。头花统一佩带，发夹一律黑色。燕尾帽应整洁无皱褶，端正，高低适中，前后适宜
		（5）工牌：医技人员佩戴于左胸前；护士佩戴于胸前第二颗扣子处。正面朝外，便于接受监督
		（6）身为职场优秀的专业人士，应注意自己的服装是否合适，并保持清洁。制服应好好爱惜使用
2	配件	（1）项链：护士以制服看不到为原则；医、技以不超过衬衣的第二颗扣子为原则
		（2）耳环限一副，贴耳款式，大小不超过耳垂，不可垂吊
		（3）禁止佩戴戒指、手链及手镯
		（4）手表设计以简单为宜，女士表盘宽度不得超过 2.5 cm，表带宽度不超过 1.5 cm；男士表盘不超过手腕大小，表带宽度不得超过 2 cm。表带以金属色或皮质皮带，皮质表带的颜色限制在黑色、棕褐色、深蓝色、深灰色、咖啡色，不得佩戴其他各类型手表及系挂怀表

流程	步骤	要点说明
3	其他	（1）禁止喷香水 （2）身上禁止有烟味、油垢味、汗臭味 （3）制服定期清洗熨烫，无脏污、无破损

3. 仪容标准

仪容标准见表2-4。

表2-4　仪容标准

流程	步骤	要点说明
1	头发	（1）保持清洁，避免蓬松、凌乱。长发须盘发用头花固定，短发不过肩。刘海不遮眉，后发不过衣领，鬓发不掩耳。染色：以深色不夸张为原则。男生以短发为主，不可超过耳下 （2）发饰以深色为主，避免夸张 （3）注意双肩或发上是否留有头皮屑
2	指甲	（1）保持干净，不可过长，从手掌看不到指甲为原则 （2）不可涂指甲油或做任何美甲彩绘
3	口腔	（1）避免食用味道强烈的食物 （2）就餐后需注意口腔卫生，避免齿缝内有异物 （3）禁止在上班时间抽烟、饮酒
4	化妆	（1）需持淡妆上岗，维持良好气色，妆不宜太浓（淡妆：眉毛、口红、底妆、腮红） （2）需涂红色口红，正红为宜 （3）如佩带隐形眼镜，以透明或黑色为准 （4）中午休息后必须补妆 （5）不得仪容不整出现在公共场合
5	镜前整容	（1）离开更衣室前或服务客户前应面对镜子做最后一次的服装仪容检查 （2）用餐后、如厕后需面对镜子做服装仪容检查

4. 仪态标准

仪态标准见表2-5，见图2-5。

表2-5　仪态标准

流程	步骤	要点说明
1	站姿	（1）站姿要正直，即挺拔、直立、站正。头正，两眼平视，嘴微闭，面带笑容，颈、后背挺直，胸略向前上方挺起；双肩展开向下沉，使人体有向上的感觉。两臂放松，自然下垂，双手可放于身体两侧，或四指并拢，虎口张开，双臂自然放松，将右手搭在左手上，拇指交叉 （2）脚跟并拢，脚尖张开30°左右，如果站立时间过长，感到疲惫时，可将一条腿向前或向后半步，让身体重心轮流放在两条腿上 （3）所有站姿皆不可双手抱胸、叉腰、背于腰后，不可靠墙及柱子

流程	步骤	要点说明
2	坐姿	（1）正确的坐姿是"坐如钟"，即坐相要像钟那样端正，给人以端正、大方、自然、稳定的感觉。坐椅子的 1/3 ～ 2/3，不可坐满椅 （2）上体自然坐直，两肩放松，两腿自然弯曲，双腿平落地上，双膝应并拢，男士可稍稍分开，但女士的双膝、脚跟必须靠紧。两手半握拳放在膝上或双手交叉放在膝间，小臂平放在坐椅两侧的扶手上，注意由肩到臂紧贴胸部，胸微挺，腰要直，目平视，嘴微闭，面带笑容，大方、自然 （3）入座时，要轻而稳，轻盈舒缓，从容自如。若着裙装，要用手将裙子稍拢一下，不要坐下后再站起整理裙子。注意落座的声音要轻，不要猛地墩坐，如同与别人抢座位。特别是忽地坐下，腾地站起，如同赌气，造成紧张气氛 （4）落座时要保持头部端正、上身平直，双目自然平视，双腿自然弯曲，不要耷拉肩膀、含胸驼背、前俯后仰，给人以萎靡不振的印象 （5）腿的摆法也不容忽视的。两腿笔直向前、两膝分得太开、抖动腿脚、两腿并拢或八字而两膝外展，或两脚放到座椅下等，都是非"礼"的动作 （6）人际交往中，坐姿的选择要与不同的场合相适应。如坐宽大的椅子（沙发）时，要注意不要坐得太靠里面，应坐椅子的 2/3，不要靠背，休息时则可轻微靠背。若因谈话等需要侧转身时，上体与腿应同时转动，幅度不宜过大 （7）女子入座时，注意两膝不能分开，两脚要并拢，可以交叉小腿。如果跷腿坐，注意不要跷得过高，不要把衬裙露出来，还应注意将上面的小腿向后收，脚尖向下。起立时，双腿先后收半步或右脚先向后收半步，然后站起，注意动作不要迅猛，也不要双手扶腿站起 （8）男子如有需要，可交叠双腿，但一般是右腿架在左腿上。但不宜过高，在礼仪场合，绝不要首先使用这一姿势，因为会给人以显示自己地位和优势的不平衡的感觉。4 字形的叠腿方式是绝对禁止的
3	走姿	（1）以站姿为基础，起步时，上身略为前倾，身体重心在前脚掌上。行走时，要上体正直，头部端正，双目平视前方，挺胸收腹立腰，重心稍向前倾，面带微笑 （2）行走时双肩平稳，双臂以肩关节为轴前后自然摆动，摆动幅度以 30 ～ 40 cm 为宜 （3）女性行走时两只脚行走线迹应是正对前方成一条直线即常说的一字步，或尽量走成靠近的一条直线，形成腰部与臀部的摆动而显优美，千万不要走成两条直线。相反，男性则要走成两条直线而不能走成一条直线。男性脚步要利落、稳健、雄健；女士要行如风，自如、匀称、轻柔，有明显的节律感和步韵感 （4）步幅要适当，着装不同步幅也要有所不同，行走速度和步高也有要求。 步幅：男子 40cm 左右；女子 30 cm 左右，不宜太大 速度：男子每分钟 108 ～ 110 步；女子每分钟 118 ～ 120 步 步高：男子脚跟离地 2 ～ 3 cm；女子脚跟离地 3 ～ 4 cm （5）尽量靠墙行走，中间走道留给客户使用。行进间遇到客户，应暂停行走，并行 15° 鞠躬礼。行进间遇到同事，彼此面带微笑点头

流程	步骤	要点说明
4	蹲姿	（1）下蹲时，左脚在前面右脚稍后（或右脚在前面左脚稍后），两腿靠紧向下蹲 （2）左（右）脚全脚着地，小腿基本垂直于地面；右（左）脚跟提起，使脚撑地。右（左）膝内侧靠于左（右）小腿内侧，形成左（右）膝高而右（左）膝低的姿势 （3）臀部下沉，基本上以右（左）腿支持身体 （4）男士下蹲时，两腿之间可有适当的距离。但女士无论采取哪种蹲姿，都要注意将两腿靠紧，臀部向下。特别在着裙装时更要留意，以免尴尬

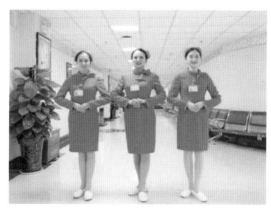

（1）

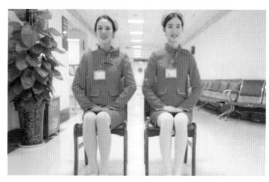

（2）

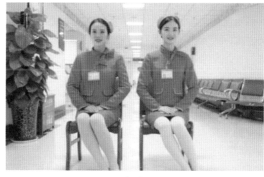

（3）

图 2-5 站姿和坐姿

5. 行礼标准

行礼标准见表 2-6。

表 2-6 行礼标准

流程	步骤	要点说明
1	目光	（1）以温和、关切的目光注视对方，给人亲切、真诚、善良的印象。不可上下左右反复打量，不要斜视、无视他人 （2）眼神柔和看向客户眼睛，若不好意思看向客户双眼，请聚焦客户眉心或鼻尖处，并行注目礼 （3）在交流中，用眼睛看着对话者脸上的三角部分，这个三角以双眼为底线，上顶角到前额。你看着对方的这个部位，会显得很严肃认真，别人会感到你有诚意。在交谈过程中，目光如果始终落在这个三角部位，代表把握谈话的主动权和控制权
2	15° 鞠躬礼	（1）适用于行进间交会 （2）如在行进中遇到客户：若通道较窄，先往后退一步将走道让给客户以示尊敬 （3）行礼时背需打直 （4）以迎宾站姿，身体向前微倾 15°，问候"您好" （5）余光留意待客户离去后才继续行走
3	30° 鞠躬礼	（1）以迎宾站姿，身体向前微倾 30°，问候"您好" （2）鞠躬与行礼同时完成，问候语必须整齐划一 （3）客户离去也需行 30° 鞠躬礼送客
4	微笑	（1）要有发自内心的微笑：微笑，是一种愉快的心情反映，也是一种礼貌和涵养的表现 （2）要排除烦恼：到单位上班我将烦恼留在家里；回到家里我就把烦恼留在单位，这样，我就总能有个轻松愉快的心情 （3）要有宽阔的胸怀："忍一时风平浪静，退一步海阔天空"，不与客户争高低，不与客户争输赢 （4）要与客户有感情上的沟通：当你向客户微笑时，要表达的意思是："见到您我很高兴，很愿意为您服务。"微笑服务，最重要的是在感情上把客户当亲人、当朋友，与他们同欢喜、共忧伤，成为客户的知心人
5	握手	（1）上下级之间，上级伸手后，下级才能伸手相握 （2）长辈与晚辈之间，长辈伸出手后，晚辈才能伸手相握 （3）男女之间，女士伸出手后，男士才能伸手相握 （4）人们应该站着握手，或者两个人都坐着。如果你坐着，有人走来和你握手，你必须站起来 （5）握手的时间通常是 3～5 秒钟。匆匆握一下就松手，是在敷衍；长久地握着不放，又未免让人尴尬 （6）别人伸手同你握手，而你不伸手，是一种不友好的行为 （7）握手时应该伸出右手，决不能伸出左手 （8）握手时不可以把一只手放在口袋里

6. 相关活动仪态

相关活动仪态见表 2-7，见图 2-6。

表 2-7 相关活动仪态

流程	步骤	要点说明
1	引导	（1）四指并拢大拇指收，掌心向外，手臂与身体距 30° 角 （2）指向指引处，不可用单一手指指示 （3）当引导时，客户有不清楚之处，应主动带领客户至目的地才可离开 （4）带领客户时需走在客户左侧 2～3 步距离，让客户走中间 （5）视情况调整步速，必要时附带解说
2	上下楼梯的动作仪态	（1）引导客户上下楼梯时，扶手那边应让给客户行走 （2）交际场合，上楼时，尊者、女士在前；下楼时则相反
3	电梯礼仪	（1）应站在按钮侧，以便随时为客户服务 （2）帮客户按电梯：应先将电梯控制住，请客户进入电梯才可放开，并面带微笑向客户行礼（15° 鞠躬礼），待电梯门关闭后才可离开 （3）陪客户进入电梯：进入电梯时应面向客户（倒退进电梯），并控制电梯门，等客户全部进入电梯后才放开。电梯运行中应面向电梯门，到达目的楼层后，请客户先行走出，随后再出电梯 （4）携带大件物品时注意避让客户或换乘下一趟电梯 （5）禁止在公共场合（大厅、走廊、电梯、餐厅）交流客户信息和客户隐私
4	递物与接物的动作仪态	（1）应当双手递物和双手接物（五指并拢），表现出恭敬与尊重的态度。递接物品时注意两臂夹紧，自然地将两手伸出 （2）递上剪刀、刀子或尖利的物品，应用手拿着尖头部位递给对方，让对方方便接取。同时，还要注意递笔时，笔尖不可以指向对方 （3）递书、资料、文件、名片等，字体应正对接受者，要让对方马上容易看清楚。这些微小的动作能显示你的聪明与修养
5	现场服务礼仪	（1）接待：态度热情亲切，服务对象称呼准确，主动进行自我介绍 （2）陪同：走路时，应走在对方左前方并保持两三步的距离，和对方的步速一致，遇到路口或转弯处，应用手示意方向并加以提示。乘电梯时，如有专人服务，应请对方先进，如无专人服务，工作人员应先进去操作，到达时请对方先出。进房间时，如门朝外开，应请对方先进，如门往里开，工作人员应先进去，扶住门把手，然后再请对方进入 （3）送客：做到"出迎三步，身送七步"最基本的礼仪。因此，每次送客户在门口、电梯口或汽车旁告别时，要与客户握手，目送客户上车或离开，要以恭敬真诚的态度，笑容可掬地送客，不要急于返回，应鞠躬挥手致意，待客户离开视线后，才可以转身离开

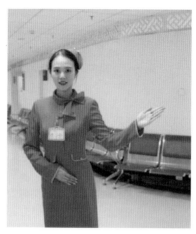

（1）

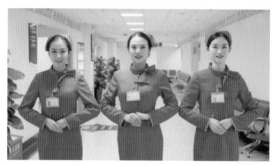

（2）

图 2-6　引导

7. 交谈礼仪

交谈礼仪，见表 2-8。

表 2-8　交谈礼仪

流程	步骤	要点说明
1	说话真诚	真诚的态度是交谈的基础。在交谈中，应真挚、平易、热情、稳重。这样会增加彼此的信任，更利于下一步的沟通
2	给人机会	要给对方说话的机会，让对方感到一种尊重
3	换位思考	要设身处地地为对方着想，要有同理心。避免使用易刺激对方情绪的语气和语言，避免过多使用专业词汇
4	回答询问	用通俗的语言，清楚、简洁地回答问题，如果遇到自己不知道的问题时，要先请客户稍等，找其他人询问、了解清楚后，返回再给予答复，不能回答"不知道、不清楚"，或有去无回，应做到首问负责，有问必答
5	学会倾听	倾听可以缓和紧张关系，解决冲突，增加沟通。可以增进人与人之间的互相理解，避免不必要的纠纷
6	规范、文明的用语	请、请问、您、您好、谢谢、感谢配合、对不起、请您拿好、您这边请、您慢点、您慢走、您稍候、请您配合下、请坐、请稍后、别着急、您慢慢讲、再见等

8. 电话礼仪

电话礼仪，见表2-9。

表2-9 电话礼仪

流程	步骤	要点说明
1	合适的时间	通话时间应适宜，工作电话需在白天上班时间通话，打电话尽量不干扰对方休息、用餐等
2	理清条理	通话前，应把对方姓名、通话要点等内容有条理地列出来，避免边说边想缺乏逻辑
3	打电话确认对方身份	打电话时需确认对方身份，"请问您是某某吗？"等得到肯定回答之后，自报家门再与之说明打电话的原因。如果打错电话，应马上向对方致歉
4	接电话做好自我介绍	及时接听电话，三声之内接听最为恰当。接起电话首先要明确身份，在"您好"之后，简单地介绍自己的单位及科室，同时确认对方的身份
5	速战速决	通话言简意赅，语言要精炼，表达要明确。通话时间不宜过长，一般以3至5分钟为好。重要、紧急、繁琐的事务特殊对待
6	电话道别	挂电话前，须向对方道声"再见！"

9. 称呼礼仪

称呼礼仪，见表2-10。

表2-10 称呼礼仪

流程	步骤	要点说明
1	性别称呼	如"先生""女士"等
2	年龄称呼	如"叔叔""阿姨""爷爷""婆婆""小朋友"等
3	职务称呼	明确对方在社会上的职务，则称呼对方"姓氏＋职务"

10. 常见的不良举止

常见的不良举止，见表2-11。

表2-11 常见不良举止

流程	步骤	要点说明
1	不当使用手机	如果事务繁忙，不得不将手机带到社交场合，那么至少要做到以下几点： （1）将铃声降低，以免惊动他人 （2）铃响时，找安静、人少的地方接听，并控制自己说话的音量 （3）如果在车里、餐桌上、会议室、电梯中等地方通话，尽量使你的谈话简短，以免干扰别人 （4）如果下次你的手机再响起的时候，有人在你旁边，你必须道歉说"对不起，请原谅"。然后走到一个不会影响他人的地方，把话讲完再入座 （5）如果有些场合不方便通话，告诉来电者稍后回电，不要勉强接听而影响别人

流程	步骤	要点说明
2	随便吐痰	吐痰是最容易直接传播细菌的途径，随地吐痰是非常没有礼貌而且绝对影响环境、影响我们身体健康。把痰吐在纸巾里，丢进垃圾箱，或去洗手间吐痰后洗手
3	随手扔垃圾	随手扔垃圾是应当受到谴责的最不文明的举止之一
4	当众嚼口香糖	注意在别人面前的形象。咀嚼的时候闭上嘴，不能发出声音。并把嚼过的口香糖用纸包起来，扔到垃圾箱
5	当众挖鼻孔或掏耳朵	有些人习惯用小指、钥匙、牙签、发夹等当众挖鼻孔或者掏耳朵，这是一个很不好的习惯。尤其是在餐厅或茶坊，别人正在进餐或茶，这种不雅的小动作往往令旁观者感到非常恶心
6	当众挠头皮	在公众场合或特别是在庄重的场合不适合头皮发痒而挠头皮
7	在公共场合抖腿	有意无意地双腿颤动不停，或者让跷起的腿像钟摆似地来回晃动，都是不文明庄重的举动
8	当众打哈欠	交际场合，打哈欠给对方的感觉是：你对他表现出很不耐烦了。因此，如果你控制不住要打哈欠，一定要马上用手盖住你的嘴，跟着说"对不起"

第三节　创新护理模式与护理人文

一、概述

健康管理中心面对的是多层次、多样化需求的健康人群，其服务模式不同于一般的服务行业。随着人们生活水平的不断提高，对医疗服务的要求也逐渐提高，这就决定了医疗机构必须建立人性化、个性化医疗服务的长效机制，并逐步开展下去，才能提高竞争力，拓宽生存空间，推进自身的建设和发展。

人性化、个性化护理服务即根据每位客户特点、需求及护理要求而实施的具有目的性、针对性的护理措施，在改善客户心理状况、提升医护配合度等方面，可发挥出巨大效用。人性化护理的宗旨是以客户为中心，提高护理质量，在基础护理的基础上，改善护理服务，给予客户人性化的人文关怀护理，保证医疗安全，并为客户提供优质、满意、安全的护理服务。另外，人性化护理除了以客户为中心外，还要以实际为出发点，更加注重客户的个人感受，同时为客户提供更优质的护理服务，个人情绪及心理受到足够的尊重，增强客户的护理感受，主动观察、主动思考、主动处理。随着我国经济的不断发展，人们对健康服务的要求越来越高，健康管理中心的护理服务不仅是引导导检，还需要将更多的护理内涵融入到护理工作中，全面提升护理水平。随着医学形式不断推陈出新，客户在医疗服务方面的个人主体意识逐渐提高，人性化护理原则正是根据客户的主体意识进行设定，人性化护理更注重护理工作的细节，强调护理工作的规范化，在提升护理服务质量上起到了很好的作用。

人性化、个性化体检护理服务模式主要包括如下内容。

（1）创新的护理服务：摒弃"颜值服务"和简单机械指引；全面开启体验式人性化、个性化服务模式，明确客户是来体验、享受整个体检过程，护理人员应该对自己每位客户做到最大程度满足客户需求，耐心为客户排忧。服务中做到：效率高一点、动作快一点、微笑真一点、胸襟宽一点、责任强一点、说话轻一点、语言美一点、理由少一点、脾气小一点、做事多一点。

（2）心理护理：在为客户进行护理服务的基础之上，应对客户的心理特征进行分析，为客户进行特定的护理干预，考虑客户内心的真实感受，客户提出疾病相关的疑问时应耐心为其解答。从多方面、多角度了解客户的护理需要，提升护理质量，同时有效缓解客户的负面情绪，为客户提供生理、心理的双重护理服务，提升客户在体检时的舒适度及护理满意度。

（3）人性化协助护理：护士对客户的关爱与呵护只做到语言上是不够的，细致体贴的行动才是最重要的。为了让客户感到温馨，护理人员应主动帮助客户，如行动不便的要主动搀扶、在寒冷的时候协助采血完成客户及时穿好衣服；主动解决客户的任何疑问，与客户微笑交谈，产生亲切感，体检过程就会在愉快的氛围下进行，客户才会由内而外地产生信任，让满意度达到最高。

（4）预见性护理：在健康管理护理工作中实施预见性护理能够极大程度提升服务质量，降低各类护理安全风险发生比例。通过预见性护理，增强应急应变能力，转变客户情绪、提高满意度，进而改善客户关系。

（5）共情服务：护理人员应热情而不鲁莽，细心而不啰嗦，以同理心像家人一般对待客户。

（6）环境护理：健康管理中心是一个人流量特别大的科室，而且客户的年龄结构不一、文化水平不同，甚至来院体检时的心理健康状况都不一样，应为客户提供优质的护理环境，检查区域进行定期消毒，及时调整温度及湿度，保持空气清新。此外在拐角处、卫生间等都放好防跌倒标识牌，防止客户发生跌倒。科室墙面应设置成暖色调，在固定的距离内摆放休息座椅和桌子，为客户提供随时可以休息的场所，整体环境保持温馨舒适。

二、护理人文建设

1. 以人为本的家文化

（1）规范用人原则、福利制度、激励机制：建立 360° 全方位多部门互评绩效评价指标，全方位绩效评价指标鼓励工作突出、协调沟通能力强的员工，实现多劳多得。

（2）在健康管理大学科下，建立亚专业，引导护理工作者潜心实现职业规划，体现自我价值。

（3）对团队满意的员工才会提供满意的客户服务：更多人文关怀，重视梯队人才培养，打造员工更高满意度和忠诚度；为科室员工成长制定个性化方案，激发员工个人潜能，打造更奋进的团队。

2. 培养员工的质量意识和主动管理意识

健康管理中心护士队伍年轻化，导致部分体检护理技术人员专业水平较差，突发应急障碍处理能力、配合协调能力、医患纠纷处理能力不够，将健康管理专科知识与健康干预紧密结合，以提高工作质量和整体素养。同时针对部分高年资工作人员缺乏主动服务的意识、木讷机械地回答客户咨询的问题、被动执行管理者指令，要求他们不能只做分配的事，更要主动做事，成为管理者而不是被管理者。

3. 通过评优争先，树立楷模

对工作有卓越贡献、努力付出、获客户及员工一致好评的员工，评选为服务明星或优秀员工，以兹鼓励与认可，使员工在工作中获得成就感与自我价值感，激励员工积极进取争当楷模。

4. 精神文化

鼓励员工勇于创新，发挥创造潜能、思维情趣；通过员工年度培训、学术交流、团队拓展活动等树立团队意识，增强团队凝聚力。

第四节 护理全科素养与专科能力提升

一、概述

全科护理素养是一种对护理服务的创新性、综合性以及工作严谨度都有非常高要求的新型护理模式，它的护理重点在于培育多学科融合的高素质护理人员。健康管理护理工作本身就是多学科融合的护理工作模式，以专业内涵为导向、培养具有全科素养的健康管理专科护士，是健康管理护理专科建设和人才队伍建设的必然趋势。

健康管理护理中的全科素养涉及较多内容，如慢病护理、健康教育、沟通应变能力和健康管理相关的健康宣教、预防工作、保健工作等。不仅要求护理人员能够熟练掌握各项疾病的护理知识以及相关知识，还要求其提升自身的沟通应变能力以及内涵素质，通过定期为护理人员进行全科护理相关的培训，提升对护理人员护理质量的管理，完善健康管理护理工作流程，使客户能够享受到更加高效、科学以及高品质的护理服务。另外，全科护理素养还要求护理人员学习和掌握一些心理学知识，将心理学知识应用于对客户的护理过程中，有效改善客户的不良情绪状态，也有助于护理人员帮助客户调节心理障碍，从而在与客户的交流中拉近与客户的距离，使护理人员更加理解和尊重客户，也增加了客户对于护理人员的信任感，从而有效改善医护关系，减少投诉率。

如何培养护理人员全科素养：

（1）提升护理人员掌握各项慢病护理知识的整体素质。根据多发病以及常见病的病情特点和类型。定期为护理人员开展集中培训，使护理人员能够清楚了解和掌握不同慢病的护理要点，针对不同疾病的护理方法、内容、具体流程等，使护理人员能够熟练掌握各项疾病的护理知识以及相关知识，并将培训内容以电子的形式发放和分享给所有护理人员，鼓励护理人员在闲暇的碎片化时间进行学习。

（2）在"大卫生大健康"的服务理念框架下，对标国内外一流健康体检服务机构，从检前、检中、检后打造高品质体检服务，提升医疗服务质量和服务能力。

1）体检前：专业的护理检前护理要点告知。

2）体检中：①检中突发状况的应对及互动答疑，指导健康教育、了解健康动态，为客户健康保驾护航，成为客户健康的"守护者"。②引入国内外一流人工智能管理系统，将诊疗时间和流程完全智能化管理，合理规划体检路径，尽量做到一站式服务。

3）体检后：①档案管理：与健康干预紧密结合，积极参与到健康管理实施环节中，协助医生进行资料整理与报告管理，参与重阳筛查、随访。②追踪管理：所有数据精确推送到手机端，实时可查，健康管理方案和建议实时更新、定期提醒，成为客户第一手健康动态的"监测者"。

（3）提升护理工作质量：从健康管理护理操作技能重点培训角度出发，例如现场急救、彩超报告录入、静脉采血等技能的培训。同时健康管理中心很多设备操作需要护理人员完成，对护理人员的专科能力提出更高的要求，不断规范健康管理相关操作，使护理人员能够严格按照标准执行各项操作，提升工作质量。

（4）培养优秀服务人员。

1）增加进修、学习的频率，向国内甚至国外的高水平健康服务机构取经，吸纳优点，融会贯通。

2）储备专业人才：培养健康管理专科护士，通过专科护士规范化培训班，为四川省乃至全国各级医院储备健康管理专业人才，以点带面提升整个健康管理学科水平，提高四川省乃至全国健康管理服务素养及品质。

重视专科知识与全科素养能力提升管理，创新护理管理理念，保障健康管理护理工作的有序、安全实施。对健康管理工作中的各岗位工作素养及相关护理三基操作、现场急救、应急处理等各项体检操作及信息系统、设备的掌握进行统一培训和标准化管理。

二、各岗位工作素养

（一）前台

前台与客户的接触是面对面、最直接的，健康管理中心对客户的服务，是从前台接待开始的。好的开始是成功的一半，对于客户来说，前台代表着体检开始的第一印象，前台工作在一定程度上代表了健康管理中心的形象，认识到其重要性，才能做好前台的本职工作。

前台岗位工作人员要具备以下几点素养：良好的形象，端庄大方，语言得体有礼貌；工作认真负责、态度积极，具备专业素质，有较高的业务水平。能充分展示健康管理中心的精神面貌和客户至上的服务宗旨；能根据有限信息，及时为客户提供贴心周到的服务和应对解决问题的能力。

1. 树立良好的职业形象

前台工作人员作为健康管理中心的形象代表，要时刻保持自身的职业形象，化淡妆、着工装、佩戴胸牌上岗。说话温柔、举止优雅，使用文明用语。用良好的精神面貌和热情面对客户，说话要求是"请"字开头，"谢"字结尾，服务态度重点要求微笑服务。微笑是一种态度，更是一种专业素养，是将"有型"的服务转化为"无型"服务的一种提升。

2. 娴熟的业务能力和掌握设备的使用

前台工作人员作为客户在参检中重要的一环，从备单到最后体检单回收，不仅要求具备高度的责任心，严守工作岗位，还应具备娴熟的业务能力。首先要熟练使用前台的设备，包括电脑、打印机、电话等设备。要充分掌握体检软件系统、智能导诊系统、缴费划价系统的操作；其次熟悉诊断室布局、设施及使用状态，争取用最短的时间为客户正确指引。还应熟知客户的信息，在体检系统软件核实预约时间、登记时间及个人信息，熟悉岗位操作规程，高效、快捷、准确无误地完成登记录入工作，减少客户在前台的等待时间，提高客户的满意程度，提高工作效率（如请问您所在单位名称？请问您的名字？请问您的婚姻状态？请问您的电话号码等进行有序询问）。在前台与客户建立良好的关系，这样客户会第一时间感觉到健康管理中心工作业务水平高、服务贴心，增加客户对中心第一印象的好感。

（二）导检

导检护士是体检工作的重要组成部分，是最具代表性、最活跃的一环，工作质量的好坏不仅关系到整个体检工作质量的好坏，而且影响健康管理中心的形象和声誉。其工作贯穿健康体检的整个流程，工作随机性大，内容琐碎，应变性强，服务性广。传统的"一站式"服务已不能很好地满足体检工作的需要。需加强导检护士的培养，充分发挥导检护士的作用，要求导检人员有良好的工作形象。

1. 业务水平

（1）专业知识，健康管理护理工作本身就具有多学科融合的特点，掌握各项疾病护理知识，扎实的专业理论知识功底有助于树立良好的形象，同时专业知识需要及时更新，应加强护理人员的培训和自我学习。

（2）礼仪知识，礼仪既是一门学科，又是一门艺术。礼仪不仅可以有效地展现一个人的教养、风度和魅力，还能体现出一个人对社会的认知水准、个人学识。优秀的导检护士不仅要求精通专业知识，还要求通晓礼仪知识，这样面对不同层次的人群才能在工作中得心应手，应付自如。（详见第二章第二节服务标准与礼仪操作规范）

（3）掌握相关学科知识，诸如美学、心理学、语言学、营销学等方面的知识，可以拓展导检护士的思维，更好地与体检客户沟通，给客户留下良好的印象。

2. 注意事项

（1）导检护士在第一时间做自我介绍，"您好，我叫 XXX，今天您的所有检查项目都由我为您安排指引。"

（2）向客户介绍体检项目，预留电话方便客户联系。

（3）导检过程中，灵活处理突发情况。若不能自行处理，应及时向上级汇报，共同解决。

（4）导检人员之间应互通信息、相互协作，做到体检流程合理和有效分流。以专业知识回答客户的提问，可向客户宣传健康管理知识和服务内容。

（5）导检结束后，需再次浏览体检单，核实检查项目是否完成。并请客户填写"客户满意度调查表"，对本次参检提出意见或建议。

（6）导检护士应保持仪态端庄、语言温和、举止大方、礼仪规范、热情有度。

3. 分区导检内容

（1）接待区导检。

1）专业用语：热情迎接客户，主动询问"您好，请问您是单位体检还是个人体检？"

2）导检要点：客户领取体检单后，由"智能导诊系统"进行智能分配，将客户引导前往相关项目检查。

（2）采血区导检。

1）专业用语。

①导检护士主动询问："您好，请让我核对一下您的体检表。"同时双手接过客户体检表。"好的，您请这边走。"

②询问女士："请问您是否在月经期？"

③询问女士："您有雌性激素这个抽血项目，需要静坐 15 分钟。请您在此期间不要说话，不打电话，先帮您领取采血管。"

④"现在需要为您抽血，请您挽起衣袖。"

⑤"请问您以前是否出现过晕血反应？"

⑥"采血完成后请您将手臂伸直，按压 3 ～ 5 分钟。"

⑦"请问您现在小便是否胀好？"

2）导检要点。

①"这是采集小便的标本杯，请您留取中段尿 30 mL 以上，放于卫生间的标本柜中。"

②采血结束后，由"智能导诊系统"进行智能分配后，导检护士将客户引导前往下一个相关项目检查。

③注意事项：有采血项目者，询问客户是否空腹，已进食或进水者告知其不能采血的原因，建议预约改日采血，引导检查其余项目。

（3）彩超区导检。

1）专业用语。

①导检护士主动询问："您好，请问您是做腹部彩超吗？您是否空腹呢？小便胀好了吗？"

②"请您在此等候，待智能导检呼叫您姓名以后方可进入检查。"

2）导检要点。

①若客户未胀好小便，让其先做甲状腺和乳腺彩超，待小便充盈后重新排号。

②彩超结束后，由"智能导诊系统"进行智能分配后，引导检查其余项目。

（4）放射区导检。

1）X 线导检。

①专业用语。

A. 导检护士主动询问："您好，请问您做 X 线检查吗？请问您有备孕的计划吗？"

B. 告知在检查过程中需配合医生。"您好，请您在检查前取下佩戴的金属物件，如项链、耳环，谢谢您的合作。"

②导检要点。

A. 详细询问是否怀孕或疑似怀孕。

B. 检查前，穿戴有金属或亮片的内衣需提前更换。

C. X 线检查结束，由"智能导诊系统"进行智能分配后，引导检查其余项目。

2）CT 导检。

①专业用语。

A. 导检护士主动询问："您好，请问您做 CT 检查吗？请问您有备孕的计划吗？"

B. 检查双源 CT 客户，导检护士主动询问："请问您是否对什么药物过敏，是否有哮喘史？"告知在检查过程中需配合医生。"您好，请您在检查前取下佩戴的金属物件，如项链、耳环，谢谢您的合作。"

C. "做完心脏双源 CT，请您多喝水，以便帮助造影剂的排泄。"

②导检要点。

A. 详细询问是否怀孕或疑似怀孕。

B. 检查前，穿戴有金属或亮片的内衣需提前更换。

C. CT 检查结束后，由"智能导诊系统"进行智能分配后，导检护士引导检查其余项目。

3）MRI 导检。

①专业用语。

A. 导检护士主动询问："您好，请问您是做核磁检查吗？在做核磁检查时，检查室里面的设备声音会比较大，因为有磁场震动产生较大的噪声，这是正常的情况，请不用紧张！"

B. "请您把身上的磁卡、手表、钥匙、皮带（以及女士的文胸）等金属物品取下，我暂时先帮您保管。"

②导检要点。

A. 带金属的物品不能进入检查室。

B. 因检查室温度较低，需为客户准备毯子。

4）PET-CT 导检。

①专业用语。

A. 导检护士主动询问："您好，请问您是做 PET-CT 检查吗？"

B. 做完检查后，告知"做完 PET-CT，请您一定多喝水，以便帮助造影剂的排泄。这个项目有一定的辐射，回家后，请暂时不要接触婴幼儿和孕妇。"

②导检要点。

A. X 线、CT 检查，孕妇及备孕者禁做。

B. 在检查过程中，导检护士要严格核对姓名、性别、年龄，防止漏做或做错相关项目。

（5）^{13}C 导检。

1）专业用语。

① 导检护士主动询问"您好，请问您是做 ^{13}C 检查吗？"

② "这个检查项目是需要空腹的，请问您是否进食或喝水，一个月内有服用过抗生素的药物吗？"

③ "这个项目主要是检查胃是否有幽门螺旋杆菌感染。如果有感染可能会引起胃炎、胃溃疡。"

④ "这个项目的检查方法是吹气，现在请您深吸一口气，把第一个袋子吹满后拧紧盖子。"

⑤ "请您将试剂喝下，半个小时再吹第二个袋子。"

⑥ "请您在这半小时之内，不要进食、喝水、抽烟。"

⑦ 嘱咐客户按时吹完第二次气，并交回工作人员。

2）导检要点。

①两次吹气前后嘱客户空腹，注意第二次吹气时间。

②由"智能导诊系统"进行智能分配后，引导检查其余项目。

（6）胃肠镜导检。

1）专业用语。

①导检护士主动询问："您好，请问您是做胃肠镜检查吗？我现在为您进行空腹时间确认""您好！请您稍等一下！"

②"请问您今天是否有家属陪同？"

③"无痛胃镜（肠镜）需要无痛麻醉，请您仔细阅读检查注意事项和麻醉同意书，请在这里签字确认。"

④"检查已结束，需观察半小时后才能离开，请您休息，如有不适，请及时告知工作人员。"

⑤"请您在做完检查 2 小时内不要进食，2 小时后可以先喝少许水，看是否有不适症状，再缓慢进食清淡饮食。"

⑥"请您注意休息，24 小时之内都不要开车或从事任何高空作业。"

2）导检要点。

①检前肠道准备好。

②检后注意事项详细告知。

（7）其他。

①餐前项目检查结束后，先引导老年、糖尿病客户餐区用餐。

②胀尿项目结束后，告知并引导客户留取尿标本。

③需确认所有检查项目结束，引导客户将体检表交回前台，客户方可离开。

三、一般检查测量

身高、体重可以检测身体基本状态，监测体重指数，血压测量是常规监测血压变化，直观地反映出一个人的基本身体情况。护理人员应具备扎实的专业理论知识并学以致用，熟练掌握测量方法，实现精准测量，了解各数据之间的密切关系。

（一）专业知识

1. 身高、体重

身高、体重可以判断人的生长发育和体型。成人正常的指标为：胸围等于身高的一半；指距（两上肢平伸，两个中指之间的距离）等于身高；上半身（耻骨联合上缘至头顶）等于下半身（耻骨联合上缘至足底）。如果明显不对称或不成比例，即属于发育不正常。

2. 体型

体型是指身体各部位发育的外表表现，包括骨骼、肌肉的成长与脂肪分布的状态。临床上把正常人的体型分为 3 种。

（1）匀称型：身体各部结构匀称适中，正常人多此型。

（2）矮胖型：按其身高计，体重偏重，指距稍小，上身稍长，下身稍短。其外形矮胖，颈粗短，肩平，胸部宽阔，腹上角大于 90°。矮胖型者血压有偏高倾向，消化吸收能力较强，较易发生肥胖症、胆石症、动脉硬化等。

（3）瘦长型：与矮胖型相反，体高肌瘦，颈细长，肩垂，胸廓扁平，腹上角小于

90°。瘦长型者血压往往偏低，消化吸收能力较差，较易患内脏下垂、肺结核等疾病。

3. 腰臀比的测量

（1）腰围在一定程度上反映腹部皮下脂肪厚度和营养状态，是间接反映人体脂肪状态的简易指标。同时，腰围的大小，不仅可以反映出中老年人的体型特点，同时保持腰围的适当比例关系，对成年人的体质、健康和寿命具有重要意义。

（2）臀围的大小，不仅可以反映出人的体型特点，同时保持臀围和腰围的适当比例关系，对成年人体质、健康和寿命也具有重要意义。

4. 血压的测量

（1）血压的概念：血压（blood pressure，BP）是指血液在血管内流动时对血管壁的侧压力。一般指动脉血压，如无特别注明，均指肱动脉的血压。收缩压：当心室收缩时，主动脉压急剧升高，至收缩中期达最高值，此时的动脉压称收缩压（systolic pressure）。舒张压：当心室舒张时，主动脉压下降，至心室舒张末期达动脉血压的最低值，此时的动脉血压称舒张压（diastolic pressure）。脉压：收缩压和舒张压之差称脉搏压，简称脉压（pulse pressure）。平均动脉压：一个心动周期中每一瞬间动脉血压的平均值称平均动脉压（mean arterial pressure）。简略估算方法为：平均动脉压 = 舒张压 +1/3 脉压。计量单位：血压以 mmHg（毫米汞柱）或 kPa（千帕斯卡）为计量单位。两者换算公式为：1 kPa=7.5 mmHg；1 mmHg=0.133 kPa。

（2）血压的形成：循环系统内有足够的血液充盈是形成血压的首要因素，充盈的程度取决于血量和循环系统容量之间的相对关系；其次心脏射血和外周阻力是形成血压的基本因素；此外大动脉的弹性对血压的形成也有重要的作用。在外周阻力存在的情况下，心室肌收缩时所释放的能量一部分用于克服阻力推动血液在血管中流动，是血液的动能；另一部分则形成对血管壁的侧压，导致血管壁扩张，这部分是势能，形成较高的收缩压。在心脏舒张期，主动脉和大动脉管壁发生弹性回缩，将一部分贮存的势能转变为推动血液的动能，使血液在血管中继续向前流动，同时维持一定高度的舒张压。

（3）测量血压的技术。

（4）测量血压的目的：判断血压有无异常；动态监测血压变化，间接了解循环系统的功能状况；为诊断、治疗和护理提供依据。

（5）测量血压的方法。

1）直接测量法：即经皮穿刺将导管由周围动脉送至主动脉，导管末端接监护测压系统，自动显示血压数值。此法优点是可直接测量主动脉内压力，不受周围动脉舒缩的影响，测得的血压数值准确，又可直接观察压力波形。缺点是需用专门设备，技术要求高，且有一定创伤，故仅适用于危重和大手术患者。

2）间接测量法：即目前广泛采用的应用血压计测量的袖带加压法。其优点是简便易行，不需特殊的设备，适用于任何患者。缺点是易受周围动脉舒缩的影响，数值有时不够准确。间接测量法是护理人员必须掌握的基本技术。

（5）影响血压的因素。

1）心脏每搏输出量：在心率和外周阻力不变时，每搏输出量增大，射入主动脉的血量增多，管壁所受的张力也随之增加，则收缩压明显升高，舒张压的升高并不显著，脉压增大。反之，每搏输出量减少，则收缩压降低，脉压减小。因此，在一般情况下，收缩压的高低主要反映心脏每搏输出量的多少。

2）心率：若其他因素不变时，心率加快，则心脏舒张期缩短，在心脏舒张期内从外周回流的血量减少。心脏舒张期末主动脉内存留的血量增多，舒张压升高。在心脏舒张末期大动脉内血容量增加的基础上，心脏收缩期动脉系统内血量进一步增加，故收缩压也升高，但由于动脉血压升高可使血流速度加快，因此在心脏收缩期内可有较多的血液流至外周，故收缩压的升高不如舒张压的升高显著，脉压随之减小。反之，心率减慢时，主要表现为舒张压降低幅度比收缩压降低的幅度大，脉压增大。因此，心率主要影响舒张压。

3）外周阻力：心输出量不变而全身外周阻力增大时，心脏舒张期内血液流入毛细血管和静脉的速度减慢，心脏舒张期末存留在主动脉中的血量增多，舒张压升高；在心脏收缩期，由于动脉血压升高使血流速加快，故收缩压的升高幅度不如舒张压的升高幅度明显，脉压减小。反之，当外周阻力减小时，舒张压的降低比收缩压的降低明显，脉压增大。因此，一般情况下，舒张压的高低主要反映外周阻力大小。外周阻力的改变主要是由于骨骼肌和腹腔器官阻力血管口径的改变引起的。另外，血液黏滞度也影响外周阻力。

4）主动脉和大动脉的弹性贮器作用：由于主动脉和大动脉的弹性贮器作用，动脉血压的波动幅度明显小于心室内压的波动幅度。动脉管壁硬化时，大动脉的弹性贮器作用减弱，收缩压升高，舒张压降低，脉压增大。

5）循环血量和血管容量的比例：循环血量和血管系统容量相适应，才能使血管系统足够充盈，产生一定的体循环平均充盈压。如发生循环血量减少，而血管系统容量不变，或者循环血量不变而血管系统容量增加，都会造成血压下降。

上述这些因素可单独发生变化，影响动脉血压；也可同时发生改变，形成各种因素的相互作用，综合影响血压的结果。

（二）判断标准

1.身高、体重判断标准

在医学上，胖瘦是有判断标准的。判断的标准有十余种，通常应用的有两种。第一种的计算公式是：

$$标准体重：身高（cm）-100=体重（kg）$$

$$体重指数（BMI）=体重（kg）/［身高（m）］^2$$

我国健康成年人的体重指数正常值是 18.5～23.9。低于 18.5 为消瘦，极度消瘦称为恶病质。体重指数在 24～28 为"超重"；超过 28 为肥胖。

另外，男性腰围正常应在 85 cm 以内，女性腰围正常应在 80 cm 以内，若超过，也算肥胖。

2.血压的判断标准

（1）正常血压的范围：正常成人在安静状态下的血压范围：收缩压 90～140 mmHg（12.0～18.6 kPa），舒张压 60～90 mmHg（8.0～12.0 kPa），脉压 30～40 mmHg（4.0～5.3 kPa），平均动脉压 100 mmHg（13.3 kPa）左右。

（2）血压的生理性变化：正常人的血压经常在一个较小的范围内波动，保持着相对的恒定。但可因各种因素的影响而有所改变，并且以收缩压的改变为主。

1）年龄和性别：血压随年龄的增长而增高，但收缩压的升高比舒张压的升高更为显著。

青春期前男女之间血压差异较小，女性在更年期前血压略低于男性，更年期后差别较小。

2）昼夜和睡眠：一般清晨血压最低，白天逐渐升高。通常至傍晚血压最高。过度劳累或睡眠不佳时，血压稍增高。

3）情绪：紧张、恐惧、兴奋、焦虑、发怒等情形下，收缩压可升高，舒张压一般无变化。

4）体型：通常体型高大、肥胖者血压较高。

5）体位：一般卧位时收缩压比立位时低 8～13 mmHg（1.1～1.7 kPa）。

6）但是对于长期卧床、贫血或者在使用某些降压药物的患者，若体位改为立位可能会出现直立性低血压，表现为收缩压明显下降 20 mmHg（2.67 kPa）以上。且伴头晕、昏厥等。

7）温度：遇冷时血管收缩，血压可上升，遇热则血管扩张，血压下降。所以血压冬天高于夏天，洗热水澡易使血压下降。

8）疼痛：疼痛可使血压上升。

9）身体部位：正常情况下，一般右臂比左臂血压（主要是收缩压）高 10～20 mmHg（1.33～2.67 kPa）；下肢血压比上肢血压高 20～40 mmHg（2.67～5.33 kPa），而左右下肢的血压基本相等。若两上肢血压相差 20 mmHg（2.67 kPa）以上，见于多发性动脉炎、先天性动脉畸形、血栓闭塞性脉管炎等。若下肢血压等于或低于上肢血压，应考虑主动脉缩窄或胸腹主动脉型大动脉炎。

此外，剧烈运动、吸烟可使血压升高；饮酒、摄盐过多、药物对血压也有影响。

四、三基操作技术

（一）无菌技术

无菌技术（aseptic technique）是指在医疗、护理操作中，防止一切微生物侵入人体和防止无菌物、无菌区域被污染的操作技术。对医护人员而言，掌握无菌技术的相关理论知识并正确运用无菌技术及相关规程对预防、控制感染十分重要。无菌技术及操作规程是根据相关科学原则制定的，每个医护人员必须严格遵守，以保证患者的安全。

1. 相关概念

（1）无菌区（aseptic area）指经过灭菌处理且未被污染的区域。

（2）非无菌区（non-aseptic area）指未经灭菌处理，或虽经灭菌处理但又被污染的区域。

（3）无菌物品（aseptic supplies）指通过灭菌处理后保持无菌状态的物品。

（4）非无菌物品（non-aseptic supplies）指未经灭菌处理，或虽经灭菌处理后又被污染的物品。

2. 无菌技术操作的基本原则

（1）操作环境清洁且宽敞。

（2）工作人员仪表符合要求。

（3）无菌物品管理有序规范。

（4）操作过程中加强无菌观念。

3.无菌技术基本操作方法

（1）无菌持物钳（镊）的使用：取用无菌物品必须使用无菌持物钳或无菌镊。临床常用的持物钳（镊）有卵圆钳、三叉钳和长、短镊子（图2-7）。

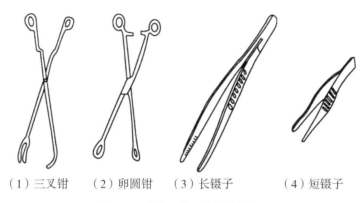

（1）三叉钳　　（2）卵圆钳　　（3）长镊子　　　（4）短镊子

图2-7　各种无菌持物钳（镊）

（2）无菌持物钳（镊）的存放方法。

1）湿式保存法：使用时先将已进行灭菌处理的无菌持物钳浸泡在盛有器械消毒液的大口有盖容器内，消毒液液面高度应浸没持物钳轴节以上2～3cm或镊子长度的1/2，每一容器内只能放置一把无菌持物钳。

2）干式保存法：随着对医院感染链的监测，发现将无菌持物钳浸泡的传统方法存在消毒液易被污染、消毒液的浓度及微生物学检测手续繁杂等缺陷。故目前正积极宣传、推广无菌持物钳(镊)的干式存放法，即运用无菌干罐保存无菌持物钳（镊），在进行集中治疗前开包，取出无菌持物钳（镊）使用，一般4～8小时更换一次。无菌持物钳（镊）的干式存放法能减少污染、节约医疗费用并能大大减少化学消毒剂对人体的毒性作用，在手术室、ICU等较多需要集中使用无菌持物钳（镊）的病区较适用。

此外也提倡使用一次性无菌持物钳和无菌持物钳的单个包装化。若使用湿的无菌持物钳应严格按照以下操作方法，见表2-12。

表2-12　无菌持物钳操作

操作步骤	注意点与说明
1.洗手，并擦干双手，戴口罩，检查有效日期	·去除手上污垢
2.将浸泡无菌持物钳的容器盖打开	·容器盖闭合时不可从盖孔中取、放无菌持物钳
3.手持无菌持物钳上1/3处，将钳移至容器中央，使钳端闭合，垂直取出	·取出持物钳时，持物钳下2/3部分，不可触及容器口缘及液面以上的容器内壁，以免污染 ·防止消毒液倒流而污染钳端
4.使用时应保持钳端一直向下，不可倒转向上	·避免触及容器口周围；松开轴节，使轴节与消毒液充分接触
5.用后闭合钳端，立即垂直放回容器，浸泡时将轴节松开	·防止无菌持物钳在空气中暴露过久污染 ·不能用无菌持物钳夹取油纱布，防止油粘于钳端而影响消毒效果

续表

操作步骤	注意点与说明
6. 钳取远处的无菌物品时，应将持物钳连同容器一起搬移，就地使用	· 不能用无菌持物钳换药或消毒皮肤；防止持物钳被污染
7. 无菌持物钳及浸泡容器每周清洁、消毒一次，同时应更换器械消毒液	· 保持无菌持物钳的无菌状态

（3）无菌容器的使用。

1）经灭菌处理的盛放无菌物品的器具称无菌容器，如无菌盒、贮槽、罐等。操作步骤如下：①洗手并擦干双手，戴口罩，检查无菌容器的标记、灭菌日期。②从无菌容器内取物时，先拿起容器盖平移离开容器，内面向上置于桌面上，或内面向下拿在手中。③取物完毕后，立即将容器盖反转，使内面向下，移至容器口上，小心盖严。④手持无菌容器时，应托住容器底部。

2）取用无菌溶液前要认真核对药名、剂量、浓度、有效期并检查瓶盖有无松动、瓶子有无裂缝、溶液的澄清度等。操作方法见图2-8。

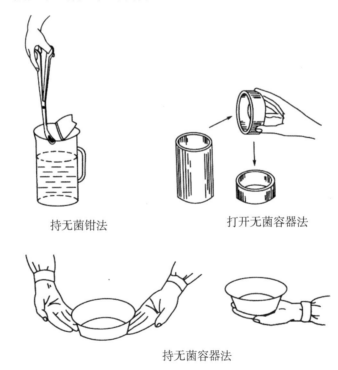

持无菌钳法　　　　　　　　打开无菌容器法

持无菌容器法

图 2-8　取用无菌溶液

操作步骤如下：①洗手并擦干双手，戴口罩。②取盛有无菌溶液的密封瓶，擦净瓶外灰尘，经查对后用启瓶器撬开铝盖，用拇指与示指将橡胶盖边缘向上翻起。③一手示指和中指套住橡胶塞并将其拉出瓶口，置于手中。④另一手拿起无菌瓶，标签面朝向掌心，倒出少量溶液冲洗瓶口。⑤从已经冲洗的瓶口处倒出所需溶液至无菌容器中。⑥记录开瓶日期、时间。⑦如自烧瓶内倒取无菌溶液，解开系带，手拿瓶口盖布外部，取出瓶塞，倾倒溶液的方法同上。

3）使用无菌包：一般敷料与器械应包于质厚、致密、未脱脂的双层包布内，高压灭菌后备用。操作方法见图2-9。

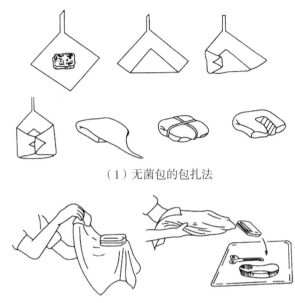

（1）无菌包的包扎法

（2）无菌物品放入无菌区域内

图2-9 使用无菌包

操作步骤如下：①洗净双手并擦干，戴口罩。②包扎无菌包，将物品放在包布中央，用包布的一角盖住物品，然后遮盖左右两角，并将角尖向外翻折，盖上最后一角后，将系带以"十"字形包扎，或用化学指示胶带贴妥。③贴上注明物品名称及灭菌日期的标签，送灭菌。④打开无菌包：a.查看无菌包名称和灭菌日期，无菌包的有效期为7～14天，超过有效期则不能使用。b.将无菌包放在清洁、干燥、平坦处，解开并将系带卷放于包布下，按原折顺序逐层打开无菌包。c.用无菌持物钳取出所需物品，放在事先备好的无菌区域内。d.将包布按原折痕包起，将系带以"一"字形包扎，并注明开包日期、时间。⑤需将包内无菌物品一次取完时，可在手上打开包布，使物品显露在无菌包布上，一手托住包布，另一手抓住包布四角及系带，将包内无菌物品全部投入无菌区域内。

4）铺无菌盘：无菌盘是将无菌巾铺在清洁干燥的治疗盘内，形成一无菌区，以放置无菌物品，供治疗之用。

操作步骤如下：①洗净双手并擦干，戴口罩。②折叠治疗巾：a.纵折法：将治疗巾纵折两次成四折，再横折两次，开口边向外。b.横折法：将治疗巾横折后再纵折，成为四折，再重复一次。③铺盘：a.单层底铺盘。打开无菌包，用无菌持物钳取一块治疗巾放在治疗盘内；双手捏住无菌中一边外面两角，轻轻抖开，双折铺于治疗盘上，上面一层向远端呈扇形折叠，开口边向外；放入无菌物品，拉平扇形折叠层盖于物品上，上下边缘对齐，将开口处向上翻折两次，两侧边缘向下翻折一次。b.双层底铺盘：取出无菌巾，双手捏住无菌巾一边的外面两角，轻轻抖开，从远到近，三折成双层底，上层呈扇形折叠，开口边向外；放入无菌物品，拉平扇形折叠层，盖于物品上，边缘对齐。

（4）戴脱无菌手套：由于人体某些部位存在常驻菌，用一般消毒方法很难使手达到绝对无菌。在手术、导尿等医疗护理操作中，需要戴上无菌乳胶手套，以确保无菌效果。

戴脱无菌手套的操作方法如下：

1）修剪指甲，洗净双手并擦干，戴口罩。

2）核对无菌手套袋上号码及灭菌日期，打开手套袋。手套内已装有滑石粉，戴手套前双手不必擦粉。

3）右手掀起手套袋开口处外层，左手捏住右手套翻折部分（手套内面），取出右手套，将右手伸入手套内，小心戴好。两手套外面可互相触碰，已戴手套的手不可触。

4）左手掀起手套袋开口处外层，将已戴手套的右手指插入左手套翻边内面（手套外面），取出左手套，将左手伸入手套内，小心戴好。如发现手套有破损，立即更换。

5）双手调整手套位置，将手套的翻边扣套在工作衣袖外面。

6）脱手套时，用戴手套的右手捏住左手套腕部外面翻转脱下。

7）用已脱下手套的左手插入右手套内，将其翻转脱下，操作中确保手套外面已污染部分不接触到皮肤。

8）将已脱下的手套放入消毒液内浸泡，洗手。

（二）心肺复苏

1.CPR 的基本理论知识介绍

（1）心脏骤停的定义：心脏骤停是指各种原因导致的心脏突然停止搏动，有效泵血功能丧失，造成全身血液循环中断、呼吸停止、意识丧失，引起严重缺血、缺氧，是临床上最常见、最严重的急症。

（2）心脏呼吸骤停的诊断：突然意识丧失；面色苍白或紫绀；颈动脉搏动消失；呼吸骤停或抽泣样呼吸；双侧瞳孔散大；四肢抽搐。以上各点以突然意识丧失、紫绀和颈动脉搏动消失最为重要。

（3）CPR 的目的及目标：在于人工建立循环和呼吸功能，使重要脏器保持最基本的血液供应和需求，并促使自主心跳、自主呼吸恢复，达到挽救生命、恢复健康、解除病痛和减少伤残的目标。

（4）实施 CPR 的时机：大脑一旦缺血缺氧 4 ～ 6 分钟，脑组织即发生损伤，超过 10 分钟发生不可逆的损害。因此，在 4 ～ 6 分钟最好是在 4 分钟内立即进行心肺复苏，在气道畅通的前提下进行有效的人工呼吸、胸外心脏按压，心肺复苏的意义不仅要使心肺的功能得以恢复，更重要的是恢复大脑功能，避免和减少"植物状态""植物人"的发生。4 分钟内进行复苏者，可有 50% 左右被救活；4 ～ 6 分钟开始复苏者，仅有 10% 可以救活；超过 6 分钟者存活率仅为 4%；10 分钟后开始复苏者，存活率极低。

（5）CPR 复苏有效的标志：口唇、甲床、皮肤由紫绀转为红润；瞳孔由大变小、对光反射恢复；客户出现挣扎，昏迷变浅；出现吞咽动作，有自主呼吸，肌张力增高。

（6）心脏骤停、呼吸停止行心肺复苏 30 分钟，并出现下列情形是终止 CPR 的指征：瞳孔散大或固定，对光反射消失；呼吸仍未恢复；深反射活动消失；心电图呈直线。

（7）CPR 操作口诀：一拍二叫看意识，清理气道平卧位，判断脉搏按胸骨，垂直按压手互扣，频率超过 100 次，胸骨下陷 5 厘米，按压放松 1 : 1，放松手掌不离胸。仰头举颏开气道，捏鼻包嘴吹两口，吹气 10 次一分钟，按压通气 30 : 2.5 个循环再判断，整理洗手做记录。

（8）心肺复苏基本生命支持术（单人 / 双人）操作流程及质量标准，如下所示：

心肺复苏基本生命支持术（单人）操作流程及质量标准（见附录 2）。

心肺复苏基本生命支持术（双人）操作流程及质量标准（见附录 3）。

2. 成人心肺复苏程序

心脏跳动停止者，如在 4 分钟内实施初步的 CPR，在 8 分钟内由专业人员进一步心脏救生，死而复生的可能性最大，因此时间就是生命，速度是关键，初步的 CPR 按 ABC 进行。

先判断客户有无意识。拍摇客户并大声询问，手指甲掐压人中穴约 5 秒，如无反应表示意识丧失。这时应使客户水平仰卧，解开颈部纽扣，注意清除口腔异物，使客户仰头抬额，用耳贴近口鼻，如未感到有气流或胸部无起伏，则表示已无呼吸。

A（airway）——保持呼吸顺畅：昏迷的客户常因舌后坠而堵塞气道，所以心肺复苏的首要步骤是畅通气道。急救者以一手置于客户额部使头部后仰，并以另一手抬起后颈部或托起下颏，保持呼吸道通畅。对怀疑有颈部损伤者只能托举下颏而不能使头部后仰；若疑有气道异物，应从客户背部双手环抱于客户上腹部，用力、突击性挤压。

B（breathing）——口对口人工呼吸：在保持客户仰头抬额前提下，施救者用一手捏紧鼻孔（或口唇），然后深吸一大口气，迅速用力向客户口（或鼻）内吹气，然后放松鼻孔（或口唇），照此每 5 秒钟反复一次，直到恢复自主呼吸。

每次吹气间隔 1.5 秒，在这个时间抢救者应自己深呼吸一次，以便继续口对口呼吸，直至专业抢救人员的到来。

C（circulation）——建立有效的人工循环：检查心脏是否跳动，最简易、最可靠的是颈动脉。抢救者用 2 ～ 3 个手指放在客户气管与颈部肌肉间轻轻按压，时间不少于 10 秒。

选择胸外心脏按压部位：先以左手的中指、示指定出肋骨下缘，而后将右手掌侧放在胸骨下 1/3，再将左手放在胸骨上方，左手拇指邻近右手指，使左手掌底部在剑突上。右手置于左手上，手指间互相交错或伸展。按压力量经手掌跟而向下，手指应抬离胸部。胸外心脏按压方法：急救者两臂位于客户胸骨的正上方，双肘关节伸直，利用上身重量垂直下压，对中等体重的成人下压深度应大于 5 cm，而后迅速放松，解除压力，让胸廓自行复位。如此有节奏地反复进行，按压与放松时间大致相等，频率为每分钟不低于 100 次。

3. 心肺复苏方法

（1）当只有一个医护人员给客户进行心肺复苏术时，应是每做 30 次胸外心脏按压，交替进行 2 次人工呼吸。

（2）当有两个医护人员给客户进行心肺复苏术时，首先两个人应成对称位置，以便于互相交换。此时，一个人做胸外心脏按压；另一个人做人工呼吸。两人可以数着 1、2、3 进行配合，每按压心脏 30 次，口对口或口对鼻人工呼吸 2 次。

（3）注意事项。

1）口对口吹气量不宜过大，一般不超过 1200 mL，胸廓稍起伏即可。吹气时间不宜过长，过长会引起急性胃扩张、胃胀气和呕吐。吹气过程要注意观察客户气道是否通畅，胸廓是否被吹起。

2）胸外心脏按术只能在确定客户心脏停止跳动下才能施行。

3）口对口吹气和胸外心脏按压应同时进行，严格按吹气和按压的比例操作，吹气和按压的次数过多和过少均会影响复苏的成败。

4）胸外心脏按压的位置必须准确，不准确容易损伤其他脏器。按压的力度要适宜，过大过猛容易使胸骨骨折，引起气胸、血胸；按压的力度过轻，胸腔压力小，不足以推动血液循环。

5）施行心肺复苏术时应将客户的衣扣及裤带解松，以免引起内脏损伤。

2005 年底美国心脏学会（AHA）发布了新版 CPR 急救指南，与旧版指南相比，主要就是按压与呼吸的频次由 15 ∶ 2 调整为 30 ∶ 2。

4. 心肺复苏有效的体征和终止抢救的指征

（1）观察颈动脉搏动，有效时每次按压后就可触到一次搏动。若停止按压后搏动停止，表明应继续进行按压。如停止按压后搏动继续存在，说明客户自主心搏已恢复，可以停止胸外心脏按压。

（2）若无自主呼吸，人工呼吸应继续进行，或自主呼吸很微弱时仍应坚持人工呼吸。

（3）复苏有效时，可见客户有眼球活动，口唇、甲床转红，甚至脚可动；观察瞳孔时，可由大变小，并有对光反射。

（4）当有下列情况可考虑终止复苏：心肺复苏持续 30 分钟以上，仍无心搏及自主呼吸，现场又无进一步救治和送治条件，可考虑终止复苏；脑死亡，如深度昏迷，瞳孔固定、角膜反射消失，将客户头向两侧转动，眼球原来位置不变等，如无进一步救治和送治条件，现场可考虑停止复苏。

5. 提高抢救成功率的主要因素

（1）将重点继续放在高质量的 CPR 上。

（2）按压频率至少 100 次 / 分（区别于大约 100 次 / 分）。

（3）胸骨下陷深度至少 5 cm。

（4）按压后保证胸骨完全回弹。

（5）胸外按压时最大限度地减少中断。

（6）避免过度通气。

CPR 操作顺序的变化：A–B–C → C–A–B。

心脏骤停离我们其实并不遥远，日常溺水、触电、外伤、异物吸入、疾病发作、煤气中毒、过敏等意外均可导致心脏骤停或窒息，并发生猝死。心脏跳动停止者，如在 4 分钟内实施初步的 CPR，在 8 分钟内由专业人员进一步心脏救生，死而复生的可能性最大，如身边人会急救措施可在几分钟内直接挽救生命。因此，了解最新国际心肺复苏标准操作流程是很关键的。在危急时刻可以给自己或他人正确的救助，减少不幸的发生。

同时也要注意，严禁在正常人身上练习 CPR，这样可能会导致严重后果。

（三）吸氧

吸氧即吸入氧气，是临床常用的治疗方法。氧疗主要是缓解缺氧的一种方法，适量吸氧用于纠正缺氧，提高动脉血氧分压和氧饱和度水平，促进代谢，是辅助治疗多种疾病的重要方法之一。

1. 意义及作用

吸氧用于纠正缺氧，提高动脉血氧分压和氧饱和度水平，促进代谢，是辅助治疗多种疾病的重要方法之一，如呼吸衰竭、慢性气管炎、脑血管病、冠心病。临床缺氧症状不明显者，也可能微循环代谢异常，因而可能需要吸氧。

2. 常用方法

（1）鼻塞和鼻导管吸氧法：鼻塞法是鼻塞放于一侧鼻前庭内，并与鼻腔紧密接触吸氧。鼻导管法是将一导管插入鼻腔顶端吸氧。

（2）面罩吸氧法：将面罩掩盖客户口鼻吸氧，比鼻塞和鼻导管吸氧法效果好一些，但可能造成呼吸性酸中毒。

（3）经口吸氧法：如果客户鼻塞或张口呼吸，可以经口吸氧，即用一个较大的导管放入口腔吸氧。

3. 注意事项

（1）慢性阻塞性肺疾病（COPD）（慢性气管炎、肺气肿）在呼吸衰竭时，应该低浓度吸氧（< 35%）。

（2）吸氧应该用医用氧气，不可使用工业氧气。

（3）鼻塞和鼻导管吸氧时，高流量吸氧对局部鼻黏膜有刺激，氧流量不能大于 7 L/min。

4. 吸入氧浓度

吸氧浓度与氧流量的关系：吸入氧浓度（%）=21+4× 氧流量（L/min）。

（四）静脉采血技术

静脉采血法是通过采血针抽取一定量的静脉血的方法。多采用位于体表的浅静脉，通常采用肘部静脉、手背静脉、内踝静脉或股静脉。小儿可采颈外静脉血液。

1. 操作流程

（1）进入采血室前先取号，等待采血，由检验系统智能标注采血管标签及客户相关信息。

（2）核对客户身份信息、体检单采血项目及采血管标签等是否一致，并向客户解释采血配合方法。

（3）操作人员衣帽整齐，应用消毒液洗手，戴口罩和一次性医用手套。

（4）采血前，请客户坐于采血区域操作台对侧，将前臂放在操作台上，掌心向上，并在肘下放一枕垫，暴露穿刺部位。选择合适的静脉，将一次性垫巾置于穿刺部位下。

（5）常用采血位置是肘前静脉，因其粗大、容易辨认。如遇有晕针、晕血史客户应遵其要求，可平躺在长椅上进行采血。

（6）在采血部位上端约 6 cm 处，将压脉带绕手臂一圈打活结，压脉带末端向上。要求客户紧握和放松拳头几次，增加静脉局部充盈，有利于穿刺。压脉带不可过紧，压迫静脉时间不宜过长，以不超过 40 秒为宜，否则容易引起瘀血、静脉扩张，并且影响某些指标的检查结果。

（7）检查一次性采血针包装袋是否在有效期，是否完整，是否有漏气等现象。

（8）用碘伏棉签自所选静脉穿刺处从内向外、顺时针方向消毒皮肤。第二次消毒方向应以逆时针方向消毒皮肤。消毒直径应不小于 5 cm。

（9）取下针头无菌帽，以左手拇指固定静脉穿刺部位下端，右手持蝶翼采血针，保持针头斜面向上，沿静脉走向使针头与皮肤成 30° 角斜行快速刺入皮肤，然后成 5° 角向前穿破静脉壁进入静脉腔。确认穿刺入静脉中心位置，并沿着静脉走向将针头推入 10 ～ 15 mm。

（10）见少量回血后，松开压脉带。将真空采血管插入试管托内采血针中，因试管内负压作用，血液自动流入试管，到达采血量刻度后拔出试管即可。

（11）嘱受检者松拳，用棉签压住进针部位，迅速向后拔出针头。继续紧按住棉签 3 ～ 5 分钟。

（12）含抗凝剂试管需迅速轻轻颠倒混匀几次。

2. 注意事项

（1）采血前准备：采血前应向客户耐心解释，以消除不必要的疑虑和恐惧心理。如遇个别客户进针时或采血后发生眩晕，应立即拔出针头让其平卧休息片刻，即可恢复。若因低血糖诱发眩晕，可立即静注葡萄糖或嘱客户口服葡萄糖水即可。如有其他情况，应立即找医师共同处理。

（2）选择静脉：如果肥胖客户的静脉暴露不明显，可以左手示指经碘酊、乙醇消毒后，在采血部位触摸，发现静脉走向后凭手感方向与深度试探性穿刺。

（3）检查采血针：采血前检查采血针包装是否破损、是否在有效期内。

（4）扎压脉带：采静脉血时止血带压迫时间不能过长、绑扎不能过紧，以避免瘀血和血液浓缩，最好不超过 1 分钟，否则会影响某些试验结果，如造成血红蛋白和血细胞比容增高。

（5）穿刺皮肤：不能从静脉侧面进针。针头进入静脉的感觉是：皮肤有一定阻力，而静脉壁阻力较小，更富有弹性。

（6）抽血：血液加入抗凝试管中应与抗凝剂充分混匀达到抗凝目的；要防止血液标本溶血，因为溶血后标本不仅红细胞和血细胞比容减低，还会使血清（浆）化学成分发生变化。造成溶血的原因有：容器不干燥、不清洁；压脉带捆扎时间太久，瘀血时间长；穿刺过程中损伤组织过多；抽血速度太快；血液注入容器时未取下针头或用力推出时产生大量气泡；抗凝血用力振荡；离心时速度过快等。

（7）止血：不能弯曲手臂，以免形成皮下血肿。

（8）检测与保存：血液标本采集后应立即送检，实验室接到标本后应尽快检测。抗凝静脉血可稳定 8 ～ 12 小时，如不能及时测定，应将其置于较稳定的环境中，如 4℃冰箱，减少和降低条件的变化。测定前，将其从冰箱内取出，恢复至室温状态，混匀后再测定。用于生物化学检查的标本若不能及时检测，应将血清或血浆与细胞分离，进行适当的处理。

（9）一次性医疗器材：只能使用一次，不能反复使用。

（五）静脉输液技术

静脉输液（intravenous infusion）是将大量无菌溶液或药物直接输入静脉的治疗方法。对于静脉输液，护士的主要职责是遵医嘱建立静脉通道、监测输液过程以及输液完毕的处理。同时，还要了解治疗目的，输入药物的种类和作用、预期效果、可能发生的不良反应及处理方法。

1. 静脉输液的目的

（1）补充水分及电解质，预防和纠正水、电解质及酸碱平衡紊乱，常用于各种原因引起的脱水、酸碱平衡失调患者，如腹泻、剧烈呕吐、大手术后的患者。

（2）增加循环血量，改善微循环，维持血压及微循环灌注量。常用于严重烧伤、大出血、休克等患者。

（3）供给营养物质，促进组织修复，增加体重，维持正氮平衡。常用于慢性消耗性疾病、胃肠道吸收障碍及不能经口进食（如昏迷、口腔疾病）的患者。

（4）输入药物，治疗疾病。如输入抗生素控制感染；输入戒毒药物达到解毒作用；输入脱水剂降低颅内压等。

2. 静脉输液的技巧

静脉输液是护士必须掌握的常规护理技术操作，虽看似简单，却有不少技巧。如果使用得当不仅能有效减轻客户的疼痛感，还能提高工作效率，减少医患纠纷。护士在静脉输液操作前、中、后需要掌握以下内容。

（1）静脉输液操作前。

1）如何配制液体：配制液体时，要严格执行无菌技术操作原则和"三查七对"制度，避免使用不合格药液，防止发生输液反应。

2）如何排气：在静脉输液中，如何才能达到快速排气的目的呢？

排气时所需方法如下：把莫菲滴管下段输液管在手中盘好顺提往上举，使莫菲滴管倒转向上，打开输液管调节器，观察液体流入莫菲滴管至1/3处时关紧调节器，随即放下手中输液管，待莫菲滴管下少量空气自动逸上莫菲滴管里的液面后，再打开调节器使液体成滴状流下而不能成线状，因成线状压力大，可将莫菲滴管上部气体压入下段管而形成较多气泡；当药液从针头流出时，可将调节器向上推至莫菲滴管下关紧，达到排气目的。

（2）静脉输液操作中。

1）如何选血管：手足背静脉输液法，年老体弱及患多种慢性病客户手足静脉较细小表浅、皮下脂肪少、弹性差、血管缺少组织支持活动度较大，穿刺困难。因此，穿刺前要仔细了解血管特点或生理异常，必须注意，要使其充分暴露，看清走行、摸清深浅和粗细。根据手足末梢神经对疼痛刺激较敏感特点，进针应采用快、稳、准及宁浅勿深法逐渐进针，避免因疼痛引起血管收缩而降低穿刺成功率。进针前比一下针体与血管长度以决定进针长短；穿刺时客户不用握拳，采用自然放松法，自然放松法明显优于握拳法，具有进针快、回血快、一针见血率高的优点，明显减轻进针疼痛感。静脉输液中应用自己的左手握客户的手或足，以拇指绷紧皮肤固定血管下端以减少血管滑动，如部位难以穿刺成功者，可选择手足背下1/2至指处的血管进行逆行穿刺。

2）确定进针角度：静脉穿刺传统的进针角度为 15°～30°，经过临床实践发现增大针头与皮肤之间的进针角度更易穿刺，且由于角度大，通过真皮层的时间减少，可减轻进针引起的疼痛或达到无痛，不会出现皮肤随进针方向向前推移及刺破血管下壁现象。

3）如何控制滴速：输液过程中的滴速可由不同原因自行发生变化，根据临床实践发现有以下原因：由于开始穿刺时针头斜面与血管壁相贴，当时滴速不快，输液中因客户体位变化使针头斜面离开血管壁，结果自行变快。使用一次性输液器，常出现滴速调节器失控。一般根据药物理化性质和治疗要求调节滴速，输入对血管刺激较强药物应适当减慢滴速，以保持滴速即适合治疗要求又尽量减少药物刺激对血管的损害，使客户在不影响治疗的情况下和相对舒适感受中输液。绝大多数客户输液时希望尽快滴完，特别是临近吃饭或需大小便时其心情更迫切，此时客户常自行或请求工作人员将滴速调快，为避免发生意外，工作人员需向客户及其家属说明滴速加快会使循环血容量在短时间内急剧增加，心肺负担加重，易导致心衰和肺水肿等结果，从而达到接受滴速的目的。

（3）静脉输液操作后。掌握拔针的技巧：根据经验发现最佳拔针时间是在滴壶内液体滴完，输液管中液面下降速度明显减慢或停止时。

1）"传统拔针法"：用棉签按压针眼处拔针。这种拔针方法的不足之处是：会使针尖两侧对血管壁产生切割力，血管损伤可释放致痛因子；血管内膜损伤，血小板聚集易形成血栓，出现血肿，不利于下次穿刺。

2）"无痛拔针法"：拔针时先分离胶布只留压针眼棉签这一条胶布不分离，快速拔针后立即用大拇指顺血管方向按压两个针眼。由于进针角度及针梗走行方向不同，为了止血，血管针眼与皮肤针眼一样需要得到有效按压。按压针眼切忌边压边揉，反复揉按可使已凝血的血管针眼重新出血。凝血机制好者连续按压时间为 2～3 分钟，最佳按压时间为 3～6 分钟；凝血机制不好和用抗凝血药物者需按压 15 分钟以上。

在操作过程中，有效给客户做好心理护理，例如在进针的时候做好心理准备，穿刺完以后给予鼓励让客户放松，拔针之后交代注意事项等。

3. 静脉输液操作流程

参考第 6 版基础护理学第十四章第一节相关内容。

4. 静脉输液的注意事项

1）严格执行无菌操作及查对制度，预防感染及差错事故的发生。

2）根据病情需要合理安排输液顺序，并根据治疗原则，按急、缓及药物半衰期等情况合理分配药物。

3）对需要长期输液的患者，要注意保护合理使用静脉，一般从远端小静脉开始穿刺（抢救时可例外）。

4）输液前要排尽输液管及针头内的空气，药液滴尽前要及时更换输液瓶（袋）或拔针，严防造成空气栓塞。

5）注意药物的配伍禁忌，对于刺激性或特殊药物，应在确认针头已刺入静脉内时再输入。

6）严格掌握输液的速度。

7）输液过程中要加强巡视，注意观察滴入是否通畅，有无溶液外溢，密切观察患者有无输液反应等。

（六）标本采集

标本采集（specimens collection）是指根据检验项目的要求采集客户的血液、体液、排泄物、分泌物和脱落细胞等标本。通过物理、化学或生物学的实验室检验技术和方法进行检验，作为疾病的判断、治疗、预防以及药物监测、健康状况评估等的重要依据。标本检验结果的正确与否直接影响到对客户疾病的诊断、治疗等，而高质量的检验标本是获得准确而可靠的检验结果的首要环节，因此，正确的标本采集方法是护士应该掌握的基本知识和基本技能之一。

1. 标本采集的意义

检验标本在一定程度上反映机体正常的生理现象和病理改变，对明确诊断、病情观察、防治措施的制定及预后的判断等起着重要作用。所以，标本采集非常重要。检验标本的采集质量可直接影响检验结果。因此，需要加强护理人员的相关知识培训，提高检验标本的合格率。

2. 标本采集的原则

为了保证标本的质量，在采集各种检验标本时，均应遵循以下基本原则：遵照医嘱、充分准备、物品准备、环境准备、严格查对、正确采集、及时送检。

3. 标本采集

（1）尿液标本的采集：尿液检验是临床上最常用的检测项目之一，主要用于泌尿生殖系统、肝胆疾病、代谢性疾病（如糖尿病）及其他系统疾病的诊断和鉴别诊断、治疗监测及健康普查。尿标本（urine specimen）分以下几种：常规标本（如晨尿、随机尿等），12小时或24小时标本及培养标本（如清洁尿）。

（2）尿液标本采集目的：尿常规标本用于尿液常规检查，检查有无细胞和管型，特别是各种有形成分的检查和尿蛋白、尿糖等项目的测定。

（3）尿液标本采集注意事项。

1）尿液标本必须新鲜，并按要求留取。

2）尿液标本应避免经血、白带、精液、粪便等混入。此外，还应注意避免烟灰、便纸等异物混入。

3）标本留取后，应及时送检，以免细菌繁殖、细胞溶解或被污染等。送检标本时要置于有盖容器内，以免尿液蒸发影响检测结果。

4）常规检查在标本采集后尽快送检，最好不超过2小时，如不能及时送和分析，必须采取保存措施，如冷藏或防腐等。

（4）粪便标本的采集：正常粪便由食物残渣、消化道分泌物、细菌和水分等组成。粪便标本的检验结果可有效评估客户的消化系统功能，为协助诊断、治疗疾病提供可靠依据。采集粪便标本的方法因检查目的的不同而有差别。粪便标本（feces specimen）分4种：常规标本、细菌培养标本、隐血标本和寄生虫及虫卵标本。

（5）粪便标本采集目的：粪便常规标本用于检查粪便的性状、颜色、细胞等。

（6）粪便标本采集注意事项。

1）盛粪便标本的容器必须有盖，有明显标记。

2）不应留取尿壶或混有尿液的便盆中的粪便标本。粪便标本中也不可混入植物、泥土、污水等异物。

3）不应从卫生纸或衣裤、纸尿裤等物品上留取标本，不能用棉签有棉絮端挑取标本。

五、辅助检查工作基础

健康管理中心主要辅助检查包含：^{13}C 呼气试验检查、动脉硬化检查、X 线骨密度检查、肝纤维化检查、肺功能检查、人体成分分析等。

（一）辅助检查工作要求

1. 医护共同协作

健康管理中心部分辅助检查由医护共同协作完成。护士负责操作，医生负责出具检查报告。操作中，如遇需要解决的问题，请示医生。

2. 加强理论学习，提高技能水平

专业知识是护理人员的立身之本，除了不断巩固之外，还需多实践，提高自己在工作中所需用到的专业知识和处理问题的应急协调能力。

3. 真诚合作、相互配合

医护双方都要认识到对方的独立性和重要性，互相支持工作，建立良好的医护配合关系，从而达到更好的工作默契，为客户提供更高质量的体检环境。

（二）主要辅助检查意义

1. ^{13}C 呼气试验检查

幽门螺杆菌（Hp）是存在胃黏膜的一种螺旋状杆菌，目前被确认为引起慢性胃炎和消化性溃疡的重要致病因，被世界卫生组织确定为诱发胃癌的 I 类致癌原。全球感染率为 50%，中国感染率为 60%。

目前临床检测幽门螺杆菌的方法主要有侵入性检测（依靠胃镜）和非侵入性检测（不依靠胃镜）两大类。非侵入性检测具有无创的特点，可以减少做胃镜的痛苦及胃镜带来的交叉感染的风险。非侵入性检测包含呼气试验、粪便抗原试验、血清抗体检测，三者中呼气试验方便、快捷、准确，能及时反映全胃幽门螺杆菌感染状况，被中国第四次共识确定为检测幽门螺杆菌感染的"金标准"。

^{13}C 呼气试验原理：人胃内 Hp 的尿素酶可将尿素分解为 NH_3 和 CO_2，让受检者口服 ^{13}C 同位素标记的尿素后，若胃内存在 Hp 感染，则 ^{13}C 标记的尿素会被分解为 ^{13}C 标记的 CO_2，$^{13}CO_2$ 经血液进入肺然后呼出体外。

^{13}C 呼气检测仪利用吸收波长的差异测量呼出气体中 $^{13}CO_2$ 和 $^{12}CO_2$ 的红外光的吸收情况，通过计算参考气体和样品气体的 $^{13}CO_2/^{12}CO_2$ 比率及其变化得到 $^{13}CO_2$ 含量的变化，30 分钟气体 $^{13}CO_2$ 含量的变化减去 0 分钟气体 $^{13}CO_2$ 含量的变化即为 DOB 值。DOB 值 ≥ 4 即为阳性。

^{13}C 呼气试验具有安全、无辐射、无创、准确的优势，优于其他检测，光谱仪具有精准、稳定、方便操作的优势，是呼气试验检测幽门螺杆菌的首选，见图 2-10。

^{13}C 检测过程：吹第一口气，服用试剂，吹第二口气，测量

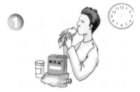
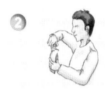
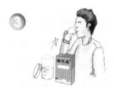

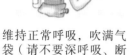
维持正常呼吸，吹满气袋（请不要深呼吸、断续吹气以及长时间吹气）

旋紧盖子，气袋标记为样本 1

常温饮用水冲服幽立显试剂

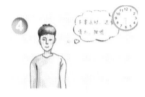
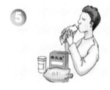
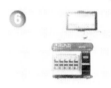

静候 30 分钟，期间不要剧烈运动、进食、饮水、抽烟

按照❶的步骤收集气体并标记为样本 2

将样本 1 和样本 2 插接到红外光谱仪上检测

图 2-10　^{13}C 呼气试验示范

2. 动脉硬化检查

动脉硬化最常见的类型就是动脉粥样硬化，动脉硬化检查可以提早发现客户有无发生动脉粥样硬化。动脉粥样硬化是指血管发生了动脉硬化，管壁僵硬，失去弹性，管腔狭窄甚至闭塞可会造成相应的脏器缺血缺氧，甚至坏死。动脉粥样硬化的发生率是随着年龄的增加而增高的。另外，遗传以及不良的生活习惯以及高血压都可以加重动脉硬化。动脉系统是全身性的，所以动脉硬化可以发生于全身各个动脉，常见的例如冠状动脉、颈动脉、颅内动脉、肾动脉、四肢动脉等。伴随着动脉硬化程度的加重，血管中的胆固醇和脂肪等物质将不断沉淀积累，使血管中的血液通路变窄，血管变得越来越窄、越来越脆弱，当受到刺激的时候容易发生斑块破裂。一旦斑块破裂，将形成血栓（血块）堵塞血管，从而引发各种疾病。动脉硬化检查是早期发现动脉硬化症状需进行快捷检查，检查只需同时在双臂、双脚踝共 4 处进行血压测量，无痛无创，轻松方便。实际测量中所需时间仅需 5 分钟左右。通过 ABI 和 PWV 测定可以得知血管的阻塞状况和血管的硬化程度，见图 2-11。

ABI（ankie brachial pressure index）为脚踝血压与上臂血压之比值。ABI 值在 0.91 以下时，表示有患下肢阻塞性动脉硬化症的可能。ABI 评价标准：$0.91 < ABI < 1.4$ 即为正常。

baPWV（puise wava velocity）为由心脏送出之脉搏，通过血管传送至手、脚之速度。数值愈大，表示血管壁愈硬（动脉硬化正持续进行中）。基本值为 1400 cm/sec。

动脉硬化检测装置 / 血压脉波检查装置 BP-203RPE Ⅲ

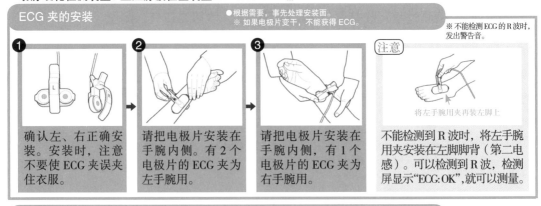

ECG 夹的安装

● 根据需要，事先处理安装面。
※ 如果电极片变干，不能获得 ECG。

※ 不能检测 ECG 的 R 波时，发出警告音。

❶ 确认左、右正确安装。安装时，注意不要使 ECG 夹误夹住衣服。

❷ 请把电极片安装在手腕内侧。有 2 个电极片的 ECG 夹为左手腕用。

❸ 请把电极片安装在手腕内侧，有 1 个电极片的 ECG 夹为右手腕用。

注意

将左手腕用夹再装左脚上

不能检测到 R 波时，将左手腕用夹安装在左脚脚背（第二电感）。可以检测到 R 波，检测屏显示"ECG：OK"，就可以测量。

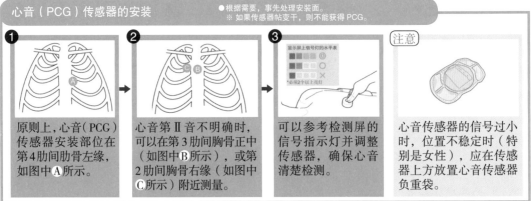

心音（PCG）传感器的安装

● 根据需要，事先处理安装面。
※ 如果传感器帖变干，则不能获得 PCG。

❶ 原则上，心音（PCG）传感器安装部位在第 4 肋间肋骨左缘，如图中 A 所示。

❷ 心音第 Ⅱ 音不明确时，可以在第 3 肋间胸骨正中（如图中 B 所示），或第 2 肋间胸骨右缘（如图中 C 所示）附近测量。

❸ 可以参考检测屏的信号指示灯并调整传感器，确保心音清楚检测。

注意

心音传感器的信号过小时，位置不稳定时（特别是女性），应在传感器上方放置心音传感器负重袋。

⚠️注意 如果是使用心脏起搏器的受检者，有时可能检测不到正确的 R 波并且不可能测量。　⚠️请仔细阅读和理解使用说明书后再使用。

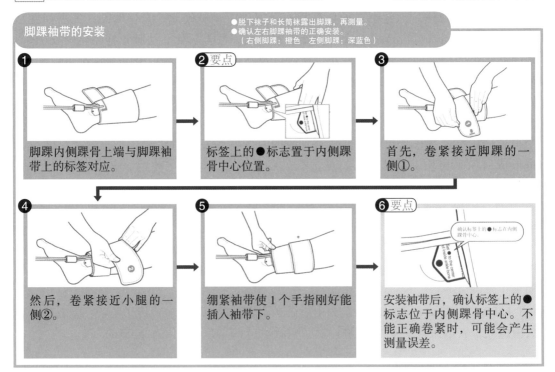

脚踝袖带的安装

● 脱下袜子和长筒袜露出脚踝，再测量。
● 确认左右脚踝袖带的正确安装。
（右侧脚踝：橙色　左侧脚踝：深蓝色）

❶ 脚踝内侧踝骨上端与脚踝袖带上的标签对应。

❷ 要点　标签上的 ● 标志置于内侧踝骨中心位置。

❸ 首先，卷紧接近脚踝的一侧①。

❹ 然后，卷紧接近小腿的一侧②。

❺ 绷紧袖带使 1 个手指刚好能插入袖带下。

❻ 要点　安装袖带后，确认标签上的 ● 标志位于内侧踝骨中心。不能正确卷紧时，可能会产生测量误差。

⚠️请仔细阅读和理解使用说明书后再使用。

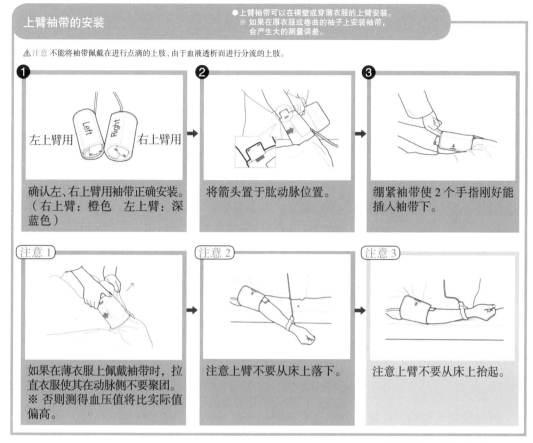

图 2-11　动脉硬化检查示范

3. X 线骨密度检查

骨密度是检测骨矿含量，协助钙等营养缺乏的诊断，指导营养干预、治疗；根据年龄相对应骨密度的状况，预测骨营养状态及生长速度；骨质疏松症的诊断，医生利用骨密度测量，可判断是否患有骨质疏松症；骨折风险评估，骨密度能够预测骨折风险，通过科学的方法分析发生骨折的概率，尽早进行有效干预，见表 2-13。

表 2-13　骨密度诊断标准

中国		WHO	
T 值＞ -1	正常	T 值＞ -1	正常
T 值在 -1 ～ -2.0	骨质减少	T 值在 -1 ～ -2.5	骨质减少
T 值＜ -2.0	骨质疏松	T 值＜ -2.5	骨质疏松

国际骨质疏松协会秘书长——Sydney Lou Bonnick 博士在其 2002 年出版的《骨密度检查技术》里明确指出，跟骨、桡骨、指骨等是有效的检查骨密度的外周部位。

骨密度仪器通过指骨可以有效检测骨质疏松，检测时间不超过 3 秒钟，和骨科临床式设备相关性可达 98.5%，手部检查无须任何准备即可实现检查完毕立即出报告的快速操作方式，见图 2-12。

手指摆放标准

（1）保持手掌清洁，手指尽量放平靠紧手掌支撑台。

（2）保持手指的中间指骨放在虚线框内。

（3）手指根部与下虚线框保持 0.5 cm 的距离。

（4）手指不要盖住中间凸起的实线方框。

（5）大拇指和小手指不要进入虚线框内。

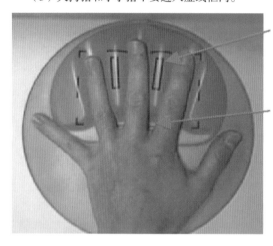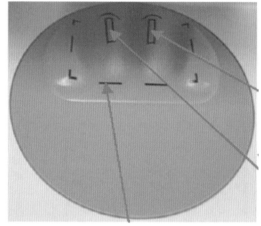

图 2-12　骨密度手指示意图

4. 肝纤维化检查

肝纤维化无创检测仪器，是通过测量肝脏硬度来判断肝脏纤维化的程度，并对肝纤维化进行准确分级，可以部分代替肝穿，同时还能够应用于各类肝病不同阶段病情的监测与评估，是一种无创面、无痛苦的检查项目。

适用人群如下：

（1）用于进行普通人群的肝脏情况筛查。

（2）用于进行性慢性肝病患者的肝纤维化程度快速测量。

（3）用于对慢性肝病治疗效果的全过程跟踪。

（4）用于各类肝硬化并发症的预测。

（5）用于评估长期药物治疗所造成的肝损伤。

（6）用于评估各类代谢综合征（糖尿病、高血压、高脂血症）所引起的肝脏损伤。

5. 肺功能检查

肺功能检查是呼吸系统疾病的必要检查之一。可测量包含 FVC、FEV_1、FEV_1/FVC 等常用肺功能检测参数。

主要适用于：

（1）反复上呼吸道感染者，观察肺功能是否有损伤。

（2）有吸烟史及长期咳嗽，观察小气道功能是否改变。

（3）季节性哮喘发作，观察是否患有哮喘。

（4）慢性阻塞性肺疾病等检测呼吸道的通畅程度、追踪肺部健康情况与健康管理。

常见的潮式呼吸形态，见图 2-13。

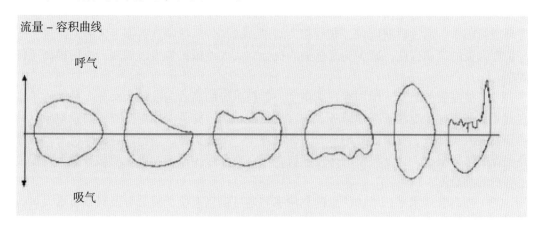

图 2-13 潮式呼吸形态

6. 人体成分检查

人体由水分、蛋白质、脂肪和矿物质组成，这 4 种物质是组成人体的基本成分，它们之间的平衡对健康非常必要。人体成分分析就是要量化和测量这些成分。在过去，肥胖的诊断依赖于我们所看到的外观，而没有考虑到水分、蛋白质、脂肪和矿物质之间的平衡。从健康的观点来看，人体成分检查比依赖我们所看到的来诊断肥胖更为可信。

人体成分分析仪是一种用测量生物电阻抗的方法确定人体成分的仪器。它采用微弱的恒定交流电流，通过人体手、足与电极连接测量人体各部分的电阻抗。人体内脂肪为非导电体，而肌肉水分含量较多，多为导电体。如脂肪含量多、肌肉少，电流通过时生化电阻值相对较高；反之生化电阻值相对较低。通过以上信息，根据中国人不同年龄、性别的数字模型定量分析人体成分。通过人体成分分析可以准确测量任何体型和人体内水分的全部分布，测量临床治疗过程，也可以用于评价减肥项目或者运动疗法的可信度。

六、信息系统的使用及故障处理

体检系统，是通过软件实现提取相关检测仪器数据将体检检查结果登记到计算机系统中，通过软件系统进行数据分析统计与评判以及建立体检相关的体检档案，从而实现体检流程的信息化，提高工作效率，减少手动结果录入的一些常规错误。

以体检信息为主线，健康指导为纽带，通过规范体检流程管理，合理安排体检项目，通过网络传输各种检验、检查结果，减少中间环节，提高安全性和可靠性；能够提供规范的体检结果报告，并能进行分析，使体检报告更具科学性；建立体检客户个人档案，保证健康体检资料连续性，能方便、快捷地进行逐年体检情况追踪，进行体检信息综合分析，形成各项医疗统计报表，为体检单位提供人员整体健康状况分析。

1. 体检系统特点

（1）提高工作效率，减低劳动强度。手工录入信息、定制体检表非常繁琐、重复性强，将准备工作全部计算机化，团队体检不论人数多少，只需按团体名单格式设置，即可轻松完成。现在上百、上千人的团体体检，只需较短时间，且准确无误，改变以往护士开申请单字迹不清楚及写错字的现象，利用数字手段节约了定制体检单、分拣化验单等环节的成本。通过数据接口，获取相关结果，减轻各后续站点数据录入的工作量，减轻护理人员的劳动强度，减少交叉感染的机会。大大缩短报告生成周期，成倍提高工作效率。

（2）提高服务质量，增加客户满意度。信息系统的高效与准确为医务人员节省了很多时间，能更好地专注于客户服务。丰富的查询功能，能及时发现漏查、漏录现象，并通知有关人员补查、补录。杜绝多收、漏收现象。字迹清楚、整洁的各种体检资料，漂亮美观的体检报告，详细科学的体检建议，可完整保存体检资料等优质服务都大大提高了客户的满意度。

（3）提高管理水平，增加信息的利用率。通过信息系统，院领导及科室负责人可查询健康管理中心参检者信息，并进行实时监控，帮助决策者改进服务，进行量化绩效管理和决策分析。医务人员通过查询，获取所需客户的资料，提高业务水平。体检单位可免费拷贝单位体检结果并进行分类汇总，从而使各单位对自己员工的健康状况有一个全面的了解，有利于追踪和复查，真正做到有效的健康管理。

（4）体检管理系统的使用，可实现健康管理中心的无纸化办公，也使健康体检管理更加系统化和规范化，大大提高医务人员的整体素质，增加了客户的满意度。

2. 熟练掌握医院放射影像系统、检验系统、超声系统及智能导检系统的使用

各种系统，虽然完成的工作各不相同，但它们都需要一些共同的基础操作。护士需要熟练掌握各系统的操作流程，熟练运用，再与体检系统完成配合。

3. 系统使用故障应急流程

详见本章第五节"应急事件处理流程"。

七、客户突发疾病或意外护理要点及应急预案

详见本章第六节"应急事件处理流程"。

八、突发工作安排失当的应对处理

1. 单位／个人体检客户安排超量

首先向客户做好解释工作，再与其他楼层／部门进行协调、分流。若未能参检，则联系外联部工作人员，另行预约参检时间。

2. 个别检查项目参检人数不饱和／超量

与各楼层协调、分流，确保各诊室检查量，避免出现门庭若市或门可罗雀的两极严重分化情况。

3. 发现体检单性别与本人不符、体检项目有误或遗漏

首先向客户做好解释工作，再与前台人员核实，更改体检性别和体检项目，核实确认无误后继续参检。

4. 检查仪器设备出现故障

首先安抚好客户情绪，做好解释工作，同时通知信息所，与各楼层进行协调、分流，待仪器设备正常运行，再有序参检。

5. 体检软件出现故障

首先安抚好客户情绪，做好解释工作，同时通知信息所并启用应急预案，待系统正常运行，再进行信息补录。

6. 因体检本人因素，由他人替检

发现非本人客户，上报检后服务办公室，由此部门与替检者沟通并进行后续处理。若需报告则重新缴费改为替检者信息，重新出具检查报告。反之则将其参检项目全部清除，标本弃检。

7. 因沟通交流不当，产生矛盾的应对处理

在体检过程中，因沟通交流不当，护士与客户之间会因措辞不佳、语言不当或仪器设备故障等因素引起各种矛盾，而在本科室中，常见问题及应变方式如下：

（1）向客户表示歉意，安抚客户情绪并做好解释工作。

（2）当客户有情绪发泄时，护士应保持平稳的心态，待客户情绪稳定后，再为其解决问题，切莫盛气凌人。

（3）当客户有其他过激言语时，护士应换位体会客户的心情，耐心倾听并解决问题。如遇客户不理解，超出自身能力处理范畴，则应向上级汇报情况，遵从上级指示并积极配合解决问题。

第五节　体检护理健康教育要点

一、检前护理

（1）办理体检护理人员告知体检当日需携带身份证，以便为客户有效建立个人体检档案；可携带医保卡、（医院）就诊卡备用。

（2）饮食：检查前 3 天以清淡饮食为宜，勿饮酒，忌高脂、高胆固醇食物，不吃保健品；前一天晚 12 时后常规禁食（包括口香糖）禁水，但心脏病、高血压、哮喘等慢性疾病客户应正常服药。着装：体检当天尽量穿纯棉休闲衣服、平底软鞋参检，避免穿戴有金属饰品及印花亮珠亮片等衣物，女士建议穿不带钢圈内衣，不穿连衣裙和连裤袜。

（3）怀孕、疑似怀孕者务必预先告知医护人员，禁止做放射线检查（如胸片、乳腺钼靶、X 线骨密度、CT 等）、直肠指检、腔内超声及妇科检查；准备怀孕者禁止做放射线检查（如胸片、乳腺钼靶、X 线骨密度、CT 等）。

（4）采血和上腹部彩超检查需空腹进行，如需做前列腺、子宫、附件部位超声检查的客户，请当天晨起尽量不解小便，如果提前解了小便，应在抽血和 ^{13}C 呼气试验吹气 2 次后饮白开水使膀胱充盈后再进行检查。

（5）应避开月经期的检查有：妇科检查、尿检、大便检查、血相关（如卵巢）肿瘤标志物及胃肠镜等检查。

（6）如果有肛裂或痔疮急性发作、怀孕、疑似怀孕、对疼痛较为敏感的客户，禁止

做外科检查。月经期外科直肠指检需月经完毕后再检查。

（7）妇科检查前3天避免同房、阴道上药、冲洗，因为对于检查中留取的液基细胞学、阴道分泌物、HPV–DNA21型等妇科标本化验结果准确性有一定影响。

（8）为保证检查结果准确性，避免因金属干扰导致客户重复扫描检查，在CT/MRI/DR检查前请客户取下一切金属物品，包括金属项链、手机、手表、打火机、钥匙、磁卡、硬币、金属发夹、耳环等，女性CT检查前需提前脱下带金属钢圈内衣。

（9）胃镜检查前护理要点。

1）上午胃镜客户：检查前一天晚饭后不再吃任何东西，当天早晨禁食、禁水。

2）下午胃镜客户：早晨7点钟前进食稀饭成牛奶后，不再吃饭喝水直到检查。

3）高血压客户早晨5点吃降压药。

4）糖尿病客户不用降糖药，可带糖果以备不时之需。

5）60岁以上、病情特殊及无痛胃镜客户必须有家属陪同，并带好相关资料方可检查。

（10）肠镜检查前护理要点。

1）检查前1天吃无渣饮食（稀饭、面条、面包、蛋糕，牛奶等），禁食大鱼大肉、蔬菜、水果。

2）客户体检前2～3天需无渣饮食，保持大便通畅。

3）有心脏病、高血压的客户，可提前用少量水服药。

4）糖尿病客户检查前由于未进食，暂时不用降糖药，需自备白砂糖或饼干。

5）肠镜在上午检查的客户：①前一日晚餐需提前到5点进食（无渣饮食）。②前一日晚上9点需服复方乙二醇电解质散（半袋兑1000 mL水），1小时内服完。③体检当日早上禁食，凌晨3：30再服(半袋兑两斤水，加入6 mL西甲硅油乳剂)，1小时内服完。④每次服用不能坐着喝，需边走边喝，尽量解尽大便，直到大便成清水样，然后禁食禁水前来检查。

6）肠镜在下午检查的客户：①体检当日早上禁食，9点服复方乙二醇电解质散（1袋兑2000 mL水，加入6 mL西甲硅油乳剂），需2小时内服完。②服用时不能坐着喝，需边走边喝。尽量解尽大便，直到大便成清水，然后禁食禁水直到检查。③无痛肠镜检查的客户需有家属陪同，60岁以上、病情特殊的客户还需带上心电图检查报告。④检查当日穿宽松衣裤，女性穿平底软鞋。活动假牙及贵重物品请提前取下交家属保管。

备注：胃镜/肠镜检查注意：胃镜和肠镜等特殊检查不能于体检同一天进行。拟行胃镜检查者于检查前一天晚餐后完全禁食、禁水，肠镜检查请务必按照肠镜检查的护理要点做好洗肠准备。

（11）体检流程图，见图2-14和图2-15。

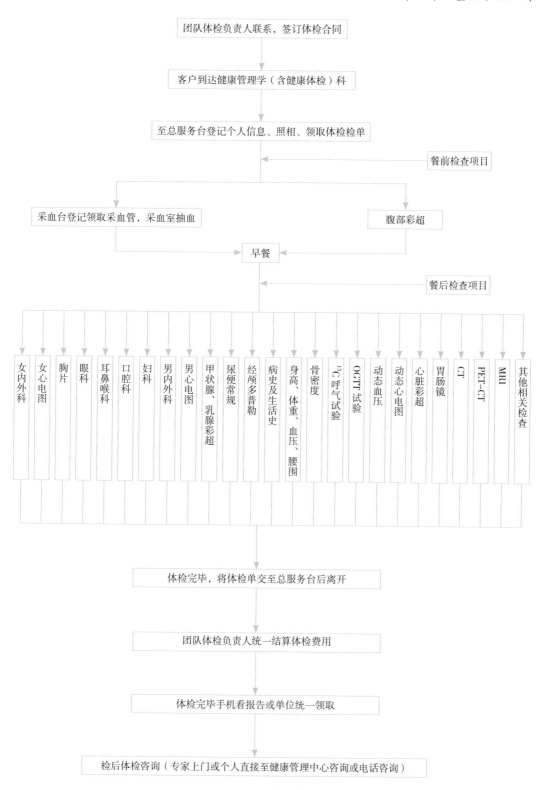

图 2-14 团队体检流程

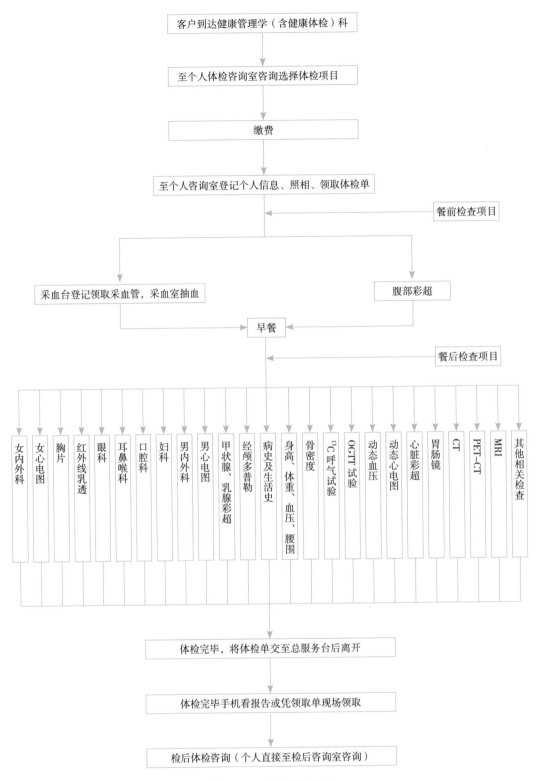

图 2-15　个人体检流程

二、检中护理要点

1. 体检单告知

全部体检项目均需客户本人完成，任何项目均不能由他人替检，造成的风险、责任以及产生的体检费用均需客户本人承担。

2. 空腹项目

采血、^{13}C 尿素呼气试验、腹部超声、腹部 CT 等检查项目需空腹进行，请完成以上检查后再用早餐。未做 ^{13}C 呼气试验和抽血等空腹检查前禁止饮水，做彩超需要充盈膀胱的客户只能饮白开水！

3. ^{13}C 呼气试验

为保证检查准确性，两次吹气前均需要客户在检查前 1 个月停止服用抗生素、有抗菌作用的中药、铋剂胃药等药物，检查前两周停止服用质子泵抑制剂，禁食（包括口香糖）禁饮（包括白水）禁烟。否则影响 ^{13}C 呼气试验检查结果准确性。

4. 乳腺钼靶检查注意

乳腺有假体禁止做乳腺钼靶及全容积检查。

5. 核磁共振检查注意

检查前请将身上所带饰物及金属物品，如银行卡、钥匙、手机、金属纽扣等摘除。体内有金属，如金属假牙、支架、钢钉等不能做核磁共振检查。

6. 妇科检查注意

未婚女性禁止做妇科检查，若有性生活者要求进行妇科检查，必须由当事人签字确认，未成年女性禁止做妇科检查。受检前三日请暂停阴道用药及冲洗，避免性生活。

7. 24 小时动态血压检查注意

动态心电图检查期间，客户不得自行将仪器取下，检查中不能洗澡。自动测量血压时需自然将手臂下垂，放松身心。

8. 餐后 2 小时血糖检查注意

要求食用实验餐即 100 g 馒头和一杯白开水，从进食第一口馒头开始计算时间，两小时后测量血糖，在等候的 2 小时内不能进食，不可饮水。

9. X 线骨密度 / 动脉硬化 / 人体成分分析

检查前请先做一般检查，X 线骨密度检查前请取下戒指；怀孕 / 疑似怀孕 / 备孕 / 义肢禁止做 X 线骨密度检查。

10. 留大小便

请在彩超检查完成以后留取中段小便至少 30 mL（半杯）盖紧盖子，放在卫生间的标本柜内；留取大便标本时，注意不要与尿液混在一起，大便有黏液脓血等异常外观时，需摘取有黏液、脓血或其他异常外观的部分取样。

11. 外科检查

在肛门指检的过程中，应尽量身体放松并保持正确的体检姿势，以避免肛门括约肌痉挛引起的疼痛。外科肛肠指检禁忌症：禁用于痔疮急性发作或已有肛裂者；处于孕期、疑似怀孕者或对疼痛极为敏感者慎重；经期者可预约补检。

12. 一般检查护理要点

请先测身高、体重，再测量血压。

（1）身高体重检查前需脱鞋、脱外套、取下手机等厚重物品。

（2）检查中请客户站稳站直、双眼平视前方。

1）测量中身体和头不要乱动，否则身高测量结果会有误差。

2）测量中手和身体都不能碰到机身，否则体重检测结果会有误差。

3）客户的脚掌对准秤盘上的脚印。

（3）测量血压前需脱掉厚重的外套，手心向上。开始测量时，请客户放松身体、保持安静、不要用力，如有紧张、疼痛，立即按红色紧急停止键停止测量血压，待客户觉得呼吸顺畅后行再次测量。

三、检后报告处理

（1）体检单回收：提醒客户体检结束后务必将体检单交回护士站；如有客户有需要放弃某项检查项目，需在护士站交回体检单时签字确认。

（2）邮寄报告：主动为客户提供邮寄体检报告的服务。

（3）报告领取：向客户交待清楚领取报告的时间、地点、延期领取报告护理要点等。

（4）报告咨询：提供咨询体检报告地点，咨询时间工作日周一至周五下午14：00～17：30，或电话咨询体检报告（周一至周五14：00～17：30）；对于单位体检按标准提供医生上门讲座、咨询服务，需告知客户将需求告知单位联系人，由单位联系人和中心外联人员对接。

（5）体检报销：护士站为需要报销体检费用的客户，提供纸质的收费明细打印。

（6）对体检任何环节不满，可至体检服务办公室投诉或电话投诉。

第六节 沟通技巧与应急处理能力

一、概述

树立良好的形象是沟通的基础，客户对护士的第一印象非常重要，首先谈话对象仪表端庄、服装整洁，会向对方传递一种温馨、亲切的美好形象。温暖大方的微笑，如一缕阳光，顿时淡化了医护之间的陌生感，拉近彼此的距离。客户能感到温暖，产生对护士的信任感，这无疑是沟通中最美好的开端。护士每天会与各种各样的客户打交道，提高自身职业素养尤为重要。首先神态上要亲切自然、面带微笑、目光柔和，形态上要落落大方、举止得当，全面普及普通话，多说"请""麻烦您"等敬语。遇到不同职业的客户，应进行平等对待。称呼用词是否得体，会影响到护士与客户之间的交流。交流时护士可根据客户的身份、年龄、职业及文化层次的不同，选择他们喜欢听的名称称呼他们。客户刚进入科室对环境陌生，护士应主动积极地向客户作自我介绍，注意用清晰纯朴的语言、温和关怀的语气。护士的自身素质、专业技术水平是第一位的，因此，要多学习理论知识，注重实践操作，虚心向经验丰富的同事学习，不断提高自身的综合素质。为了更好地塑造护士形象，提高彼此间的亲和力，要进一步注重个人仪表、审美等综合能力的培养，言行举止做到得体大方。另外平时还要学习多学科的知识，拓展自己的知识面，以自己过硬的素质赢得客户的满意与肯定。

体检过程中，由于客户的期望值、个人因素、客观因素等原因产生矛盾和不满情绪时，须依靠有效沟通与自身专业知识和应变能力，要善于运用自身专业知识，为客户答疑解惑，工作中多注重知识和经验的积累，遇到疑难问题应认真分析，以此提高自身业务水平，才能更好地为客户提供快捷、准确、到位的服务。以真诚的态度，打消客户不信任的心理，同时也有利于工作开展，从而为客户提供优质的健康服务。

二、沟通技巧

（一）语言沟通

1. 真诚地倾听

护士要学会倾听与回答，伴随客户述说的语言、声调、表情等，加以点头和眼神的关注，使客户感觉到你不仅是在听，而且已经体会到他的心情。当客户有疑问需要询问时，应该尊重客户，积极主动向前询问是否需要帮助，给予正确的指引。客户询问时不可左顾右盼、眼神东张西望，要呈现一种真诚和专注。询问期间不要轻易打断其话语，中间可以加以简单的肯定和鼓励，通过沟通和客户表情细节，及时了解客户的要求及心理变化，及时为客户答疑解惑，引导其快速有效完成体检项目。与客户交谈时，应掌握好开场白，理清思路。首先问候客户，从饮食、睡眠等日常生活谈起，以创造温馨和谐的气氛。交谈时态度要诚恳、热情，认真倾听，保持目光接触，不要有分心的举止，如看表或和他人谈话，不要打断对方话题，双方应保持使人感到舒适的距离和姿势。

2. 合理运用提问式沟通

参检者中部分客户因年龄较大或性格较为内向，通常不会与护士主动沟通，此时护士处于主动位置，便可合理运用提问式沟通，鼓励客户提供更多的信息，有助于彼此间的交流。一般常见使用方式如下。

（1）证实式提问，如："您今天没吃早饭吧？可以先进行空腹项目，如抽血或彩超。"

（2）激励式提问，鼓励客户积极参与体检满意度回访，共同发现问题，解决问题。如："您的建议对我们很重要，请问您对我们体检流程有什么建议和意见？"

（3）征求建议式提问，如："请问您对我的工作有什么建议吗？""我现在建议您前往下一个检查室，您觉得可以吗？"

3. 复述客户的话语

在沟通过程中，护士可选择将客户的一些关键话语，复述一遍给客户，不可以随意更改客户的本意、曲解客户的意思。重复客户的话语，客户会感知到被重视和被尊重，从而建立良好的谈话关系。

4. 适时保持沉默

沉默是一种无言的交流方式，在沟通过程中，当彼此出现不同意见或客户对护士有误解时，护士可适时保持沉默，给客户思考和冷静的时间。同时观察客户的情绪变化，不要急于打破沉默。当客户有情绪发泄或有其他过激言语时，护士应换位体会客户的心情，待客户情绪稳定后，在第一时间解决问题。如遇客户不理解，超出自身能力处理范畴，则应向上级汇报情况，遵从上级指示并积极配合解决问题。

5. 不同文化素养的客户采用不同沟通方式

客户来自四面八方，年龄有差异，文化程度也不同，护士需对客户有一定了解，才能采取不同的方法，抓住契机和客户进行沟通。在体检过程中，客户对于筛查出的异常指标有疑惑，由于自身文化素养差异，对疾病的认知程度差距较大，可对其进行分类式解答。

（1）对知书识礼的客户，鉴于他们对自身的异常指标有一定程度了解，对其提出的疑问可进行简单答疑并告知护理要点。

（2）对一知半解的客户，对疾病本身不了解，会迫切想知道自己身体健康状态，护士则向其耐心讲解一些客户能接受的医学知识，引导客户提问，针对客户提问，进行回答。

（3）与老年人沟通时要尊重他们，说话方式既要通俗易懂，又要极其耐心地回答问题，必要时可复述。在回答提出的问题时，应以实事求是的态度，知道多少回答多少，切勿乱答。

（4）与同龄客户沟通应平等相待，把对方看成自己的朋友，逐一耐心地做出解释，做到恰如其分地告知其体检情况。

护士对不同文化素养、不同国籍、不同民族的客户要尊重他们的风土人情和民族风俗，采取不同方式进行沟通，由浅入深地让客户了解身体情况，语调要柔和，音量要适中，使人听后感到温馨、悦耳、声情并茂，也可根据不同场合、谈话内容来确定讲话的音量，以使谈话显得亲切，客户更容易接受，才能达到有效的沟通。

（二）非语言沟通

护士与客户除依靠语言性沟通外，还应善于用敏锐的观察和非语言进行沟通，以了解客户情况，有的放矢地做好思想工作。非语言性沟通体现在护士的一个眼神、一个动作和行为举止上，这往往是"此处无声胜有声"。

1. 感官反应

面部的表情和眼睛的转动，可以表达出喜怒哀乐。目光是眼睛的语言、心灵的窗户，为客户送去亲切自然的目光，可使客户感到舒适、轻松，双眼应平视客户的两眼到嘴之间，使客户感到被重视；表情是情感的语言，面带微笑是交流时最常用的表情，它虽无声但可体现尊重、友好的情感，使客户感到亲切、安全。

2. 触摸

如握手、轻拍背等动作，可使客户感到护士对他的关怀，减轻孤独感。轻轻地一个拍背动作，可给予力量的支持，此方式应根据客户的性别、年龄、社会文化因素不同因人而异，避免产生负面效应。

三、应急事件处理流程

实施应急流程管理是减少安全隐患、提高护理人员风险应对能力的保证。通过加强护士风险教育和护理人员应对风险的技能培训，加强风险预警的管理，对体检中可能出现的危险因素进行综合分析，制定突发事件的应急处理流程和应对措施，并通过反复对应急预案的学习、演练来修改和健全流程，使之更加合理，可行性更高。

成立现场急救的核心成员组，负责实施现场急救，下达急救指令及急救处理措施；现场护士负责执行医嘱；护理人员流动观察，发现意外情况后立即上报，必要时积极进行现场急救；科主任、护士长统筹安排人员调配和部门协调，为客户后续救治创造条件。在健康管理中心常规配备氧气瓶、吸痰器、简易呼吸气囊及急救车。所有护士都应明确急救设备的放置点、抢救车内各种用品和药物的使用方法。急救车由一名护士专人专管，物品每周清点、消毒 1 次；每次使用后，由当班者及时清点、整理、补充、归还原处，并在封条上写明检查者姓名及检查日期。客户的各种突发应急状况包括采血时引起晕针、摔倒、心脏骤停；体检紧张诱发高血压、心绞痛等旧疾；肛门检查引起晕厥；空腹引发低血糖反应；体检人数过多引起的各种不适等，对此采取相应的应急流程措施。例如采血发生晕针及心脏骤停后，医护人员立即就地抢救；其他人员上报护士长，护士长除安排 1 ～ 2 名护士参与现场急救外，还应迅速通知体检带队者或客户家属。参与急救的护士迅速推急救车及用物到达现场，建立静脉通道，给氧，测量生命体征，判断意识；内科医生到场后，下达急救指令，护士积极配合救治，推注急救药品，平稳后做好送往急诊科继续治疗的准备。另外在采血处，提出告示，有晕针史者在抽血前请告诉护理人员，提前做好防范。在测量血压时，发现收缩血压达到 160 mmHg、舒张压 110 mmHg，伴有头晕等不适时，询问既往血压情况，在护士看护下，休息 10 ～ 15 分钟，复测血压仍高者，通知陪检人员或体检单位联系人，报告内科医生，视病情给予降压药处理。有高血压、糖尿病、心肌梗死病史者或年老体弱者提前安排空腹检查项目，必要时安排绿色通道，快速完成体检。

体检环境方面严格按医院规定配备相应的消防灭火器材，安全通道保障通畅，应急灯充电，处于应急备用状态。环境风险应急包括客户如厕时跌倒；消防器材与安全通道；停电停水等。如对年老体弱的客户安排陪同人员搀扶入厕避免摔倒，另外醒目处放置防滑标识牌。消防安全则严格按医院规定配备相应的消防灭火器材，安全通道保障通畅，消防器材每个员工包括清洁工人都接受过相关培训并掌握使用方法，医院、科主任、护士长及消防安全员定期检查。

（1）应急预案管理框架，见图 2-16。

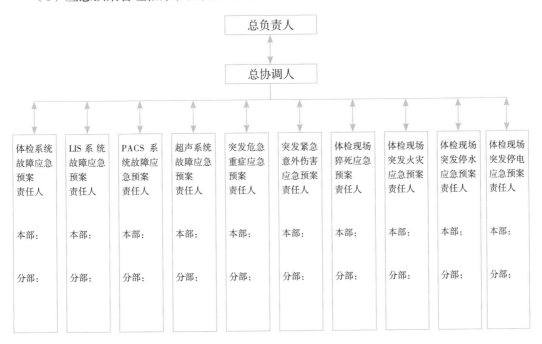

图 2-16　应急预案管理框架

（2）应急预案管理负责人电话列表汇总。

（3）各类应急事件发生处理预案。

（4）体检现场客户突发疾病或意外护理要点及应急预案。

1）凝血功能低下：指导客户正确的按压方法及按压时间；采完血后不能马上提重物，检测血压和动脉硬化。

①应急处理：血液中存在一套相互拮抗的凝血系统和抗凝血系统，通过调节，既维持血液在血管内呈液体流动状态，又在一旦出现血管破裂的情况下迅速在局部凝固形成血块，防止出血。

指导客户正确的按压方法及按压时间：a.抽血后用棉签压紧抽血部位，需要用手指按压进针处及上缘 2 cm 的范围 5 ~ 10 分钟，并稍抬高上臂，切记不要屈肘，高举上臂可以使静脉更好地回流。注意是用手指按压而不是揉，避免造成皮下血肿。因为个人凝血时间不同，有些人按压时间可能要更长些，如有出血倾向，按压时间应适当延长。有些人看到表皮没有血渗出就停止压迫，可能因皮下渗血而造成淤青。如出现淤青，24 小时后可用热毛巾敷。b.24 小时内尽量保持抽血手臂的清洁卫生，不应当进行淋浴或桑拿。提醒：为防止疾病的传播，请将用过的棉签丢弃到黄色医疗垃圾篓内。

②异常体征：通知体检服务部将报告给予本人；由医护人员陪同前往相应科室就诊；情况紧急需通知急诊科。

（5）低血糖护理应急处理。

1）协助客户平躺，测生命体征、血糖并通知医生。

2）评估。

①症状：乏力、心悸、饥饿、意识改变、抽搐。

②体征：面色苍白、大汗。

③生化检查：静脉或指尖血糖。

3）判断。

①怀疑低血糖立即测血糖；无法测定血糖时暂按低血糖处理。

②病情较轻或神志清楚，进食 15 ~ 20 g 可快速作用的碳水化合物（糖果、糕点或含糖饮料等）。含有脂肪或蛋白质的食物不是治疗低血糖的良好方法，因为蛋白质和脂肪可以减缓身体对糖的吸收。

③意识障碍予 50% GS 60 mL 静推。

④监测：每 15 分钟监测血糖一次。

A. 血糖 ≤ 3.9 mmol/L，再次予 15 g 葡萄糖口服。

B. 血糖 > 3.9 mmol/L，但离下次就餐时间在 1 小时以上应给予淀粉或蛋白质食物。

C. 血糖 < 3.9 mmol/L，再次予 50% GS 60 mL 静推。

（6）晕针、晕血的处理：采血化验时，一些客户出现面色苍白、头晕目眩、心烦欲吐、呼吸微弱甚至昏厥、休克等症状。客户出现上述症状，称为"晕针、晕血"。

1）发生原因：心理因素、体质因素、客户体位、疼痛刺激、个体差异均会出现。

2）临床表现：晕针或晕血发生事件短，恢复快，2 ~ 4 分钟。

①先兆期：客户多有自述头晕眼花、心悸、心慌、恶心、四肢无力。

②发作期：瞬间昏倒，不省人事，面色苍白，四肢冰凉，血压下降，心率减慢，脉

搏细弱。

③恢复期：神志清楚，自述全身无力、四肢酸软，面色由白转红，四肢转温，心率恢复正常，脉搏有力。

3）预防措施：抽血前询问客户有晕针、晕血既往史，抽血时主动与客户交谈，以分散注意力，消除客户的焦虑紧张情绪和害怕心理，进行心理疏导，做好解释工作，有陪伴者可在患者旁边扶持协助，给患者以心理安慰，教会客户放松技巧，尽可能做到身心放松，减轻疼痛与不适。与客户交谈，了解客户的基本情况，分散客户的注意力。

协助客户取适当的体位、姿势，以利于机体放松。尤其是易发生晕针或晕血客户可采取平卧位。避免客户在紧张、饥饿、疲劳时进行标本采集，以防发生晕血，操作应轻柔、准确，做到一针见血，减少刺激。

抽血后最好休息 10～15 分钟，可静坐或躺下，若出现头晕、眼花、乏力等晕针症状，应立即平卧，松开腰带，进行深呼气，在医生的帮助下几分钟后便可得到缓解。

有"晕针"史的人，下次抽血时可带些糖果、巧克力等，抽完血后，排除空腹项目后立即含服，避免此类现象的发生。

4）应急处理：发生晕针或晕血时，立即将客户抬至空气流通处或给予吸氧。

坐位患者立即改为平卧位，以增加脑部供血，指压或针灸人中、合谷穴（又名虎口）。口服温开水或温糖水，适当保暖，数分钟后即可自行缓解。

老年人或有心脏病患者，防止发生心绞痛、心肌梗死或脑部疾病等意外。

判断客户生命体征，如出现心跳呼吸停止，立即进行心肺复苏，联系急诊科医护人员协助抢救处理。

对于病情缓解后能坚持体检的客户，应有护士全程陪同参检。

情况危重客户如需立即就医、住院等，转科时要有本中心医护人员陪同。及时通知客户的就职单位或家属。

5）客户突发晕血、晕针及低血糖处理流程，见图 2-17。

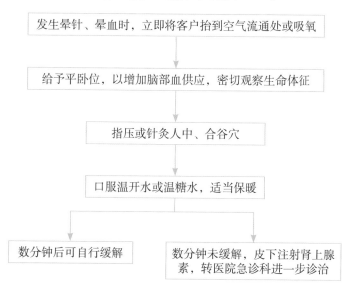

图 2-17 客户突发晕血、晕针及低血糖处理流程

（7）护理人员采血过程中针刺伤处理：护理人员采血过程中突发针刺伤，常规情况处理见图2-18。

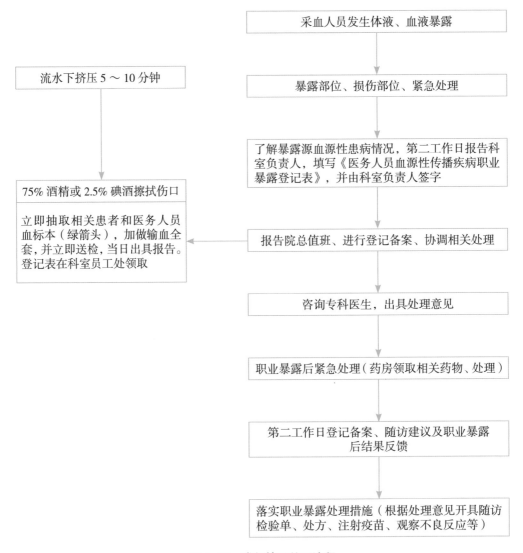

图2-18　常规情况处理流程

（8）突发心脏骤停应急抢救预案。

1）对患有危重病的客户，护理人员应详细询问客户病史，检测客户基本生命指征，密切观察病情变化，及时实施抢救。

2）抢救工作由护士长统一组织、协调、指挥、安排护理人员及时报告护士长客户身体情况，根据情况送客户至急救中心抢救。

3）每个护理人员应具备相关专业知识及技能，抢救过程中护理人员要及时到位，按照各种疾病的抢救程序进行工作。护士在医生未到以前，认真仔细检查客户，迅速判断病情，及时做好各种抢救措施的准备，如吸氧、吸痰、人工呼吸、建立静脉通道等争分夺秒、严谨敏捷地进行救治。护士在执行医生的口头医嘱时，应复述一遍，认真、仔细核对抢救药品的药名、剂量，抢救时所用药品的空瓶经二人核对后方可弃去。危重客户就地抢救，病情稳定后，方可移送至急救中心行进一步进行生命支持。

4）护理人员抢救结束后，需在 6 小时内做好抢救记录，并对已使用的抢救药品及时补充与抢救器材消毒。各类抢救物品、药品、器械需由专人管理，定时检查、固定放置、定数量、定期消毒与维护。

5）应急抢救预案相关责任人及联系电话。

6）应急抢救流程见图 2–19。

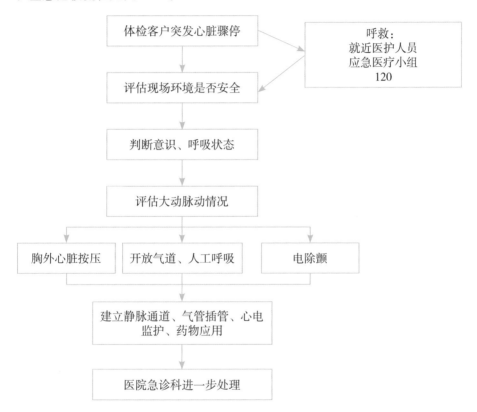

图 2-19　客户突发心脏骤停处理流程

（9）突发恐怖、暴力事件处理：本预案仅适用于健康管理中心，针对客户或员工遭遇暴力、恐怖袭击等突发性重特大事故的应急处理。

1）护理人员在第一时间迅速将暴力恐怖事件报告护士长和科室保安，保安保护现场和客户／员工安全时，立即通知医院保卫部，由保卫部统一安排进行安保工作。

2）护士长视情况启动应急预案，同时向医院报告。根据事件性质严重性和发生区域确定是否需要紧急疏散，如果需要紧急疏散，由防恐防暴消防安全员按下本楼层警报按钮，并以最快速度确定安全、合理的疏散方案和疏散路线。带领员工组织客户、朝与事发地点相反的方向快速、有序地撤离到安全区域。疏散完成后要及时清点人数，避免遗漏。注意各楼层的楼梯出入口有序进出，避免因拥堵发生推搡、踩踏事件。

3）保护现场。协助有关部门进行现场处置，并为现场取证提供线索。

4）应急预案的解除。事件得到有效控制，由护士长发布解除应急预案的指令。各岗位协同工作，统计该事件造成的人员伤害、财产损失情况并逐级上报，视现场情况恢复生产和工作秩序。

5）护理人员在日常体检工作中如发现可疑人、可疑物、可疑车辆等一切可疑情况要果断处理，不能处理的要及时向护士长和保卫部报告。

6）健康管理中心各楼层防恐防暴消防安全员及联系电话的确认。

（10）客户突发猝死处理。

1）体检现场突发猝死，护理人员发现后立即帮助客户平躺，通知医生进行抢救，通知现场另一位护理人员立即拨打急救中心电话，在医生到来前立即为客户监测生命体征。

2）在抢救过程中，护理人员应注意清理周围环境，维护现场秩序，避免人群围观，贻误救治。

3）参加抢救的各护理人员应注意与医生互相密切配合，有条不紊、严格查对地实施抢救，并及时做好各项抢救记录，认真做好与家属的沟通、安慰等心理护理工作。

4）经初步抢救客户生命体征平稳后，送急救中心急诊观察室进一步生命支持、观察。

5）抢救无效死亡的客户，协助家属将尸体运走，向医务部汇报抢救全过程及结果。

6）完善健康管理中心突发客户猝死应急方案，以提高护理人员应急抢救能力。

7）客户突发猝死处理流程见图2-20。

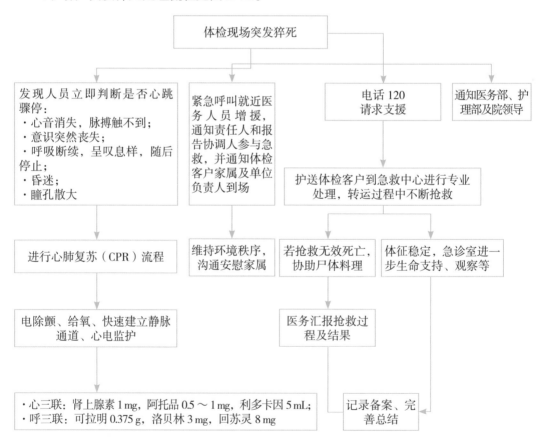

图 2-20　客户突发猝死处理流程

（11）客户突发急危重症处理。

1）体检现场客户突发急危重症，护理人员应立即展开急救并同时呼救。通知距离最近的诊室医师参与急救，报告所在部门应急小组成员。应急小组成员需第一时间赶到现场参与急救；应急小组成员视情况报告科主任、护士长；科主任视情况报告医务部、院领导。

2）急救现场护理人员视情况第一时间拨打急救中心电话 87769262 或 3545，求助急救中心专业人员参与急救，及时护送客户至急救中心开展专业急救。

3）健康管理中心现场及相关所有医护人员需积极配合应急处理；作好记录，总结经验，完善科室急危重症应急方案，提高应急能力。

4）处理流程见图 2-21。

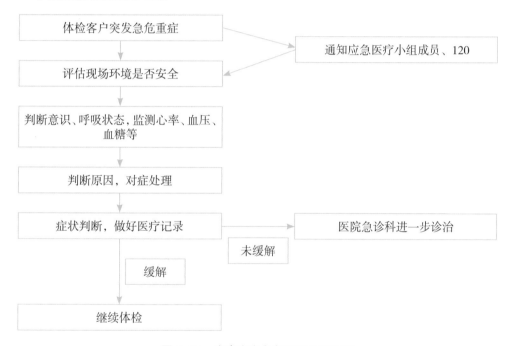

图 2-21　客户突发危急重症处理流程

5）抢救车的使用及管理制度。

①抢救车包含物品：抢救药品，无菌输液器，注射器，生理盐水，葡萄糖注射液，压脉带，棉签，胶布，简易呼吸器，开口器，压舌板，舌钳，口咽管，纱布，电筒，简易呼吸囊，血压计，听诊器。

②抢救车管理做到四定、三无、二及时、一专。

四定：定种类，定数量，定位置，定期消毒。

三无：无破损，无过期，无变质。

二及时：及时清理，及时补充。

一专：专人管理。

③每日清点并确保抢救车药品和器材处于完好备用状态，并做好记录。

④抢救完毕，及时将抢救车归还原处，并清点、补充抢救用物。

⑤科室可根据需要酌情增加专科抢救器材和药品。

⑥目前每种抢救药品配备 5 支用量，高危药品需附上警示标志。定期清理临近过期药品，若已使用抢救药品需及时补充。补充药品流程如下：物资组发放药品领取单→填好所需药品并请护士长签字→到急诊药房取药→药品取回后，贴上编号标签及警示标志，并附上过期时间→将药品批号记入抢救药品变更登记本内→将已过期药品做销毁处置。

（12）体检系统突发故障处理。

1）体检系统突发故障，无法正常体检，应第一时间通知信息值班室（24 小时值班）和护士长，护理前台应急小组做好解释、安抚工作，并向科室信息管理联络员报备，做好体检系统故障起止时间登记。

2）处理时间超过 10 分钟，立即调用手工应急菜单，各岗位立即启动应急预案，仔细核对客户信息后登记好客户检查结果，以便系统恢复后录入对应检查数据。

①各诊室内、通道上护理人员安抚好客户、向客户做好解释工作。

②体检及时分流协调，防止因系统瘫痪导致检查拥堵现象发生。

③系统恢复后，立即通知各岗位护理人员，做好数据补录工作，并在客户检查完后补充登记身份信息，以便存档。

④责任人及联系电话：两名信息所工作人员保证 24 小时有人处理系统应急故障，各楼层通道协调护理人员。

⑤体检系统突发故障处理流程见图 2-22。

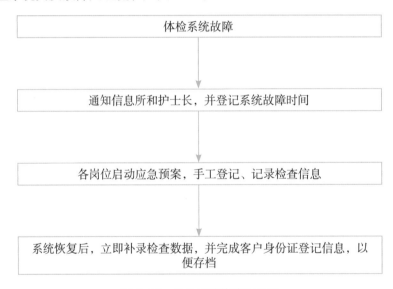

图 2-22　体检系统故障流程图

（13）突发停水事件处理。

1）体检现场突发停水，护理人员应立即通知清洁工人在厕所区多照看，同时报告护士长。

2）通知护士站和通道协调护理人员，安抚好客户，做好解释工作。

3）备好彩超检查客户需要的温开水，以备不时之需。

4）密切关注停水恢复情况，与水工组保持联系。

5）做好突发停水处理记录。

6）责任人及联系电话：每层楼一名物资管理者。

7）责任：突发停水相关培训；协调处理突发停水状况。

8）处理流程见图 2-23。

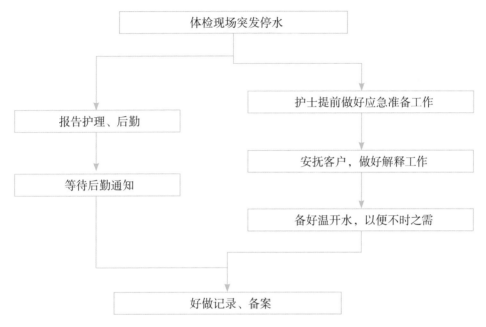

图 2-23　突发停水处理流程

（14）突发停电事件处理。

1）常规突发停电。

①有备用电池（UPS）的医疗设备如 CT、MRI、DR 立即停止当前所做检查，尽快保存数据，存档后关闭设备。

②无备用电池的医疗设备如彩超、动脉硬化、骨密度、一般电脑等，每个诊室护理人员应立即关闭插线板开关，防止来电时，电压、电流不稳对医疗设备造成损坏。

③责任人拨打医院电工班电话，了解突发停电原因，追踪来电时间。

④告知各岗位工作人员具体来电时间，做好停电期间客户解释工作。

2）电梯突发停电。

①立即拨打医院电梯班值班电话。

②如电梯内被困有客户，护理人员应尽量安抚其情绪，以免过激造成其他危险。

③待客户出电梯后观察客户身体状况，判断是否需要进一步送急救中心。

④责任人及联系电话：设备管理人员一名、物资管理人员一名。

⑤责任职责：突发停电情况的及时通知与处理；来电恢复后的应急安排。

⑥突发停电处理流程见图 2-24 和图 2-25。

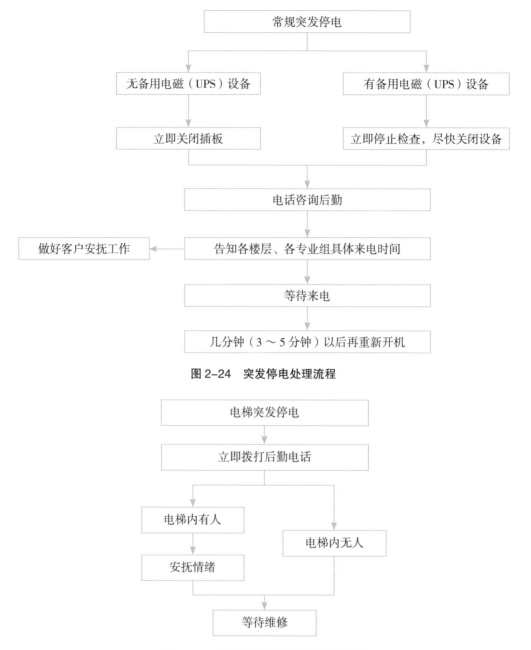

图 2-24　突发停电处理流程

图 2-25　突发停电之被困电梯处理流程

（15）体检现场突发火灾处理。

1）发生火灾时，消防安全员应先保持镇静，立即查看失火区域位置，根据火灾源头类型判断是否先切断总电源；火势较大时，各楼层消防安全员及时稳定客户情绪，有序疏散人群，保证客户的安全，并致电院内消防中心紧急救火和"119"，准确报告火灾位置、火势大小、是否有被困人员；火势较小时，首先转移易燃易爆等危险物品，防止爆炸的发生，再利用就近消防灭火器扑救。

2）如火灾发生在健康管理中心附近，立即通知在场工作人员进入戒备状态，随时听从消防指挥中心人员调动安排。

3）火灾发生时注意切勿乘坐电梯；有浓烟时，指导客户用湿毛巾或湿布条捂住口鼻，弯腰匍匐疏散撤离火灾现场，待平安撤离后，及时安抚客户，有受伤的客户立即安排送急救中心治疗，并清点员工人数。

4）火灾发生被困火场时，如建筑物 3 层以内发生火灾，可以指导员工用床单或绳索连接后从窗户逃生；若建筑物 3 层以上发生火灾，条件允许情况下可打湿毛巾、棉被等物品捂住口鼻，进入未燃烧的房间，用湿毛巾、棉被将门缝堵死，向未燃烧的窗外呼救等待救援。

5）火灾发生时，如果在保证人员安全撤离前提下，可适当抢救些许相对重要的仪器、数据等。

6）火灾救援完成后，及时做好登记，完善科室突发火灾应急预案，以提高火灾应急能力。

7）各分部、各楼层消防安全员及联系电话。

8）各楼层消防安全员岗位职责。

①体检现场突发火灾处理。

②负责健康管理中心消防演练及课程培训。

③负责日常巡查健康管理中心的消防安全设施设备，并做好消防安全检查等记录。

9）突发火灾处理流程见图 2-26。

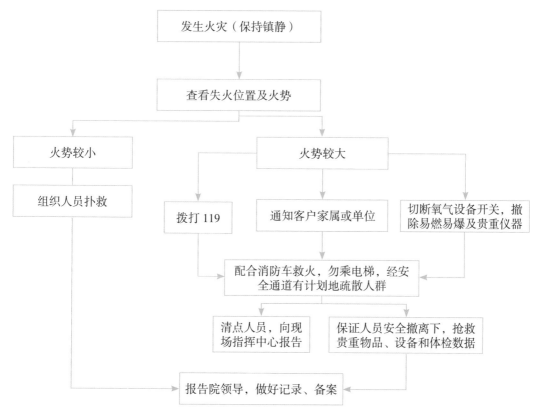

图 2-26　突发火灾处理流程

（16）设备故障应急预案。

1）CT室设备故障应急预案。

①岗位职责。

A.磁共振室设备日常使用、设备故障记录与协调。

B.CT室设备日常使用、设备故障记录与协调。

C.影像设备日常维护与故障维修。

D.东软登记系统故障维修。

E.pacs系统故障维修。

F.标注责任人及联系方式。

②机器故障应急预案。

A.每天开机后常规校机，如果出现一台机器异常，马上进行常规排查重启机器，如果还是不能工作，马上联系设备处老师过来维修，并上报领导，如果设备处老师评估设备短时间内不能恢复正常使用，需立即协调前台及个人咨询适当减少当日CT量；如果出现两台机器故障，马上联系设备处老师过来维修，并上报领导，如果设备处老师评估设备短时间内不能恢复正常使用，协调前台及个人咨询适当减少当日CT量，并且联系门诊CT室，协调门诊CT室适当帮忙加做体检量。

B.在工作中，如果出现一台机器异常，马上进行常规排查重启机器，如果还是不能工作，马上联系设备处老师过来维修，并上报领导，如果设备处老师评估设备短时间内不能恢复正常使用，需立即协调前台及个人咨询适当减少当日CT量；如果出现两台机器故障，马上联系设备处老师过来维修，并上报领导，如果设备处老师评估设备短时间内不能恢复正常使用，协调前台及个人咨询适当减少当日CT量，并且联系门诊CT室，协调门诊CT室适当帮忙加做体检量。

C.如果出现突发情况，例如机房漏水、停电等意外情况，马上停止客户检查，关闭机器，请相关人员解决意外情况，待情况解决后，检查设备情况，开机校机，确认正常后继续检查客户。如果出现一台机器异常，马上进行常规排查重启机器，如果还是不能工作，马上联系设备处老师过来维修，并上报领导，如果设备处老师评估设备短时间内不能恢复正常使用，需立即协调前台及个人咨询适当减少当日CT量。

D.如果出现两台机器故障，马上联系设备处老师过来维修，并上报领导，如果设备处老师评估设备短时间内不能恢复正常使用，协调前台及个人咨询适当减少当日CT量，并且联系门诊CT室，协调门诊CT室适当帮忙加做体检量。

E.随时用剂量监测仪监测操作间内是否存在漏射线情况，如遇到突发漏射线情况，应该立即停止检查，马上上报领导。

F.如果机房防护门出现异常，为防止射线泄露，应参照第1条情况处理。

③网络故障应急预案。

A.如果登记系统故障，应该马上上报领导，请信息所解决问题，如果短时间内不能解决情况，征得领导同意后，可进行手工登记条码，并在体检单上做好记录，对登记的客户条码也做好保存和登记，然后按照正常流程给客户做检查。

B.如果CT主机出现不能联网情况，则按照手工输入客户CT号的方式，先给客户做检查，然后将图像全部保存，直到网络修好后，统一传输到pacs系统上面。

C. 如果出现第三方工作站异常，立即重启机器，如果还是不能解决问题，马上联系设备处老师过来解决问题，解决问题后将剩余图像排版打印。

D. 每天下班前，在 pacs 系统里面查看当日检查，如果发现有图像数量异常，马上在两台 CT 主机上核对客户是否做了检查并做好记录。

2）MRI 室设备故障应急预案。

①岗位职责。

A. 磁共振室设备日常使用、设备故障记录与协调。

B. MRI 室设备日常使用、设备故障记录与协调。

C. 影像设备日常维护与故障维修。

D. 登记系统故障维修。

E. pacs 系统故障维修。

F. 标注责任人及联系方式。

②应急预案。

A. 开机前要检查液氦压缩机、冷头及水冷系统是否正在运转。如果 Alarm Box 有黄灯闪亮并有报警声，不要开机，先到机房排查液氦压缩机、冷头及水冷系统，如果有停止工作的情况，看看是否能手动恢复，如果不行，立即联系设备部评估并维修，并上报科室领导。如果评估后认为设备短时间不能恢复，应上报科室领导，告知个人咨询室当日停止开核磁共振检查，同时告知各层前台为已经预约核磁共振检查的客户更改检查时间。

B. 开机过程中或运行中如果有异常，立即停止工作并记录报错信息，可以尝试重启设备，如果仍然有报错提示，立即联系设备部评估并维修，并上报科室领导。如果评估后认为设备短时间不能恢复，应上报科室领导，告知个人咨询室当日停止开核磁共振检查，同时告知各层前台为已经预约核磁共振检查的客户更改检查时间。

C. 如果遇到计划性停电，先按系统关机步骤关闭系统，然后单独关闭液氦压缩机电源，再关闭配电箱电源。

D. 如果遇到非计划性停电，如电脑主机尚在工作，尽快保存好数据，按计划停电步骤关闭系统。

E. 电力恢复后，检查外水冷机是否恢复。先打开配电箱开关，注意 UPS 是否恢复，等大约 3 分钟水冷柜水泵自动启动工作，如需手动启动液氦压缩机，请旋转打开水冷柜中液氦压缩机的电源旋钮，恢复冷头运作，再根据需要按系统开机步骤正常打开系统。如果无法启动设备，立即联系设备部并上报科室领导。

F. 磁体失超过程中失超管出口会排放大量低温、高压的氦气，对近距离的人员造成一定程度的伤害，因此要将人员迅速撤离检查室，打开一切通风装置，立即通知设备部及科室领导。

G. 如果核磁共振设备无法传输图像，可以继续给客户做检查，同时联系信息中心。

H. 如果遇到东软系统故障无法扫条码登记，应该手工录入系统，并立即联系信息中心。

I. 如果无法打印胶片，要联系门诊核磁共振室了解情况，待门诊核磁共振室打印机恢复后补打胶片。

3）CT/MRI 仪器故障处理流程见图 2-27。

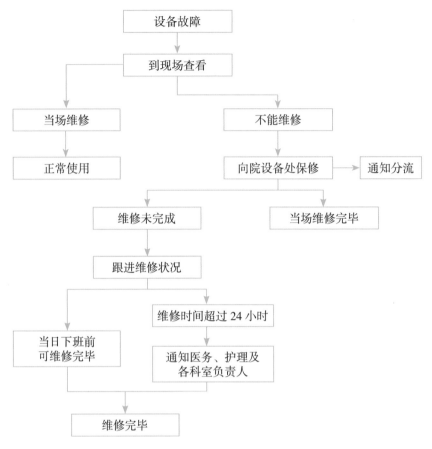

图 2-27　仪器故障处理流程图

参考文献

［1］陈丽，王雪莹，冷松.基于感知服务理论的医院健康管理中心检中服务质量提升研究［J］.中华健康管理学杂志，2020（2）：154-159.

［2］陈春霞.护理风险管理在健康管理中心静脉采血管理中的应用分析[J].哈尔滨医药，2017，37（5）：461-462.

［3］杨丽萱.健康管理中心集体静脉采血的护理风险管理［J］.大理大学学报，2016，1（2）：89-91.

［4］孙连香，乔根芳，仇海敏，等.同质护理在外科糖尿病患者中的应用［J］.中华现代护理杂志，2015，21（21）：2552

［5］曹露，文成，蔡盈，等.OEC管理模式在NICU护理管理中的应用研究[J].护理研究，2017，31（34）：4439-4441.

［6］李小寒，尚少梅.基础护理学[M].北京：人民卫生出版社，2019.

［7］文念驰，刘玉萍，杨华，等．医院健康管理中心健康管理一体化服务模式要点和实施方法探讨［J］.中国卫生事业管理，2020，37（3）：184-185+189.

［8］何正超，钟兰兰，陆群峰.SBAR沟通模式在临床护理应用的研究进展［J］.护理研究，2017，31（3）：271-274.

［9］陈渺，劳素银，王雪珍.SBAR沟通模式在CCU护士病情汇报中的应用［J］.实用临床护理学电子杂志，2018，3（46）：38.

［10］黄健，魏波，唐智慧，等.浅谈提高急诊护士职业素质［J］.中国中医药现代远程教育，2010，23.

［11］Veterans Health; Findings from Veterans Affairs Medical Center Update Knowledge of Veterans Health（Using Geographic Information System Mapping In Emergency Management Expanding the Role of Nurses In Home Based Primary Care）［J］. Defense&Aerospace Week, 2020.

［12］江秀琴，洪慧清.护理风险管理在健康管理中心静脉采血中的应用［J］.解放军护理杂志，2015，32（11）：44-46.

［13］曾小红，万林福.护理与影像技术一体化管理在放射科管理中的应用［J］.影像研究与医学应用，2019，3（1）：122-123.

［14］付忠霞.护理与影像技术一体化管理在放射科护理管理中的应用［J］.中国当代医药，2017，24（2）：171-173.

［15］薛华丹，张大明，孙昊，等.北京市放射科住院医师规范化培训Ⅰ阶段考试中考官对客观结构化临床考试应用反馈［J］.基础医学与临床，2018，38（11）：1669-1672.

［16］石亚娜，任丽，朱英，等.影像增强检查无缝隙护理模式在放射科应用的效果评价［J］.中国医学计算机成像杂志，2017，23（5）：474-476.

［17］孙美华.护理与影像技术一体化管理在放射科护理管理中的应用［J］.现代养生，2019（2下半月版）：217-218.

［18］刘坤.护理与影像技术一体化管理在提高放射科护理质量中的作用［J］.中外医学研究，2017，15（12）：71-72.

［19］赵玉燕.护理与影像技术一体化管理在放射科护理管理中的应用［J］.影像研究与医学应用，2019，3（7）：207-208.

［20］张曼华.护理与影像技术一体化管理在放射科护理管理中的应用［J］.中国卫生产业，2019，16（4）：105-106.

［21］华颖.放射科护理安全行为管理体会［J］.中国卫生产业，2019，16（20）：45-46.

［22］张振香，罗艳华.护理管理学［M］.北京：人民卫生出版社，2013：44-45.

［23］田剑，牛雅萌，沈颖，等.医联体内医疗质量同质化管理方法探析［J］.中国医院管理，2015，35（10）：70-72.

［24］周敏洪，金熙熙，徐西西.同质化管理对护士综合素质和工作满意度的影响［J］.医院管理论坛，2016，33（11）：37-39.

［25］李艳红，刘宇英，张海英.健康管理中心护理人力资源短缺的管理实践［J］.护理学报，

2019，26（18）：15–17.

［26］李洪莉. 社区护理中全科护理的应用价值研究 [J]. 世界最新医学信息文摘，2018，18（73）：227.

［27］张艳丽，吴先迪，褚昀赟，等. 我国健康管理模式发展现状[J]. 公共卫生与预防医学，2014，25（1）：78–80.

［28］Loeppke R, Edington D W, B E G S.Impact of the Prevention Plan on Employee Health Risk Reduction[J]. Population Health Management, 2010, 13（5）：275–284.

［29］涂蓉. 读《向世界最好的医院学管理》有感——美国梅奥的启示 [J]. 中国医院管理，2010，30（11）：95–96.

［30］Nash D B. Population health management in Medicare: the time is now[J]. Population Health Manage, 2011, 14 Suppl 1: S1.

［31］Deutsch JC. Colonoscopy quality, quality measures and a natural language processing tool for electronic health records[J]. Gastrointest Endosc, 2012, 75（6）：1240–1242.

［32］Sahir Mohammed, Patel Vinod, Crasto Winston, Lee James Douglas. 38 The alphabet strategy for diabetes management; a patient centred, evidence–based checklist approach for reducing complications and healthcare costs[J]. BMJ Leader, 2020, 4（Suppl 1）.

［33］Marie–Eve Poitras, France Légaré, Vanessa Tremblay Vaillancourt, Isabelle Godbout, Annie Poirier, Karina Prévost, Claude Spence, Maud–Christine Chouinard, Hervé Tchala Vignon Zomahoun, Lobna Khadhraoui, José Massougbodji, Mathieu Bujold, Pierre Pluye, Catherine Hudon.High Users of Healthcare Services: Development and Alpha Testing of a Patient Decision Aid for Case Management[J]. The Patient–Patient–Centered Outcomes Research, 2020, 13（prepublish）.

［34］Nour Majid, Sindi Hatem, Abozinadah Ehab, Öztürk Şaban, Polat Kemal.A healthcare evaluation system based on automated weighted indicators with cross–indicators based learning approach in terms of energy management and cybersecurity[J]. International Journal of Medical Informatics, 2020, 144（prepublish）.

［35］Lai Lucinda, Wittbold Kelley A., Dadabhoy Farah Z., Sato Rintaro, Landman Adam B., Schwamm Lee H., He Shuhan, Patel Rajesh, Wei Nancy, Zuccotti Gianna, Lennes Inga T., Medina Danika, Sequist Thomas D., Bomba Garrett, Keschner Yonatan G., Zhang Haipeng（Mark）. Digital triage: Novel strategies for population health management in response to the COVID–19 pandemic[J]. Healthcare, 2020, 8（4）.

［36］王大红，黑启明. 基于岗位胜任力的健康管理专业人才培养模式研究 [J]. 科技风，2020（31）：130–131.

［37］王政，王萍，曹洋. 新时代"互联网＋医疗健康管理"互联网医院建设及发展探讨 [J]. 中国医院管理，2020，40（11）：90–92.

［38］New York University; NYU health economist envisions revamped federal policies in a Biden administration[J]. Medical Letter on the CDC & FDA, 2020.

［39］Coronavirus–COVID–19; Findings from World Health Organization（WHO）in the Area of COVID–19 Reported（Novel Approach to Support Rapid Data Collection, Management, and Visualization During the COVID-19 Outbreak Response in the World Health Organization African...) [J]. Medical Letter on the CDC & FDA, 2020.

［40］高向阳，陈刚，曾强，白书忠.我国健康管理（体检）机构 2018 年发展状况调查 [J]. 中华健康管理学杂志，2020，14（5）：414-419.

［41］Nour Majid, Sindi Hatem, Abozinadah Ehab, Öztürk Şaban, Polat Kemal.A healthcare evaluation system based on automated weighted indicators with cross-indicators based learning approach in terms of energy management and cybersecurity[J]. International Journal of Medical Informatics, 2020, 144 (prepublish).

［42］Abdurrahman Muhammad Isa, Chaki Sukalpaa, Saini Gaurav.Stubble burning: Effects on health & environment, regulations and management practices[J]. Environmental Advances, 2020, 2.

［43］Lai Lucinda, Wittbold Kelley A., Dadabhoy Farah Z., Sato Rintaro, Landman Adam B., Schwamm Lee H., He Shuhan, Patel Rajesh, Wei Nancy, Zuccotti Gianna, Lennes Inga T., Medina Danika, Sequist Thomas D., Bomba Garrett，Keschner Yonatan G., Zhang Haipeng (Mark). Digital triage: Novel strategies for population health management in response to the COVID-19 pandemic[J]. Healthcare, 2020, 8 (4).

［44］Sim Chun yang, Wan Zaidi Wan Asyraf, Shah Shamsul Azhar, Wan Yahya Wan Nur Nafisah, Tan Hui jan.Knowledge of Acute Stroke Management Among Healthcare Professionals: Development and Validation of Acute Stroke Management Questionnaire (ASMaQ) [J]. Journal of Stroke and Cerebrovascular Diseases, 2021, 30 (1).

［45］Marie-Eve Poitras, France Légaré, Vanessa Tremblay Vaillancourt, Isabelle Godbout, Annie Poirier, Karina Prévost, Claude Spence, Maud-Christine Chouinard, Hervé Tchala Vignon Zomahoun, Lobna Khadhraoui, José Massougbodji, Mathieu Bujold, Pierre Pluye, Catherine Hudon.High Users of Healthcare Services: Development and Alpha Testing of a Patient Decision Aid for Case Management[J]. The Patient-Patient-Centered Outcomes Research, 2020, 13 (prepublish).

［46］Sahir Mohammed, Patel Vinod, Crasto Winston, Lee James Douglas. 38 The alphabet strategy for diabetes management; a patient centred, evidence-based checklist approach for reducing complications and healthcare costs[J]. BMJ Leader, 2020, 4 (Suppl 1).

［47］Jones Susan, White Sarah, Ormrod Judith, Sam Betty, Bull Florence, Pieh Steven, Gopalakrishnan Somasundari, van den Broek Nynke. Work-based risk factors and quality of life in health care workers providing maternal and newborn care during the Sierra Leone Ebola epidemic: findings using the WHOQOL-BREF and HSE Management Standards Tool[J]. BMJ Open, 2020, 10 (11).

［48］Bintabara Deogratius, Ngajilo Dorothy. Readiness of health facilities for the outpatient management of non-communicable diseases in a low-resource setting: an example from a facility-based cross-sectional survey in Tanzania[J]. BMJ Open, 2020, 10 (11).

［49］Patel Shivani A., Sharma Hanspria, Mohan Sailesh, Weber Mary Beth, Jindal Devraj, Jarhyan Prashant, Gupta Priti, Sharma Rakshit, Ali Mumtaj, Ali Mohammed K., Narayan

K. M. Venkat, Prabhakaran Dorairaj, Gupta Yashdeep, Roy Ambuj, Tandon Nikhil.The Integrated Tracking, Referral, and Electronic Decision Support, and Care Coordination (I–TREC) program: scalable strategies for the management of hypertension and diabetes within the government healthcare system of India[J]. BMC Health Services Research, 2020, 20 (1).

[50] Ngoako Solomon Marutha.Driving patient's records management process on the healthcare service delivery using records life cycle as a tunnel towards quality patients care[J]. Health and Technology, 2020 (prepublish).

[51] Sang M.Lee, DonHee Lee. Healthcare wearable devices: an analysis of key factors for continuous use intention[J]. Service Business, 2020, 14 (prepublish).

[52] Harmon Daniel A., Haas Amie L., Peterkin Alex.Experimental tasks of behavioral risk taking in alcohol administration studies: A systematic review[J]. Addictive Behaviors, 2021, 113 (prepublish).

[53] Nour Majid, Sindi Hatem, Abozinadah Ehab, Öztürk Şaban, Polat Kemal.A healthcare evaluation system based on automated weighted indicators with cross–indicators based learning approach in terms of energy management and cybersecurity[J]. International Journal of Medical Informatics, 2020, 144 (prepublish).

[54] McLeod Elizabeth, Shaver Elizabeth C., Beger Maria, Koss Jennifer, Grimsditch Gabriel. Using resilience assessments to inform the management and conservation of coral reef ecosystems[J]. Journal of Environmental Management, 2021, 277.

[55] Lee Carmen Kar Hang, Tse Ying Kei, Ho G. T. S., Chung S.H.. Uncovering insights from healthcare archives to improve operations: An association analysis for cervical cancer screening[J]. Technological Forecasting & Social Change, 2021, 162.

[56] Liu Jiutan, Peng Yuming, Li Changsuo, Gao Zongjun, Chen Shaojie. A characterization of groundwater fluoride, influencing factors and risk to human health in the southwest plain of Shandong Province, North China[J]. Ecotoxicology and Environmental Safety, 2021, 207.

[57] 徐少波，叶志弘. 护士核心能力概念和构成要素的研究进展 [J]. 中华护理杂志，2010，45（8）：764–766.

[58] 罗紫玉. 护士基本职责浅识——学习修订后的护士基本职责的体会 [J]. 中华护理杂志，1994（6）：378–379.

[59] 鞠永霞，赵晓敏. 三级甲等综合性医院临床护士创新自我效能感现状及其影响因素 [J]. 解放军护理杂志，2020，37（2）：28–31.

[60] 李桂蓉，何梅，王海燕，等. 以目标为导向的护士规范化培训模式探索与实证研究 [J]. 循证护理，2020，6（1）：45–49.

[61] 樊晓奇，刘娟，谢红珍. 国内外专科护士岗位管理启示 [J]. 解放军医院管理杂志，2019，26（3）：297–300.

[62] 赵亚芳，绳宇. 国外开业护士的管理及启示 [J]. 中华护理杂志，2019，54（1）：155–159.

[63] 杨惠，金梅. 新入职护士安全文化培训及效果研究 [J]. 中华护理杂志，2018，

53（8）：983-989.

[64] 黄雪燕，张尹，冯莺，等．柯氏模型在杭州市中医护理培训效果评价中的应用 [J]. 中华护理杂志，2018，53（1）：71-75.

[65] 米洁，肖玲，曹培叶，等．重庆市重症医学专科护士培训临床实践模式的构建 [J]. 解放军护理杂志，2017，34（17）：6-11.

[66] 黄李华，李静．护理专业亚小组的成立对临床护士培养的影响及效果 [J]. 解放军护理杂志，2017，34（15）：58-62.

[67] 汤爱玲，翁素贞，叶文琴．上海市专科护士培养与管理方案 [J]. 护理管理杂志，2016，16（4）：289-291.

[68] 蒋蓉，温贤秀，谢彩霞．临床护理岗位管理的实践 [J]. 中华护理杂志，2013，48（5）：419-422.

第三章 护理管理

完成本章内容学习后，学员能：

1. 了解护理培训基本要求。

2. 了解梯队人员组织构架。

3. 了解各岗位工作内容。

4. 了解 SOP 概念及内涵。

5. 掌握精细化 SOP 流程管理。

6. 熟悉各岗位精细化流程。

7. 掌握精细化岗位重点及应急预案。

8. 了解实习进修带教管理组织结构。

9. 熟悉实习进修管理制度。

10. 掌握继续教育带教目标。

11. 了解健康管理护士考评计划的制定。

12. 熟悉健康管理护士的考评内容。

13. 掌握健康管理护士的考评效果评价。

第一节 护理培训与梯队建设

一、目的

（1）为健康管理学科的发展做人才储备。

（2）提高护理人员的综合能力、管理能力、科研能力。

（3）学习新理论、新知识、新技术、新方法，持续完善知识结构。

二、方法

根据工作年限、专科工作经历、职称、学历及不同工作岗位进行分层次培训。

三、内容

（1）专业素养。

（2）"三基"培训。

（3）专科技能。

（4）管理能力。

（5）应急处理能力。

（6）科研教学能力。

四、对象

第一梯队：各岗位护理小组长。

第二梯队：中级职称护理人员。

第三梯队：各岗位专科技术护理骨干。

五、教育形式

（一）院内

（1）护理部组织业务讲座、科室组织业务讲座、护理讲课。

（2）护理技能竞赛活动。

（3）专设科研专题培训。

（二）院外

（1）短期护理管理培训班。

（2）参加学术会议交流（会议投稿者优先）。

（3）提升学历及参与专业相关考试。

六、考核

考核见表3-1。

表3-1 梯队人员考核量表

	考核项目	分值	实得分
专业素养（10分）	职业道德	1	
	有团队合作意识，能以集体利益为重	1	
	沟通能力和亲和力	1	
	学习、总结能力	1	
	个人仪容仪表	1	
	积极进取精神、意志坚定	1	
	责任心	1	
	灵活性	1	
	工作态度热情	1	
	遵守法律法规以及医院规章制度	1	
应急处理能力（5分）	工作中应变力	1	
	职业暴露处理流程	1	
	发生不良事件处理流程	1	
	停水停电处理流程	1	
	网络问题处理流程	1	
专业知识（40分）	专科业务知识	20	
	相关专业知识	10	
	专科技能知识	10	

	考核项目	分值	实得分
科研教学能力 （10分）	文章课题	5	
	参会学习情况	3	
	护理讲课授课情况	2	
管理能力 （35）	能保质保量完成工作任务	10	
	工作中有计划性，安排合理，有条不紊	5	
	有良好的组织能力、协调管理能力、与客户及各部门配合维护能力	5	
	主动发现问题、解决问题的态度和能力	2	
	主动改进和创新的意识、效果	2	
	对承担工作的熟练掌握，有成功完成的经验	2	
	工作认真、细致，考虑问题深入	3	
	对问题认识全面，有系统性	2	
	能给予同事指导和帮助	2	
	在承担工作上有发展潜力	2	
	评分人：	总分：	

第二节　精细化 SOP（STANDARD OPERATING PROCEDURE）流程管理

一、SOP 的概念

S——STANDARD：标准。

0——OPERATING：操作。

P——PROCEDURE：程序。

精细化管理就是精细化、准确化、科学化、责任化地管理实施各项条例措施到人头上，它严格要求每一位管理者：今日事今日毕。精细化管理的核心和主旨可以用 4 个字概括：精、细、准、严。精：精确到点、精准到数、精密到每一个步骤；细：细致入微到每一环节、心细如发的考虑；准：准确、准时的决策及计划执行；严：严格控制误差，严格执行标准。精细化是一种实事求是的精神，一种高瞻远瞩的特色管理，一种浓缩精华的核心理念。

二、精细化管理的原则

（1）全面性原则。

（2）全过程原则。

（3）持久性原则。

（4）连续性原则。

（5）竞争性原则。

（6）创新性原则。

（7）超越性原则。

（8）相对性原则。

（9）传导性原则。

（10）选择性原则。

三、精细化的工具

主要包括：现场 7S、可视化、TPM、防错法、动作经济原则、OEC、消除现场浪费。以下 3 种为医院常用管理方法。

（1）7S 管理。"7S"起源于日本，是针对现场或车间独特的一种管理办法，是指对现场中的一切物品包括仪器进行行之有效的统一管理。7S 管理的实施是为了能促使员工"形式化—行事化—习惯化"的过渡演变，促进医院稳步、持续、健康发展。

（2）可视化管理。其管理方式是将所有物品清晰了然地呈现出来进行有效可视化归纳管理。其特点是客观、公正、透明化。可视化管理不仅使工作场所明亮、舒适，更有利于提高工作效率，统一认识，提高士气。

（3）OEC 管理。"OEC"管理要求纵向与自己的过去比，横向与同行业比。没有比较就没有发展，需要不断找出薄弱环节，加以改善，提高整体水平。

四、精细化管理国内外的应用现状

随着精细化管理被广泛运用，产生了许多医疗行业的践行者，例如梅奥医学中心。此中心在 U.S.News& World Report 全美国医院 2014 年排名中首届第一，19 世纪中期创立的小诊所发展至今成为世界上最具影响力的综合性非营利性医学机构。从1983 年到 2007 年梅奥诊所通过实施精细化管理使客户数量增加了一倍，医生与科研人员数量也增至 2 倍多。截至 2015 年梅奥营业额超过 100 亿美元，来自全美 50 个州及全世界的国家约 130 万新客户。梅奥诊所的管理理念是"客户的需求才是首要的"，客户在就诊期间，所能听到、感受到的是梅奥的"质量线索"。梅奥诊所坚持着"没有最好，只有更好"的工作理念，保持着"为客户考虑至细微"的医者父母心，铸造了梅奥精神与品牌。客户治疗流程质量程序化、标准规范化，增强了员工责任心，加强了员工安全、管理、服务意识，使服务质量跨上一个台阶，最大程度地降低了错误率的发生。

健康管理事业持续发展，人们对预防保健的要求越来越高，不但对医疗质量提出更高的标准，更对细节管理提出了更严格的要求。将精细化管理运用于健康管理工作中，在每一个细节上力求最精的服务，力争最佳的体检环境，力保最好的体检质量，给予客户有力的保驾护航。"建立精细化 SOP 流程管理体系"，强调护理管理各个环节的准确、精确管理，通过规范各个护理环节，达到提升护理服务质量的目的。以期对健康管理专业知识的牢固掌握、制定员工统一的服务和质量标准，以专业学科与规范化技术提升健康管理服务质量，以标准化的教育培训方式带动健康管理人才队伍建设。

按岗位实行 SOP（STANDARD OPERATING PROCEDURE）管理，并实行精细化管

理"专科专管"管理制度。科室专科专管是根据健康管理中心的文化特色制定出的一条适合自身发展的道路。"专科专管"是将科室细化、岗位分别实施专门负责人管理的精细化管理方式，它能利用最少的人力资源将各分科管理效能实现最大化。这不仅解决了岗位之间存在的"无法替换"问题，更分工明确地将责任落实到人头上。具体做法：梳理各岗位护理流程，结合客户实际护理需求，按不同工作岗位制定岗位管理制度、工作流程、应急预案、质控考核评分标准，加强制度的精细化管理，以制度规范护理行为，保障护理人员严格依据制度展开护理，增强护理流程的规范性、细致性、流程化，实现流程的优化改进，为客户提供优质化护理服务。护理过程中，护理人员应当以客户为中心，依据标准、规范流程展开护理，关注流程细节，提供精细化、个性化护理服务。同时，针对护理中常见的突发情况制定护理应急措施，并由科室定期组织应急演练，强化护理工作的全面性。使各岗位员工都能对具体工作要求及环节了然于胸，遇到突发事件时立即启动应急预案。使护理人员在面对紧急情况时，做到规范应对处理、有条不紊、沉着应对；各岗位组长、质控组长按周质控、月质控指标进行定期质控检查，收集并解决质控问题，进行 PDCA 持续有效的改进，同时也作为考评员工工作量和工作效率的参考。实现护理管理质量、护理服务质量的提升，保障护理工作的高质、有序展开。

作为健康服务产业，将服务营销组合理论与健康体检运行效率的实际情况相结合，研究发现，影响运行效率的要素有客户、员工、环境、设备、体检质量等。突出表现在以下 4 个方面。

（1）优质体检服务。从检前、检中、检后打造高品质的体检服务，培养优秀服务人员，提升医疗服务质量和服务能力。

（2）员工的能力与意愿。员工不仅是体检效率的直接影响者和政策方针落实的执行者，更是体检顺利进行的主力部队，激励员工积极参与，群策群力至关重要。

（3）舒适的体检环境与完善的仪器设备。体检环境包括语音播报抽血按压方式、检查项目的温馨提示、各项检查的地标指引等；优化科室硬件设备，升级配置，尽量做到一站式服务。

（4）个人体检咨询与团队体检安排，岗位分工明确、规划合理能用有限的资源提升运行效率、提升客户的现场体验。

健康管理中心要想在国内近万家体检机构竞争中站稳脚跟，就必须"以质量为重，以客户为尊""从客户实际角度出发"，走提升内涵的发展道路，实现客户、员工、医院共赢局面，才能开创健康管理中心的美好未来。建立精细化护理管理体系，以期对健康管理专业知识进行提炼，制定标准化、精细化的服务标准和质量标准，以学科标准和技术规范提升健康管理服务质量，以此缓解供需矛盾与提高客户满意度，从而保障体检工作顺利且高质高效开展。

五、精细化管理成功实施的发展重点

精细化管理的成功发展关键必须有以下 4 点作为强有力的保障。

1.人才队伍建设是实施精细化的力量保障

人才队伍建设是精细化管理带领医院健康管理中心走向更高层的筑基石。对员工实施人才梯队管理，才能避免人才断层，才能激励员工积极参与到精细化质量控制的改善中来，将精细化具体工作落到实处。

2. 始终坚持"以客户为尊，以客户利益为己任"的原则是实施精细化管理的资源保障

客户是精细化管理运用成功与否的唯一评审员，其满意度是衡量健康管理中心健康质量管理质量控制与服务水平的金标准。客户的源源不断是健康管理中心的收益来源，只有提供完善的体检服务，只有以客户所想而想，才能达到一位客户变成两位客户，两位客户变成四位客户的客户资源效应。

3. 科主任的支持是实施精细化管理的有力保障

管理者的能力是有限的，但可以将赋予的管理职能发挥到最大，培养自己的双眼比自己的双手能做的事更多。中心的管理转型势必艰难重重，再精良的发展战略也必须以科主任大力支持为依托，才能高效实施与促进精细化管理的有利趋势。

4. 跨部门合作融洽是实施精细化管理的效率保障

精细化管理强调群策群力、努力进取的团队精神。体检工作要求多个部门的协作，涉及放射、超声、五官科等多个检查部门。检查科室多，相互的配合协调至关重要。只有各检查部门通力合作、积极配合精细化管理实施，才能为客户带来更优化的感受和服务，若执行环节出现脱节，必然导致客户困扰与不满。在体检过程中因各部门合作问题导致体检效率低下的原因主要有：

（1）外科室医生不能准时开始工作，迟到严重。

（2）外科室医生检查过程中多次离岗、洗手间久上不回等现象严重。

（3）外科室医生经验不足，检查进程缓慢。

对此与各部门负责人进行沟通交流、商讨对策，达成一致意见，实施严格考勤制度，统计工作量与绩效挂钩。这不仅有效解决了各部门合作之间的障碍，更端正了各部门员工懈怠的工作态度，使员工的工作积极性得到大大提高，整体体检效率得到提升。

六、精细化管理应用中突显的问题所在

虽然精细化管理的应用在健康管理中心成功实施并效果显著，带来巨大经济效益的同时社会地位也得到提高，但仍处于发展阶段，并不完善之处主要表现为如下几点。

1. 培训不到位

因为科室员工工作岗位分散，培训和宣传不够集中，开展时间短，员工未能完全理解精细化管理精髓，各项措施在体检各环节中难以精细化开展。

2. 健康管理中心文化特色与精细化管理不相融合

体检行业的蓬勃发展，为我们带来机遇和挑战，没有现成经验和管理模式可循，要将健康管理中心文化特色与精细化管理理念相结合，创建具有文化底蕴与核心理念的精细化管理质量控制体系。

3. 缺乏指导

精细化管理分散在体检环节的方方面面，在实施过程中，缺乏经验指导，万事开头难，走弯路也不可避免。

4. 盲目摸索

面对体检转型、管理模式的改变，精细化管理的精髓理解不透彻，导致在实施过程中出现领导决策性失误的问题，再重新继续探索决策。

5. 旧习难改

过去的管理模式与工作习性根深蒂固，少部分人安于现状，排斥精细化管理创新新政策的实施。

6. 得过且过的工作心态

得过且过的心态让员工追求稳定、安于现状，焦虑改变后无法预料的心情。任何管理改变与政策都疲于应对，这种得过且过的工作心态是精细化管理实施的一道心墙。

第三节　各岗位精细化流程管理

一、各岗位的职责

（一）前台

（1）负责备单、准备应急预案，仔细核对体检项目，避免发生漏项或项目不符的情况。

（2）负责通知体检相关科室下一周的计划工作量安排。

（3）负责保管前台物品（摄像头、墨盒、打印机、条码机、电脑等）。保持前台环境干净整洁。

（4）负责登陆体检系统，照相登记，打印体检单并指导客户确认签字、加项、记账、回收现金发票。

（5）维持前台秩序，合理分流客户。

（6）负责解答客户的提问，做到热情、周到。

（7）负责统计每月体检人数，上报报表，不得错报漏报。

（8）负责回收的体检单，核对弃检项目，客户签字确认。不能当日完成的体检项目，为客户做好预约，并在体检单上记录预约时间。

（9）负责驾照体检的预约及办理。

（10）负责统计每日缴费发票上报。

（11）熟练掌握各个项目的检查意义、价格等内容。

（12）负责接听电话，耐心解答客户提出的问题。

（二）采血

（1）负责当日采血工作人员出勤情况的记录。

（2）负责核实客户基础信息及项目，严禁替检。

（3）采血前做好解释指导，热情接待客户，文明礼貌用语。

（4）负责熟练掌握晕血、晕针客户的处理方法和临床基本急救能力，预防不良事件发生。

（5）负责严格执行无菌操作技术规程及查对制度，防止差错发生。

（6）负责严格执行消毒隔离制度、生物安全要求，防止交叉感染的发生：做到一人一针、一器、一带、一垫。

（7）负责严格按照《医用废弃物处理办法》处理医用垃圾，使用后的采血针头放入利器盒。使用后的止血棉签，放入黄色垃圾桶。

（8）负责诊室的物资齐备、卫生整洁、消毒管理。

（9）负责定时对采血室的空气、消毒液、工作人员手和物表采样监测，并做好检测记录，达到标准要求。

（10）采血室负责人，定期查看无菌物品是否在有效期内，不得有过期物品。

（11）熟练掌握自动采血编号系统和手工编号护理要点及应急预案。

（12）负责告知客户大、小便样本采集方式及护理要点。

（13）熟练掌握采血管的采集顺序、颜色分类及护理要点。

（三）超声录入

（1）负责当日工作人员出勤情况的记录。

（2）负责核实客户基础信息及项目，严禁替检。

（3）负责每日提前到岗开机并准备超声诊断室所需物品。

（4）负责查询客户历年病史以作对比。

（5）负责准确检查，且熟知重阳分类及通知流程。

（6）当日工作结束，复审校对超声录入结果，整理诊断室。

（四）导检

（1）负责通道及诊断室卫生，记录医生出勤情况。

（2）负责引导客户完成体检项目。

（3）仪态端庄，语言温和，举止大方，礼仪规范，热情有度。注意在岗期间自身的形象管理，讲普通话，使用文明用语。

（4）负责了解客户的需求，合理解决客户之间的检查排序问题。

（5）负责向客户宣传健康管理知识和服务内容。

（6）合理安排体检流程，进行有效分流，指导客户高效率完成体检。

（7）负责"客户满意度调查表"填写工作。

（五）影像登记

（1）负责当日工作人员出勤情况的记录。

（2）负责核实客户基础信息及项目，严禁替检。

（3）熟练掌握放射、CT、核磁和钼靶的检查意义及区别。

（4）负责告知客户注意事项。

（六）辅助检查流程

1. ^{13}C 呼气试验

（1）负责核实客户基础信息及项目，严禁替检。

（2）负责与客户核实检查前已完成采血。

（3）检查前禁食禁水，包括抽烟，嚼口香糖以及服用抗生素、胃药后应停药情况。

（4）负责交待第二次采集时间及期间注意事项。

（5）负责整理配对集气袋。

2. 动脉硬化检查

（1）负责核实客户基础信息及项目，严禁替检。

（2）负责确认检查此项目前已完成身高及体重的测量。

（3）掌握动脉硬化检查意义和确保正确的操作方法。

（4）负责详细告知客户护理要点（如心率过快或者无法读取心率，则需更换心电夹的电极片或在电极片上涂抹耦合剂；手脚有创伤的人禁做此检查，如抽血，请在抽血半小时后再做此检查）。

（5）提前与客户交流完成检查前准备。

3. 肺功能

（1）负责核实客户基础信息及项目，严禁替检。

（2）负责确认检查此项目前已完成身高及体重的测量。

（3）掌握肺功能检查意义和禁忌症。

（4）负责与客户确认，如有鼓膜穿孔者需检查该项目，用棉花堵住患侧鼓膜后进行检查。

（5）掌握肺功能操作流程及护理要点。

4. 骨密度

（1）负责核实客户基础信息及项目，严禁替检。

（2）负责确认检查此项目前已完成身高及体重的测量。

（3）负责告知骨密度检查意义和禁忌症。

（4）熟练掌握骨密度检查方法和护理要点。

5. 体格检查（内、外、眼、耳鼻喉和口腔科）

（1）负责核实客户基础信息及项目，严禁替检。

（2）熟练掌握体格检查的录入流程及护理要点。

（3）记录当日体检医生到岗时间和离岗时间。

6. 胃肠镜检查

（1）负责核实客户基础信息及项目，严禁替检。

（2）熟练掌握上消化道内镜（胃镜）检查方法、禁忌症和护理要点。

（3）熟练掌握肠镜检查方法、禁忌证和护理要点。

（4）指导客户洗肠药的领取和术前肠道准备。

（5）负责告知胃肠镜检查前应禁食、禁水。

（6）负责提示60岁以上客户携带心电图报告参检。

（7）负责告知所有客户务必携带身份证由家属陪同参检。

（8）负责提示检查完成后2小时才能进水、进食。24小时禁止驾驶和进行高空作业等。

（七）体检资料整理核对

（1）负责核对客户姓名、性别、年龄、体检项目，有无错字、有无漏项，报告格式、报告内容是否错误，核对完成后签字确认。

（2）负责在核对中发现的问题或错误，与当事人员面对面再次核对、修改。

（3）负责在核对工作完成后，按照打印操作程序进行批量打印。

（4）负责对打印出的报告进行纸张顺序核对，避免错序、倒装。

（5）负责严格按照报告装订程序进行报告装订，装订成册的报告应整洁、规整，同时进行密封。

（6）负责装订、密封后的资料及时交付检后服务部门，以便发送体检资料。

（八）餐厅管理

（1）负责保持用餐环境整洁，桌椅摆放整齐。

（2）负责询问客户是否完成空腹检查项目。

（3）负责告知有餐后 2 小时血糖检查项目的客户用餐事宜。

（九）物资台账

（1）负责各类设备的登记造册、编号工作。

（2）负责管理设备日常管理工作，制定防盗、防遗失工作措施。

（3）负责设备故障报修工作。

（4）负责新增设备的申报、验收及报废申报工作。

（5）负责体检日常所需物资的保管领取及发放。

（6）负责定期检查所保管物资的效期有，是否破损、是否被污染。

（7）负责定期整理所保管物资的台账统计和呈报工作。

二、精细化流程管理

（一）基础管理

1.诊断室及环境管理

（1）实施可视化管理，管理公开透明化。

（2）诊断室制度化管理：健康管理中心建立诊断室管理组织结构，护士长—物资组组长—物资组组员—护理工作人员，诊断室、仪器设备专人专管，将管理责任人姓名登记入册，建立诊断室管理评分考核制度，固定每周三大扫除检查，诊断室物品统一摆放，将诊断室内所有物品根据实际需用情况分类放置并标识清楚，确保检查中物资耗材用完能迅速替换使用，仪器设备定期维修保养。将可视化管理应用于诊断室管理中，使管理效果渗透到每一个体检环节，打造温馨、舒适的体检环境，见图 3-1。

诊室名称	管理人员	衣柜编号	姓名
采血室		1 号柜	
心电图（男士）		2 号柜	
心电图（女士）		3 号柜	
腹部彩超（男士）		4 号柜	
腹部彩超（女士）		5 号柜	
内脏脂肪		6 号柜	
女士彩超靠窗		7 号柜	
眼科		8 号柜	
口腔科		9 号柜	
耳鼻喉科		10 号柜	
诊断室卫生管理示例		更衣柜管理示例	

图 3-1 诊室卫生 / 更衣柜部分管理示例图

2. 各诊室管理细则

（1）放射诊断室。

1）每日整理、消毒检查仪器及办公桌面（75% 酒精），诊室空气消毒，填写消毒记录表。注意保持抽屉整洁无杂物，无零食，不上锁，不能放置与办公用品无关的东西。

2）备齐各自诊断室相应检查所需要的物资医疗耗材及检查用品。

3）诊断室涉及一次性无菌用品，保证客户一人一无菌用品的使用。

4）仪器设备、办公物品损坏及时报修（仪器设备报科室设备管理员，办公用品报库房管理员）。

5）铅衣按规定放置，每日整理，酒精消毒；提供客户检查备用衣服整理归位。

6）每日下班诊断室管理人员关闭电源及门窗。

（2）CT 诊断室。

1）每日整理、消毒检查仪器及办公桌面（75% 酒精），诊室空气消毒，填写消毒记录表。整理诊断床，特别注意保持抽屉整洁无杂物，无零食，不上锁，不能放置与办公用品无关的东西。

2）备齐各自诊断室相应检查所需要的物资医疗耗材及检查用品。

3）涉及一次性无菌用品，应保证客户一人一无菌用品的使用。

4）每天检查诊断室的物资医疗耗材和检查用品有无过期，须提前一天更换。按需更换检查所用中单。

5）仪器设备、办公物品损坏及时报修（仪器设备报科室设备管理员，办公用品报库房管理员）。

6）铅衣按规定放置，每日整理，酒精消毒；提供客户检查备用衣服整理归位。

7）每日下班诊断室管理人员关闭电源及门窗。

（3）X 线骨密度诊断室。

1）每日整理、消毒检查仪器及办公桌面（75% 酒精），诊室空气消毒，填写消毒记录表。特别注意保持抽屉整洁无杂物，无零食，不上锁，不能放置与办公用品无关的东西。

2）备齐各自诊断室相应检查所需要的物资医疗耗材和检查用品。

3）涉及一次性无菌用品，应保证客户一人一无菌用品的使用。

4）仪器设备、办公物品损坏及时报修（仪器设备报科室设备管理员，办公用品报库房管理员）。

5）铅衣按规定放置，每日整理，酒精消毒；提供客户检查备用衣服整理归位。

6）每日下班诊断室管理人员关闭电源及门窗。

（4）内脏脂肪诊断室。

1）每日整理、消毒检查仪器及办公桌面（75% 酒精），诊室空气消毒，保持抽屉整洁无杂物，无零食，不上锁，不能放置与办公用品无关的东西。

2）备齐各断室相应检查所需要的物资医疗耗材和检查用品。

3）涉及一次性无菌用品，应保证客户一人一无菌用品的使用。

4）诊断室的物资医疗耗材和检查用品应每天检查有无过期，应提前一天更换。

5）按需及时更换检查所用中单。

6）仪器设备、办公物品损坏及时报修（仪器设备报科室设备管理员，办公用品报库房管理员）。

7）每日下班诊断室管理人员关闭电源及门窗。

（5）彩超诊断室。

1）每日整理、消毒检查仪器及办公桌面（75% 酒精），诊室空气消毒，填写消毒记录表。彩超探头使用季铵盐消毒液进行消毒，注意保持抽屉整洁无杂物，无零食，不上锁，不能放置与办公用品无关的东西。

2）备齐诊断室相应检查所需要的物资医疗耗材和检查用品。

3）涉及一次性无菌用品，应保证客户一人一无菌用品的使用。

4）按需及时更换检查所用中单。

5）冬天体检前提前加热耦合剂。

6）仪器设备、办公物品损坏及时报修（仪器设备报科室设备管理员，办公用品报库房管理员）。

7）每日下班诊断室管理人员关闭电源及门窗。

（6）心电图诊断室。

1）每日整理、消毒检查仪器及办公桌面（75% 酒精），诊室空气消毒，填写消毒记录表。注意保持抽屉整洁无杂物，无零食，不上锁，不能放置与办公用品无关的东西。

2）备齐各诊断室相应检查所需要的物资医疗耗材和检查用品。

3）体检结束后整理心电图线。

4）涉及一次性无菌用品，应保证客户一人一无菌用品的使用。

5）每天检查诊断室的物资医疗耗材和检查用品应每天检查有无过期，应提前一天更换。

6）按需及时更换检查所用中单。

7）仪器设备、办公物品损坏及时报修（仪器设备报科室设备管理员，办公用品报库房管理员）。

8）每日下班诊断室管理人员关闭电源及门窗。

（7）内科诊断室。

1）每日整理、消毒检查仪器及办公桌面（75% 酒精），诊室空气消毒，填写消毒记录表，注意保持抽屉整洁无杂物，无零食，不上锁，不能放置与办公用品无关的东西。

2）备齐诊断室相应检查所需要的物资医疗耗材和检查用品。

3）涉及一次性无菌用品，应保证客户一人一无菌用品的使用。

4）诊断室的物资医疗耗材和检查用品应每天检查有无过期，须提前一天更换。

5）按需更换检查所用中单。

6）仪器设备、办公物品损坏及时报修（仪器设备报科室设备管理员，办公用品报库房管理员）。

7）每日下班诊断室管理人员关闭电源及门窗。

（8）外科诊断室。

1）每日整理、消毒检查仪器及办公桌面（75% 酒精），诊室空气消毒，填写消毒记录表。注意保持抽屉整洁无杂物，无零食，不上锁，不能放置与办公用品无关的东西。

2）备齐诊断室相应检查所需要的物资医疗耗材和检查用品。

3）涉及一次性无菌用品，应保证客户一人一无菌用品的使用。

4）诊断室的物资医疗耗材和检查用品应每天检查有无过期，须提前一天更换。

5）按需及时更换检查所用中单。

6）每日更换消毒碗。

7）仪器设备、办公物品损坏及时报修（仪器设备报科室设备管理员，办公用品报库房管理员）。

8）每日下班诊断室管理人员关闭电源及门窗。

（9）眼科诊断室。

1）每日整理、消毒检查仪器及办公桌面（75% 酒精），诊室空气消毒，填写消毒记录表。注意保持抽屉整洁无杂物，无零食，不上锁，不能放置与办公用品无关的东西。

2）备齐诊断室相应检查所需要的物资医疗耗材和检查用品。

3）涉及一次性无菌用品，应保证客户一人一无菌用品的使用。

4）诊断室的物资医疗耗材和检查用品应每天检查有无过期，须提前一天更换。

5）仪器设备、办公物品损坏及时报修（仪器设备报科室设备管理员，办公用品报库房管理员）。

6）每日下班诊断室管理人员关闭电源及门窗。

（10）耳鼻喉科诊断室。

1）每日整理、消毒检查仪器及办公桌面（75% 酒精），诊室空气消毒，填写消毒记录表。注意保持抽屉整洁无杂物，无零食，不上锁，不能放置与办公用品无关的东西。

2）备齐诊断室相应检查所需要的物资医疗耗材和检查用品。

3）涉及一次性无菌用品，应保证客户一人一无菌用品的使用。

4）每天检查诊断室的物资医疗耗材和检查用品应有无过期，须提前一天更换。

5）仪器设备、办公物品损坏及时报修（仪器设备报科室设备管理员，办公用品报库房管理员）。

6）压舌板、窥鼻器按消毒供应中心回收处理。

7）每日下班诊断室管理人员关闭电源及门窗。

（11）采血室。

1）每日整理、消毒检查仪器及办公桌面（75% 酒精），诊室空气消毒，填写消毒记录表，注意保持抽屉整洁无杂物，无零食，不上锁，不能放置与办公用品无关的东西。

2）备齐相应检查所需要的物资医疗耗材和检查用品。

3）涉及一次性无菌用品，应保证客户一人一无菌用品的使用。

4）采血室用品均在有效期内，压脉带定期消毒。针头回收严格按照医院感染要求执行。

5）仪器设备、办公物品损坏及时报修（仪器设备报科室设备管理员，办公用品报库房管理员）。

6）每日下班诊断室管理人员关闭电源及门窗。

（12）动脉硬化诊断室。

1）每日整理、消毒检查仪器及办公桌面（75% 酒精），诊室空气消毒，填写消毒记录表，注意保持抽屉整洁无杂物，无零食，不上锁，不放置与办公用品无关的东西。

2）备齐诊断室相应检查所需要的物资医疗耗材和检查用品。

3）诊断室的物资医疗耗材和检查用品应每天检查有无过期，应提前一天更换。

4）按需及时更换检查所用中单。

5）仪器设备、办公物品损坏及时报修（仪器设备报科室设备管理员，办公用品报库房管理员）。

6）动脉硬化袖袋整理、酒精消毒。

7）每日下班诊断室管理人员关闭电源及门窗。

（13）TCD 诊断室。

1）每日整理、消毒检查仪器及办公桌面(75% 酒精)，诊室空气消毒，填写消毒记录表，意保持抽屉整洁无杂物，无零食，不上锁，不能放置与办公用品无关的东西。

2）备齐诊断室相应检查所需要的物资医疗耗材和检查用品。

3）诊断室的物资医疗耗材和检查用品应每天检查有无过期，须提前一天更换。

4）按需更换检查所用中单。

5）仪器设备、办公物品损坏及时报修（仪器设备报科室设备管理员，办公用品报库房管理员）。

6）每日下班诊断室管理人员关闭电源及门窗。

（14）肺功能诊断室。

1）每日整理、消毒检查仪器及办公桌面（75% 酒精），诊室空气消毒，填写消毒记录表，注意保持抽屉整洁无杂物，无零食，不上锁，不能放置与办公用品无关的东西。

2）备齐诊断室相应检查所需要的物资医疗耗材和检查用品。

3）涉及一次性无菌用品，应保证客户一人一无菌用品的使用。

4）诊断室的物资医疗耗材和检查用品应每天检查有无过期，须提前一天更换。

5）仪器设备、办公物品损坏及时报修（仪器设备报科室设备管理员，办公用品报库房管理员）。

6）肺功能咬嘴回收严格按照消毒供应中心要求执行。

7）每日下班诊断室管理人员关闭电源及门窗。

（15）一般检查诊断室。

1）每日整理、消毒检查仪器及办公桌面（75% 酒精），填写消毒记录表。注意保持抽屉整洁无杂物，无零食，不上锁，不能放置与办公用品无关的东西。

2）备齐相应检查所需要的物资医疗耗材和检查用品。

3）涉及一次性无菌用品，应保证客户一人一无菌用品的使用。

4）诊断室的物资医疗耗材和检查用品应每天检查有无过期，应提前一天更换。

5）定期校正血压计和体重身高测量仪。

6）仪器设备、办公物品损坏及时报修（仪器设备报科室设备管理员，办公用品报库房管理员）。

7）每日下班诊断室管理人员关闭电源及门窗。

（16）妇科诊断室。

1）每日整理、消毒检查仪器及办公桌面（75%酒精），诊室空气消毒，填写消毒记录表。注意保持抽屉整洁无杂物，无零食，不上锁，不能放置与办公用品无关的东西。

2）备齐诊断室相应检查所需要的物资医疗耗材和检查用品。

3）特殊诊断室涉及一次性无菌用品，应保证客户一人一无菌用品的使用。

4）诊断室的物资医疗耗材和检查用品应每天检查有无过期，须提前一天更换。

5）按需及时更换检查所用治疗巾。

6）仪器设备、办公物品损坏及时报修（仪器设备报科室设备管理员，办公用品报库房管理员）。

7）每日下班诊断室管理人员关闭电源及门窗。

（17）抢救室。

1）每日整理、消毒检查仪器及办公桌面（75%酒精），诊室空气消毒，填写消毒记录表，注意保持抽屉整洁无杂物，无零食，不上锁，不能放置与办公用品无关的东西。

2）每日清点抢救物品数量，无过期。保证抢救物品齐全，氧气枕氧气充足。检查抢救设备运行正常，抢救车7S管理前后比较，见图3-2和图3-3。

3）涉及一次性无菌用品，应保证客户一人一无菌用品的使用。

4）物资医疗耗材和检查用品应每天检查有无过期，应提前一天更换。

5）仪器设备、办公物品损坏及时报修（仪器设备报科室设备管理员，办公用品报库房管理员）。

6）每日下班诊断室管理人员关闭电源及门窗。

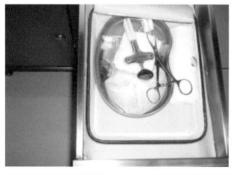
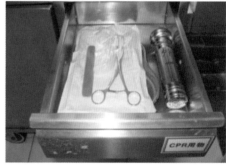
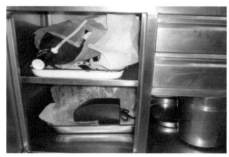
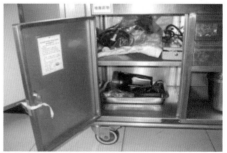

7S前抢救车内物品杂乱　　　　　　　　7S后抢救车内物品一目了然

图3-2　抢救车7S管理前后比较

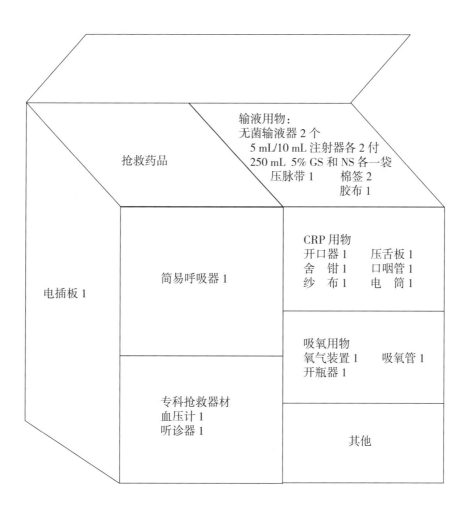

四川省医学科学院·四川省人民医院

抢救车管理 SOP

输液用物：
无菌输液器 2 个
5 mL/10 mL 注射器各 2 付
250 mL 5% GS 和 NS 各一袋
压脉带 1   棉签 2
胶布 1

抢救药品

CRP 用物
开口器 1   压舌板 1
舌　钳 1   口咽管 1
纱　布 1   电　筒 1

简易呼吸器 1

电插板 1

吸氧用物
氧气装置 1   吸氧管 1
开瓶器 1

专科抢救器材
血压计 1
听诊器 1

其他

1. 抢救车管理做到四定、三无、二及时、一专
 · 四定：定种类、定数量、定位置、定期消毒
 · 三无：无破损、无过期、无变质
 · 二及时：及时清理、及时补充
 · 一专：专人管理
2. 每日清点并确保抢救车药品和器材处于完好备用状态，并做好登记。
3. 抢救完毕，及时将抢救车归还原处，并清点、补充抢救用物。
4. 科室可根据需要酌情增加专科抢救器材和药品。

图 3-3

序号	药物名称	剂量	数量（支）
1	盐酸肾上腺素	1 mg/ 支	5
2	尼可刹米	0.375 mg/ 支	5
3	洛贝林	3 mg/ 支	5
4	西地兰	0.4 mg/ 支	5
5	利多卡因	0.1 mg/ 支	5
6	阿托品	0.5 mg/ 支	5
7	多巴胺	120 mg/ 支	5
8	地塞米松	5 mg/ 支	5
9	呋塞米	20 mg/ 支	5
10	异丙嗪	50 mg/ 支	5
11	间羟胺	10 mg/ 支	5
12	50% GS	10 g/ 支	5

抢救车看板管理

图 3-3　抢救车 7S 管理后看板

3. 体检区域盆栽管理责任化

将盆栽合理划分至人头管理，每周固定浇水、每月固定养护，由物资组登记入册，实施监督、评比。

通过管理诊室可视化营造良好工作环境，通过应用 7S 和品管圈管理手法，促使员工"形式化—行事化—习惯化"逐渐演变，为客户和员工营造了优化、整洁、舒适的体检环境，为医院提升品牌形象打下坚实基础。抢救车 7S 管理前后比较图，见图 3-2，图 3-3。

（二）环节管理

见表 3-2 ～表 3-7。

表 3-2　前台岗位

工作内容	岗位流程	应急预案	检查方法	岗位要点
检查体检系统、身份证阅读器是否正常运行	预约体检：凭预约单、收费单→前台登记→核对信息→打印体检单→开始体检	第一时间通知信息所，调用应急体检表→前台文件→前台资料汇总包→XX 年应急体检表→搜索→核实→打印→填写信息	保证登记尽量快速，打印体检单前核对信息准确无误，确定是本人登记体检	客户身份信息核对无误
与各体检岗位对接，做好登记前准备	个人体检：凭项目清单、发票→前台登记→核对金额（入职、招工体检必须重新照相）→打印体检单→开始体检	做好解释安抚工作，通知团队办公室做好解释以及核对工作	登记时要清楚明显备注孕期、哺乳期、备孕、疑似怀孕等特殊情况，删掉或标注不能检查的项目	登记信息的准确性
提前将体检菜单、人员名单导入体检系统，并仔细进行核对	团体正检：读取身份证信息→完善客户信息→打印体检单→开始体检	预约体检/当日体检：预先制定应急手工菜单→填写客户信息→打印应急菜单	如有性激素、血流变、OGTT、^{13}C 等特殊检查时应该详细交代护理要点	指导客户第一个检查项目是什么
提早准备好单位应急菜单	团体补检（需预约）：读取身份证信息→核对是否提前预约补检→打印体检单→开始体检	团体正检：根据团体项目预先制定应急手工菜单→根据单位所提供体检员工名单核对到检者身份信息→打印应急菜单	对于所有疑问必须先通过外联办公室/单位联系人核对清楚	检查客户体检项目是否做完
	自费加项：扫描体检号→添加项目→选择"现金"→打印收费单→划价→缴费→备注"已缴费"→收费管理→收费→扫描发票→自动打印增加项目	团体补检：根据团体项目预先制定应急手工菜单→核实是否提前预约补检→根据单位所提供体检员工名单核对到检者身份信息→打印应急菜单	加乙肝项目要求本人签字，增加 MRI 检查前一定要询问客户有无携带金属、假牙、节育环等	增添项目时是否清楚告知客户缴费流程
		准确无误地填写客户信息，便于系统恢复后及时更换体检单	增加特殊项目如核磁、胃肠镜、CT、钼钯等需提前预约	询问客户是否已用早餐

表 3-3 采血岗位

工作内容	岗位流程	应急预案	检查方法	岗位要点
开启采血系统设备、电脑、排号机，检查各设备运行是否正常，清点采血医生是否到岗，采血室门口指导客户取号，引导客户进入采血室按序等候采血	采血：取号→相应窗口采血扫描→询问客户是否晕针/晕血→核对（姓名、采血项目、采血管颜色、采血管数量）→告诉客户下一个体检项目位置→交代正确止血方式	及时联系设备厂家维修人员，通知负责人、前台	检查编号、采血系统，准备用物，检查医生是否到岗	提前通知当日体检参检抽血医生，并清点到岗时间
处理机器故障、帮助晕血晕针客户、抽血比较困难的客户等顺利采血，处理预约补做大小便及采血的客户问题，处理血凝、血小板聚集、严重脂血等重抽、复查的问题，编公务员/入职双盲号	选择客户血管（常用肘窝部贵要静脉、肘正中静脉及前臂内侧静脉）→在穿刺部位肢体下放治疗巾（或一次性纸巾）在静脉穿刺部位上方约6 cm处扎止血带，嘱受检者握紧拳头，使静脉充盈显露→消毒穿刺部位，以进针点为中心，消毒范围大于5 cm→穿刺针头斜面向上，成15°～30°角穿刺，见回血后，插入负压真空采血管至所需血量，放松止血带，以采血贴、棉签或棉球压住针孔并拔出针头→嘱客户伸直手臂，继续压迫针孔3～5分钟，勿揉搓针孔处，以免穿刺部位瘀血→标本专人尽快安全送往实验室。备注：①如需抗凝的血标本要上下轻柔摇匀6～8次，放入采血架后及时安全送检。若一次穿刺失败，重新穿刺需更换部位。②补做、重抽：核对→检验系统签收列表→输入体检号→选择项目→重新签收→粘贴条码→抽血→放置送检	采血设备出现问题：一号窗口排队→核对客户信息→检验系统打印条码→贴采血管上→再次核对→窗口采血→核对	核对采血客户信息、项目、采血管数量，保证采集血液标本"一人一针一筒，一人一垫一带"，对于重抽客户做好解释工作	仔细核对客户静脉采血信息，采血管发放准确无误
补充采血管、条码纸，整理当日的全部采血管，进行分类、排序	公务员体检编双盲：严格三查三对→采血管分红、紫、绿（1、2、3）编号→1个小便杯编1号→核对（身份证）→备份登记→统一窗口采血	体检系统出现问题：手工准备采血及大小便项目→手工编号点排队→核对客户信息→打印条码→贴管→再次核对→采血室窗口采血→最后核对	整理、清点采血管和大小便标本，检查有无错漏	及时处理因检验科发生的差错报告

工作内容	岗位流程	应急预案	检查方法	岗位要点
清理有无漏抽、错抽的情况，便于及时处理，清理手工补检单，需到检验科打印门诊的单据，避免血液遗失，贴好门诊条码后，与检验科值班人员一对一交接	压脉带：与供应室交接→登记数量、送出时间→签字→记录	及时和当日采血工作人员核实，并及时联系客户处理		采血室定期消毒、采血物品提前准备整齐
收集大小便进行分类排序，清理缺号和未抽血客户，并电话确认客户弃检/改日	整理采血管：收集整齐→项目分类（检验科）→核对→排序→整理；整理大小便：收集整齐→扫描接收→送往检验科→整理			指导客户正确的按压方法及按压时间

表 3-4　超声录入

工作内容	岗位流程	应急预案	检查方法	岗位要点
提前开机，准备当天检查需要的耦合剂、皱纹纸，提前登录账号进入超声系统，记录医生的到岗时间，当客户进入诊断室后，核对体检单上客户的姓名、性别、年龄、照片	客户进入诊断室→核对客户信息→询问客户是否做好准备工作并讲解护理要点→签字盖章→查询客户往年历史、询问手术史→检查完成→准确地完成报告→统计医生工作量→检查报告	第一时间通知信息所在前台登记	核对客户信息	清点到岗情况
询问客户是否做好准备工作（如是否胀好小便），给客户讲解检查的准备工作（如检查时需要脱掉上衣，不用脱鞋子，脱下的衣服及随身的包可挂在墙上的挂钩上）并指引其检查时需要的体位		手工登记客户信息进行检查	详细告知护理要点（空腹、胀尿、体位）	提前准备超声诊断室所用物品，保持整洁
询问病史，并查询往年的病史，与医生核对客户的检查部位并在体检单上相应检查项目后签字盖章		客户数量不多时，可以存图在彩超仪器上，待系统修复好后再出报告	查询历史	仔细核对客户超声检查信息及检查项目

续表

工作内容	岗位流程	应急预案	检查方法	岗位要点
在与医生配合检查时，录入人员需注意力集中，重复一次医生所述内容。（如采图、数据及单位、部位、结论等），用超声专业术语，完成一份准确无误的报告			注意与客户交流时的语气、态度	确保超声报告无错别字，与医生诊断内容一致
当前台不再接待客户时，根据超声系统上未做检查的项目进行清理，清点未做检查的人			注意报告的准确性	处理客户在超声检查时发生的纠纷
当天体检完成后，统计工作量，并记录医生离岗时间，检查当天报告，收拾整理诊断室			注意保护客户隐私	

表3-5　导检

工作内容	岗位流程	应急预案	检查方法	岗位要点
为客户指引各检查室具体位置，耐心解答客户提出的问题	客户持体检表至相关检查室时，导检护士需主动上前询问："您好，请问您要做什么检查呢？"同时快速浏览体检单，并将客户指引到相应检查室	出现系统问题，启动应急方案同时做好解释工作	在通道导检过程中合理有效地帮助客户处理问题和巡视现场，合理转移及分配拥堵科室的检查项目，减少客户等待时间。主动与客户沟通，让其有一个轻松愉悦的体检过程	①监督管辖通道、诊断室卫生，医生到岗情况。②合理协调分流各诊断室体检人数。③导检过程中形象管理。④不得擅自离岗。⑤服从安排、团结协作。⑥指引客户高效率体检
通知值班人员负责指引客户完成余下未检项目，与前台值班人员进行交接	核对客户体检项目，空腹项目完成者，可引导至用餐区用餐			
考核医生到岗情况	体检项目比较拥堵的诊断室，通道导检护士应合理转移该项目，尽量使客户等待时间较短，并进行合理有效的沟通，避免因等待较久造成的投诉			
	胀尿项目完成者，若有标本采集项目，引导其留取标本			
合理分流当天通道拥堵项目，及时系统共享（智能导诊系统）	通道人员必须熟练掌握特殊项目的检查流程及注意事项，如^{13}C、肺功能检查等			

表 3-6 影像登记

工作内容	岗位流程	应急预案	检查方法	岗位要点
引导客户在候诊区依次坐下，并交代检查流程（不佩戴任何饰品；衣服上不能有亮片、金属丝、品牌Logo等装饰物；冬季衣服较厚，协助客户将外套、厚毛衣脱下，剩一件T恤为最佳；建议女性检查时脱去带有钢圈、蕾丝花边的内衣。详细询问是否备孕、怀孕、疑似怀孕、育龄及哺乳期要慎重选择放射检查，钼靶检查需脱上衣）	客户进入诊断室→核对客户信息→询问客户是否做好准备工作并讲解护理要点→登记盖章→检查完成	出现系统问题，及时通知信息所进行处理，并向客户做好解释工作，启动应急预案	①核对客户信息。②详细告知护理要点。③注意与客户交流时的语气、态度。④避免检查时做错部位。⑤注意保护客户隐私	操作影像系统的熟练度
拿到体检单，核实客户的姓名、年龄及检查部位		出现仪器设备问题，及时通知厂家进行处理，带客户到门诊做检查		登记信息准确度
扫码登记，电脑显示的信息与体检单个人信息确认无误后，打印条码，并在体检单上签字盖章，并再次核对客户进行核对，确认无误后，让客户进检查室，按医生要求的正确姿势进行检查				检查前准备工作护理要点的告知
检查结束后，提醒客户带齐自己的个人物品				影像检查客户合理分流
体检结束，关闭机器及电脑，遥控板带进机房充电（注意除湿机和风扇需在下午下班前再行关闭）				并向客户做好沟通解释工作

表 3-7 餐厅管理

工作内容	岗位流程	应急预案	检查方法	岗位要点
准备餐巾纸、擦手纸、洗手液，检查食物是否有变质、变味现象	核对空腹项目是否完成→核对是营养餐还是餐后2小时血糖试验餐→满意度问卷调查填写→餐后收拾整理	食物未送到，有变质、变味现象应及时联系营养科	核对客户空腹检查项目是否完成	早餐保持温热
牛奶鸡蛋加温、就餐盘里配小菜、稀饭、馒头等		如有客户在就餐过程中或就餐后发生疑似食物中毒现象，护理人员立即上报并留存当日食物送检	核对客户早餐类型	注意勿漏看空腹项目

工作内容	岗位流程	应急预案	检查方法	岗位要点
保持桌面整洁及餐椅统一放置	如食物不够，可联系营养科	注意早餐保持温热	试验餐的核对
确保客户在就餐前，已完成空腹检查项目	储备相应牛奶面包，应急备用		桌面餐椅的整洁度
收集满意度问卷调查			满意度问卷调查表的收集
准备试验餐（提供对象：餐后2小时血糖检测的客户）			试验餐准备情况

三、健康管理中心检验科标本交接

（一）体液标本交接

（1）负责指导客户严格按要求采集大小便标本，待分拣完毕，及时通知运送工人安全送检，按照《标本转运医院感染防控标准 SOP》要求，专人尽快送往实验室，并完善交接登记工作，见图 3-4。

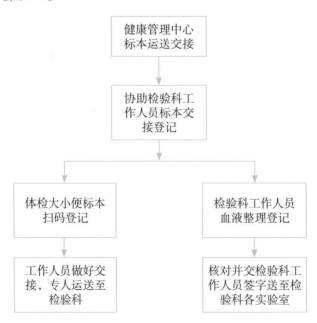

图 3-4　标本运送交接流程

（2）保证标本及时、安全送达检验实验室。

（3）实行首诊或首问负责制，负责处理检验项目出现的问题，包括复查、标本重新采集等，保证检验工作的顺利完成。

（二）血液标本交接

（1）负责采集客户血标本，协助检验科工作人员分类排序，整理血液标本，待分拣完毕，及时通知运送工人安全送检，按照《标本转运医院感染防控标准 SOP》要求，专人尽快送往实验室。有特殊情况进行备注处理，做好登记交接，见表 3-8 ～表 3-10。

（2）与检验科标本接收工作人员再次核对登记交接。

（3）确保客户所采标本及时、安全送达检验实验室。

（4）实行首诊或者首问负责制，负责处理检验项目出现的问题，包括复查、标本重新采集等，保证检验工作的顺利完成。

表 3-8　妇科标本交接登记表

日期	时间	运送人员姓名	液基细胞学标本数量	HC2 标本数量	接收人	备注

表 3-9　大小便标本交接登记表

日期	时间	运送人员姓名	大便标本数量	小便标本数量	接收人	备注

表 3-10　血液标本交接登记表

日期	时间	运送人员姓名	红头标本数量	紫头标本数量	绿头标本数量	灰头标本数量	接收人	备注

（三）终末管理

见表 3-11 ～表 3-13。

表 3-11　体检资料整理核对

工作类别	工作内容	检查方法	评分标准
整理报告	收集体检单→根据体检单项目打印、收集、整理纸质报告并附在体检单后面→依照相应顺序将纸质报告与体检单装订在一起	收齐当天客户的体检单，不得有遗漏，并保证每份体检单的完整性	体检单全部收集齐
初核和扫描	核对纸质报告信息是否正确，纸质报告是否完整齐全，盖章确认。扫描登记已齐全报告，移交电核录入组	报告处理需及时、准确，处理完毕再次核对是否无误	准确扫描体检单全部信息，勿遗漏
公务员入职	从前台处接收每日单位公务员入职体检名单，依照名单收集整理报告，登记并移交电核录入组，录入电核完成后，资料移交总检医生（入职报告指定专人总检、总审），需要复查：遵照医生指示，遵循相关规定通知入职客户本人复查	单项报告单需妥善保管，单独放置，不得有遗漏、遗失。方便客户领取时能及时找到；及时出具报告	公务员报告的整理要求

103

工作类别	工作内容	检查方法	评分标准
公务员入职	门诊复查处理：须指定专人陪同监督就诊全程→指导复查者获取病情证明→病情证明、复查结果与体检资料再次移交总检医生总检、总审，打印装订报告，再次核对报告信息，盖章确认，移交人事资源部相关人员	公务员入职处理应严格遵照相关规定整理完毕	公务员报告的复查及就诊是否专人陪同
改日体检整理	每日定时核查改日客户是否如约补检。如未按照补检日期参检者，需再次致电客户，了解其情况，并按相应流程处理	仔细核对客户信息及检查项目，录入结果	改日体检资料的清理无遗漏
报告处理	接收整理、电核、纸核环节返回的问题报告，做详细登记。根据实际情况做相应处理	保证体检资料齐全、无错误	报告处理是否遗漏
急件清理与处理	从体检服务办获取急件名单，清查未及时出具报告的原因，根据实际情况作相应处理；乙肝及健康管理报告处理：导出每日乙肝、健康管理体检名单单独处理	保证客户信息报告无错误。系统结果无误快速并准确处理报告	跟踪报告后续处理进程
清理报告是否及时出具结果	打印乙肝报告→用信封单独密封后再与体检资料一起密封封装→移交检后；健康管理报告：督促医生出具健康管理报告→打印装订成册→与体检资料一起密封封装→移交检后	与下一个环节做好相应的交接工作，不得疏忽	急件报告能否按时出具、乙肝报告是否密封、健康管理项目报告是否遗漏
报告核对	扫描登记每日需核对体检资料；核对客户基本信息，报告信息正确与否→核对报告结果正确与否，体检项目有无遗漏、重复，盖章确认；清理出有乙肝、健康管理项目的体检资料，单独核对无误后盖章确认→移交处理环节；有问题的报告将问题详细写在体检单指定位置，并签字→移交处理环节；封装无问题报告（区分有CT、核磁、钼靶项目），移交检后；从报告装订组处领取装订成册的体检资料，清点并分发报告，安排第二日核对	根据客户检查项目，将相应的报告单与对应的体检单装订在一起，需核对客户的姓名、性别、年龄、体检号、体检日期。并保证报告的有效性（医生签字或盖章为有效报告）和完整性	报告出具按要求、准确、完整
打印影像片子（CT/核磁/钼靶）	导出每日体检名单，根据名单获取相应检查条码；凭条码到打印处打印相应片子，贴条码装袋；核对信息：片子姓名，检查项目部位，条码信息是否正确；将体检资料与影像片子配对，装袋，移交检后	做好资料的保管工作，不得发生资料损坏和遗失	片子清理无遗漏
飞行员报告处理	指定专人收集飞行员纸质报告及影像资料，核对信息准确无误，发放报告并作登记		飞行员报告的整理无遗漏

表 3-12 重阳筛查配合

岗位流程	工作内容	应急预案
"重阳"分层、标准制定→"重阳"项目及标准→"重阳"确认程序→"重阳"筛选程序→"重阳"通知程序→"重阳"报告领取程序→"重阳"回访程序→"重阳"质控程序	为健康"未雨绸缪",为疾病"适时而动",及时、无缝处理,保证客户医疗安全,避免客户发生意外,对客户健康体检中发现的具有重要临床意义的异常情况,第一时间作出应对	总检再次核实重阳筛选有无遗漏,若有遗漏,应及时告知"重阳"管理组处理,谨防漏通知重阳结果
	体检医师及临床医技人员在发现"重阳"情况时,首先确认操作是否正确、检查设备是否正常,在确认临床及检查过程各环节无异常的情况下(必要时,进行及时复查或申请会诊讨论),才可以将检查报告发出,通知重阳结果客户尽快领取异常检查结果,及时就诊	科室质控组负责科室"重阳"管理的督查监管,包括有无重阳漏筛,通知率,各环节时效性,回访率等指标,并对存在的问题提出持续改进的具体措施,以防因重阳组工作环节失误造成客户不可逆伤害

表 3-13 重阳工作重点

重阳分类	重阳标准	重阳筛检	重阳通知	重阳领取
需要立即采取临床有效干预措施或治疗,否则可能危及生命或导致严重不良后果的异常结果	科室质控组评估"重阳"项目及标准的可行性	筛选时间:要求在报告出具24小时内筛出,其中对于A类结果,需在得到报告后10分钟内及时告知通知人员,B类报告在筛选当天交于通知人员	通知时限:A类结果需在取得结果后1小时内通知,B类结果需在取得结果24小时内通知	检中领取:对于检中筛选出的"重阳"结果,在体检现场进行报告领取。心电图、超声检查均需现场打印单独纸质报告给客户。临床体格检查检中通知"重阳"结果,由体检医师出具结果给客户
需要进一步检查以明确诊断和(或)需要医学治疗的重要异常结果	"重阳"项目及标准,在实际诊疗工作中,如需更改或增减,由科主任组织相关部门讨论,经质控讨论后修订审批	检中筛选:主要针对体检结果在体检现场即可出具的项目,如血压检查、临床体格检查、超声检查、心电图等。体检医务人员需根据"重阳"标准在体检过程中进行筛选,并做好登记	检中通知:对于检中筛选出的"重阳"结果,在体检现场立即通知。一般情况下,"重阳"结果应告知客户本人,某些特殊情况(如客户一般状况或心理承受力差等),直接告知客户本人可能产生不良后果,可告知客户家属或授权单位联系人。同时做好登记,并在体检单上进行"双签名"(通知医生和客户均需签名)	检后领取:对于检后筛选出的"重阳"结果,在检后进行报告领取。领取时,体检医务人员应做好"重阳"结果解释及登记工作

重阳分类	重阳标准	重阳筛检	重阳通知	重阳领取
		检后筛选：主要针对体检结果在体检后出具的部分项目，如临床检验中心、影像检查等项目。健康管理中心筛选：该类结果多属于"重阳"B类。由健康管理中心检后进行及时筛选，包括临床检验中心、影像科等检后出结果的科室项目	检后通知：对于检后筛选出的"重阳"结果，在检后进行通知。通知的形式一般为电话，若电话不通，可通过短信等方式。一般情况下，"重阳"结果应告知客户本人，某些特殊情况（如电话号码非本人等），可告知客户家属或授权单位联系人。通知时做好登记	"重阳"管理员应严格遵守岗位职责，切实做好重阳全程管理工作。"重阳"管理的各环节必须按规定表格进行登记，登记时需逐项、规范、如实填写登记表格。"重阳"登记管理表格应与护理组及医生组共享，便于护理组及总检医师均能实时查看"重阳"的通知处理情况。同时应对"重阳"客户的资料按加急处理，以便"重阳"客户在第一时间拿到整本体检资料，便于后续诊断治疗

（四）物资台账

1. 工作内容

（1）体检所需物资的日常保管工作。

（2）向医院相关部门申报、领取体检所需物资，并登记造册。

（3）科室管理设备日常监管工作，制定防盗、防遗失工作措施。

（4）检查所保管物资的有效期、是否破损、是否被污染。

（5）所保管物资的统计和定期呈报工作。

（6）台账管理要求出入库具体到数量、具体到物资用品型号登记有具体数量。

1）采血室用物出入库台账：包括采血管、采血针、锐器盒。

2）医疗耗材1出入库台账：包括橡胶手套、大棉签、小棉签、碘伏棉签、口腔盘、压舌板、石蜡油。

3）医疗耗材2出入库台账：包括酒精、碘伏、酒精喷、加膜中单、加膜治疗巾、小便杯、大便杯、^{13}C、薄膜手套、口罩。

4）医用耗材3出入库台账：包括耦合剂、扩阴器、肺功能咬嘴、避孕套、血糖试纸、糖化血红蛋白试纸、无菌脱脂纱布、体检资料袋。

5）医疗耗材4出入库台账：包括幽门试纸、动脉硬化袖带、血压袖带、心电图导联线、心电图夹子、心电图电极连球、电极片、超声次数。

6）医疗耗材5出入库台账：包括听诊器、CT登记条码、储物柜条码、热敏不光滑条码、绿色小条码、机器大条码、排号机条码、体检资料封面（内）。

7）医疗耗材6出入库台账：包括体检资料封面（外）、下颌托纸、额镜、眼底摄片纸、手动血压计、医用胶布、紫外线灯光、色盲检查图、袖套（彩超）。

8）医疗耗材 7 出入库台账：包括氧气枕、体温计、医用帽、裂隙灯灯泡、电子体温枪、一次性手术衣、头灯（耳鼻喉科）、鞋套、^{13}C 试剂。

9）医疗耗材 8 出入库台账：包括护目镜、面屏、体温枪等。

10）办公物资 1 出入库台账：包括美容巾、A4 打印纸（白）、A4 打印纸（粉）、A4 打印纸（紫）、A4 打印纸（绿）、A4 打印纸（蓝）、A5 打印纸（白）、220 g 打印纸（白）、A5 打印纸（绿）。

11）办公物资 2 出入库台账：包括便利贴、中性笔、大 / 小粗笔等。

12）办公物资 3 出入库台账：包括白板笔、白板刷、各型号铅笔、圆珠、资笔等。

13）电脑物资 1 出入库台账：包括鼠标、键盘、网线、适配器、路由器、网卡刷卡器。

14）电脑物资 2 出入库台账：包括 USB 接口、U 盘、硬盘、摄像头、彩超接口器、扫描枪、打印机、打印线。

15）生活物资 1 出入库台账：包括擦手纸、软抽、大卷纸、皱纹纸、洗手液、3M 消毒液、保鲜膜、保鲜袋、香薰、食品打包袋、毛巾、杀虫剂等。

2. 岗位流程

体检物资领取→入台账→体检物资发放→入台账→盘库→日常检查物资有效期→诊断室消毒→整洁度检查→及时补充物资。

3. 岗位重点

出入库必须有详细台账。

体检物资均保持在有效期内。

开源节流领取发放物资。

做好库房安全保障工作，防火、防水、防盗、防冻、防毒、防损坏。

诊断室消毒记录监管到位。

4. 应急预案

物资紧缺的情况下，向医院大库房申请紧急计划，或者与院分部健康管理中心相互借调周转，无法周转情况下，向其他临床科室借调。

5. 持续改善，完善精细化管理制度

精细化管理不可能一蹴而就，持续质量改进与完善是达成优质服务，提升服务品质的必经过程。每位护理人员不仅要完成分配的事，更要主动做事，成为管理者而不是被管理者，这种意识的转变才能使服务质量得到升华。因此，培养员工的质量意识和主动管理意识是推进精细化管理的重要关卡。要促进优质服务在健康管理中心深入持久开展，管理者必须深入一线，及时发现并改进问题，才能逐渐减少并消除质量缺陷，实现整体质量持续提升。

现代管理学之父彼得·德鲁克曾提出目标激励方案，他主张用自我控制代替他人统治管理，强调目标制定必须建立在符合实际基础之上。

因此精细化管理还需结合各健康管理中心自身实际工作情况、每阶段工作重点实时修订完善。

第四节 护理人员考评方案

一、护理 360 度考评

（一）概念

360 度考评是指通过本人、上级、下属、同事、服务的客户等全方位各个角度来考评专科护士，然后对获得的资料进行分析评估的一种考评方法。

（二）考评目的

应用 360 度考评对专科护士进行考核，让岗位 SOP 落实并标准化推广。通过评价反馈促进员工工作能力，提高员工主动服务的意识，加强部门之间的配合沟通，有利于团队建设和沟通，培养"随时随地有为别人思考和服务的理念"，从而提高体检专科护士的工作效率和工作质量。

（三）考评方法

实行上级评价、同级互评、个人自行评议为一体的 360 度考核。

（四）考评原则

（1）体现多劳多得，优劳优酬，奖优汰劣的考评原则，排名分层按不同岗位工作属性、管理级别及专业技术岗位。

（2）考评以公平、公正、合理、客观为原则，奖罚并重，奖分是欣赏与鼓励，扣分是保障制度、标准的执行。

（五）考评指标

包括量化指标和综合指标。

1. 量化指标

根据职称构成情况、质控考核评分和工作类别、工作量完成情况等按月考核。

（1）职称构成情况：管理岗位、专业技术岗位、工勤岗位。

（2）质控考核：主要考核平时对工作制度、操作流程、服务态度等的执行情况。

（3）工作岗位类别：普通护理岗、标本采集岗、物资管理岗、管理岗，根据岗位类别进行考核。

（4）工作量完成情况：考核护理人员当月完成可以记录的前台登记备单人次、报告整理人次、采集标本人次等。

2. 综合指标

（1）岗位履职情况考核。

1）是否服从工作安排，包括工作内容及岗位变动。

2）是否配合本岗位或相关部门工作，是否配合其他岗位工作。

3）完成工作是否及时高效。

（2）是否遵守医院及科室规章制度。

1）医德医风和职业道德考核。

2）出勤情况考核。

3）护理服务质量考核。

3. 工作质量以加减分形式体现

（1）有效投诉或受处分、处罚。

（2）质控自查、抽查发现的问题。

二、护理人员考评计划（理论及操作）

为开展业务及培育人才的需要，采用各种方式定期对员工进行有目的、有计划的培养和考核的管理计划。

考评目的：①熟练掌握基础理论、基本知识、基本技能并与实践相结合。②规范护理技术操作规程。③提高专科业务水平。④提高专科护理服务质量。⑤促进新入职护理人员尽快适应医院及科室环境，保障护理安全。

考评内容：①核心制度，各岗位职责、专业素质。②基础理论知识。③护理操作技术。④护理服务礼仪。⑤7S管理。⑥护理安全管理。⑦医院感染控制。⑧护理应急处理。

考评组组长：由科室护士长担任，负责全科护理人员的考评计划、考评实施监督，接受医院护理部及教育培训部的指导和考评工作部署。

考评组组员：由各护理岗位组长（带教老师）担任，协助护士长制订考评计划，负责全科护理人员按照考评计划实施考评，协助护士长完成医院护理部及教育培训部的指导和考评工作部署。

考评组职责：①制订考评计划。②按照考核计划和技术操作标准，组织护理人员科内操练。③严格督查考核计划落实情况，及时听取意见和建议进行总结，持续不断改进。④对考核不合格人员，需强化培训，确保其通过考评，见表3-14（见附录6）。

表3-14　健康管理中心上岗／轮岗／定岗护士评教调查表

各参培护理人员：

为了满足您的培训需求，进一步提高临床护理培训质量，特对您在本科室接受培训情况进行调查，请您认真选择和填写，谢谢！

您是 ＿＿＿＿＿＿ 人员。（定岗、轮岗、上岗）

您的带教老师是 ＿＿＿＿＿＿。

您认为本次培训安排是否合理：

A 否　　　B 是

您认为本次培训内容是否全面、实用：

A 否　　　B 是

您认为此次培训是否受到护士长及带教老师的重视：

A 否　　　B 是

您认为带教老师的带教态度是否认真：

A 不　　　B 比较　　　C 非常

您认为带教老师在工作中的行为是否合适：

A 不　　　B 比较　　　C 非常

您认为带教老师的理论知识如何：

A 不好　　　B 较好　　　C 很好您认为带教老师的带教方法是否合适：

A 不　　　B 比较　　　C 非常

您认为带教老师的语言表达能力如何：

A 不好　　　B 较好　　　C 很好

带教老师在带教过程中是否提问：

A 没有　　　B 偶尔　　　C 经常

带教老师是否进行护理操作示范：

A 否　　　　B 是

您认为带教老师的护理操作是否规范、熟练：

A 不　　　B 比较　　　C 非常

您在实践过程中是否有进行护理操作的情况：

A 没有　　　B 有（如果有，是 _____）

护理操作过程中带教老师是否做到放手不放眼：

A 没有　　　B 偶尔　　　C 是

总的来说，您此次培训收获是否大？

A 否　　　B 一般　　　C 是

通过本次培训，您熟悉了哪些理论知识 _____。

通过本次培训，您掌握了哪些护理操作 _____。

您对本科室培训的意见及建议：_____。

带教老师评语：

护士长签名：　　　时间：

考评计划：①每年定期组织理论考试 1 次，理论考试要有试卷并进行闭卷考试，不流于形式。②每年定期组织操作考试 1 次，基本技能必须全部达标。③每年定期组织护理服务礼仪考核 2 次。④不定期抽查、现场抽问、月考评与年终考评相结合，加强组长目标管理。⑤重点加强对新入职护士、低年资护士的考评。

三、护理人员专科理论及操作考评

（一）护理人员上岗 / 定岗考评

1. 考评对象

新入职及定岗到本科室的护理人员。

2. 考评目标

熟悉基础及专科知识，掌握基本及专科技能操作规范，有效运用基本及专科评估技巧，有效落实专科护理。

3. 考评要求

完成规定内容；考试考核合格。

4. 考评重点

熟悉健康管理中心的工作流程及周末班的工作流程。

5. 考核方法

（1）考试：专科技能考试合格。

（2）考评。

1）考评时有良好态度，流程规范，为合格。

2）读书笔记三篇，提问 6 次，优良为合格。

3）护理人员完成岗位胜任力自评，带教老师初评、护士长通过交流、巡查、组织民主评议等进行复评，评价不合格需再培训，并与绩效结合，见表 3-15。

（二）护理人员专科考评

1. 考评对象

N0 级、N1 级完成规范化培训的护理人员。

2. 考评目标

掌握基本及专科技能操作规范，有效执行工作流程、制度，在获取基础照护能力的基础上，不断获取专科知识及技能，达到独立上岗要求。

3. 考评要求

完成规定内容；综合考评达标。

4. 考评重点

专科知识，专科技能，本科室常见问题的护理要点。

5. 考核方法

（1）考试：专科理论考试一次，专科技能考试 1 ～ 2 项，成绩合格，见表 3-16（见附录 5）。

（2）考评。

1）考评时态度良好，流程规范，为合格。

2）轮转结束，书写出科自我小结 1 份，完成小讲课 1 次，护理病例 1 份。

3）护理人员完成岗位胜任力自评，带教老师初评，护士长通过交流、巡查、组织民主评议等进行复评，评价不合格需再培训，并与绩效结合。

（三）护理人员专科考评

1. 考评对象

本科室 N0 ～ N4 级护理人员。

2. 考评目标

掌握常见疾病规范化治疗及护理，专科护理技能规范化操作，疑难病的护理新进展，高新技术的护理配合，质量与安全管理，带动本学科专业发展。

3. 考评要求

完成规定内容；考试考核合格。

4. 考评重点

专科知识，专科技能，本科室常见问题的护理要点。

5. 专科理论

专科疾病知识、护理常规、用药知识、健康教育、专科前沿等。

6. 专科技能

专科操作流程，仪器使用、维护保养、报警处理、使用登记等。

7. 考核方法

（1）考试：N0 ~ N3 护理人员，理论每次 1 次，技能每年 1 次。

（2）考评。

1）出勤：100% 出勤率。

2）考评时态度良好，流程规范，为合格。

3）读书笔记及晨间提问按护理部层级培训规定，优良为合格。

4）护理人员完成岗位胜任力自评，带教老师初评，护士长通过交流、巡查、组织民主评议等进行复评，评价不合格需再培训，并与绩效结合，见表 3–17（见附录 4）和表 3–18。

表 3–15　健康管理中心上岗 / 轮岗 / 定岗护士岗位考核表

培训科室：　　　　参培人员姓名：

项目	分值	实得分
1. 按规定着装，仪表整洁，行为规范	5	
2. 遵守医院及科室规章制度，无违纪违规	5	
3. 学习态度端正，尊重老师，勤学好问	10	
4. 工作主动，不计得失	10	
5. 所学知识能及时巩固，用于实践	20	
6. 操作中不畏手畏脚，动手能力强	20	
7. 思路清晰，善于总结，接收能力强	10	
8. 有团队合作意识，沟通协调能力强	10	
9. 培训期间无差错	5	
10. 实践综合表现	5	
评分人：	100	总分：

表 3-16 健康管理中心护士上岗/轮岗/定岗培训（共同）培训效果评价记录表

日期时间	培训项目	培训内容	主讲人	学时	培训方式			考核方式			评价	
					讲授	示教	自学	考试	提问	考评	岗位能力	带教老师
	专业素质	入科介绍：环境、团队、纪录、制度、服务										
		沟通：客户、家属、医务人员之间有效沟通										
		慎独精神，无菌技术，不良事件的上报……										
	7S 管理	7S 管理：介绍抢救车等急救装置位置										
		7S 管理：护士站、诊断室等物品的定位放置										
	医院感染控制	院感：手卫生、针刺伤的预防、处理及上报										
		院感：一次性物品的管理规定及使用原则										
		院感：医疗废物的放置、运送、登记等管理规范										
	交接班	交接班：重点环节、安全隐患										
		交接班：纠纷、特殊客户										
		每日定时集体交班、各岗位临时书面、口头交班										
	基础技能	无菌技术：采血的护理要点及其意义										
		静脉采血：技巧及方法，并发症的预防及处理										
		静脉输液：流程、技巧及方法，并发症的预防及处理										
		CPR：流程、技巧及方法，并发症的预防及处理										
		手卫生										
		吸氧：技巧及方法，并发症的预防及处理										

日期时间	培训项目	培训内容	主讲人	学时	培训方式			考核方式			评价	
					讲授	示教	自学	考试	提问	考评	岗位能力	带教老师
	护理安全管理	不良事件处理：上报流程，无惩罚上报意义										
		不良事件处理：汇报、记录、保留器具、药品等										
		药品管理：抢救药等使用交接										
	前台	危急值：记录、汇报、处理、了解其相关正常值										
		如有正检单位，提前通知体检单位体检时间，体检护理要点										
		每备一个单位体检信息，备单内容（包括体检项目、单位信息）准确无误										
		登记信息准确无误										
		增加体检项目、更改体检项目、记账/现金收费准确无误										
		提前与营销部核实当日参加体检医生安排										
		体检单回收信息准确无误										
		应急方案准备内容准确无误										
		轮流一人提前到岗										
	采血编号	登记驾照体检，耐心解释，确保后续工作安排无误										
		提前通知当日体检各医技科室参检医生，并清点到岗时间										
		仔细核对客户静脉采血信息，采血管发放准确无误										
		及时处理因检验科发生的问题报告										
		采血室定期消毒，采血物品提前准备整齐										
		保证采血室良好的检查秩序，指导客户正确的按压方法及按压时间										

续表

日期时间	培训项目	培训内容	主讲人	学时	培训方式			考核方式			岗位能力	评价
					讲授	示教	自学	考试	提问	考评		带教老师
	超声录入	清点当日超声医生到岗时间										
		提前准备超声诊断室所用物品，保持整洁										
		仔细核对客户超声检查信息及检查项目										
		保证超声报告无错别字，与医生诊断内容一致										
		协调、灵活处理客户彩超检查时发生的纠纷										
	导检	负责监督所管通道及诊断室卫生，医生到岗情况										
		合理协调、分流各诊室体检人数										
		导检过程中形象管理（避免在导检区域长时间打电话、打哈欠）										
		不得擅自离岗，有事须向通道负责人请假或请人替岗										
		通道协作精神，服从安排，团结协作，灵活周到										
		指引客户高效完成体检										
	常用仪器的使用	采血自动编号机的使用及故障维护流程										
		超声机的使用、清洁、故障维护流程										
		其他常用仪器的使用、清洁、故障护流程										

续表

日期时间	培训项目	培训内容	主讲人	学时	培训方式			考核方式			岗位能力	评价 带教老师
---	---	---	---	---	讲授	示教	自学	考试	提问	考评		
	专科技能	医院放射影像系统、检验系统、超声系统的使用										
		体检系统的使用										
		一般检查（身高、体重、血压等）的测量										
		动脉硬化、骨密度检查、^{13}C呼气试验、肝纤维化检测、肺功能、人体成分检测的操作										
		信息系统：SOP、常见故障处理、维护求助										
	护理应急处理	低血糖及晕血										
		凝血功能低下										
		火灾应急：消防电话、通道、设备等应急策略										
		停电应急：客户、设备、环境等应急策略										
		掌握心肺复苏急救技术										

自我小结

签名

护士长考评：　　签名

考核项目	学时		考评	岗位能力	执行能力
	理论实际	技能实际	态度及≥80		
评教标准	优秀	良好	态度及规范	优秀 合格	执行能力 合格
	差等		提问		
考核结果					

备注：科室选择专科操作考试项目，未合格需重新培训，直至考核合格

表 3-17　护理人员专科考评标准

姓名：　　　　　年　月　日（标准分：现场检查、抽问 + 理论考试：100 分；操作实践：100 分）

考核项目	考评方式	考核标准	分值	得分
专业素质	现场抽问	①熟悉科室环境、团队精神、纪律要求、制度职责、服务理念等。②上班不玩手机、电脑游戏，不扎堆聊天，不看电视及与专业无关的杂志、书刊等。③不迟到、不早退、不旷工，无纠纷、投诉。④未经护士长同意不私自调班。⑤工作责任心强，主要表现：耐心、细心、诚心。⑥慎独精神要求，包括无菌技术操作，不良事件及时报等（一项不符合扣 1 分）	10	
仪表仪容	现场检查	①在岗仪表端庄，佩戴胸卡，准时上岗，衣帽整齐，穿工作鞋，不戴耳环、戒指、手镯，不着浓妆，头发不过肩，长发需戴发网，不留长指甲，不染指甲。②化淡妆，讲普通话。③服务态度热情、礼貌、积极主动、微笑服务（一项不符合扣 1 分）	5	
7S 管理	现场检查	①抢救车、氧气枕等急救装置定位放置及其处于功能状的意义。②其他物品的定位放置。③负责管理的诊断室区域卫生干净、整洁，仪器设备干净，提前检查运行状态。④熟悉 7S 管理的意义，有良好的管理习惯（一项不符合扣 2 分）	10	
交接班的内涵	现场抽问	①对象：特殊客户，在检客户。②内容：导检指引，重点环节，安全隐患，仪器设备。③形式：每日定时集体交班，各岗位临时书面、口头交班。④交接班记录、学习记录是否完整（一项不符合扣 1 分）	5	
医院感染控制	现场检查	①针刺伤的预防、处理及上报。②一次性物品管理规定及使用原则。③医疗废物放置、运送、登记等管理规范。④体检过程中严格遵循手卫生相关要求，规范执行手清洁，重点强调操作间洗手。⑤特殊时期的防护装备是否齐全。⑥各项医院感染指标的检测记录（一项不符合扣 5 分）	10	
安全管理实施	现场检查	①客户身份确认的制度，两项以上的确认方法，核对时由客户或家属回复姓名或年龄。②体检过程中，如前台、采血室、超声检查室需仔细核对客户信息。③采血前指导客户正确的按压方法，讲解体检过程中的护理要点。④抢救药品须班班交接，专人、专柜保管，使用后及时补充。⑤危急值有记录、汇报、处理跟踪，要求并了解其相关正常值（一项不符合扣 2 分）	10	
护理应急处理	现场检查记录本、抽问	①不良事件管理要求（应急处理、汇报、记录、保留器具及药品）。②火灾应急：消防电话、设备等应急策略。③停电应急：客户、设备、环境等应急策略。④能及时识别及处理低血糖、晕针晕血。⑤掌握心肺复苏急救技术。⑥信息系统应急处理（一项不符合扣 2 分）	10	

考核项目	考评方式		考核标准	分值	得分
护理重点专科知识	前台登记	现场检查	①如有正检单位，提前通知体检单位体检时间、体检护理要点。②每备一个单位体检信息，备单内容（包括体检项目、单位信息）准确无误。③登记信息准确无误。④增加体检项目、更改体检项目、记账/现金收费准确无误。⑤提前核实当日参加体检医生安排。⑥体检单回收信息准确无误。⑦应急方案准备内容准确无误。⑧早上轮流一人提前到岗。⑨登记驾照体检，耐心解释，确保后续工作安排无误（一项不符合扣1分）	10	
	采血岗位	现场检查	①提前通知当日体检各医技科室参检抽血医生，并清点到岗时间。②仔细核对客户静脉采血信息，采血管发放准确无误。③及时处理因检验科发生的问题报告。④采血室定期消毒，采血物品提前准备整齐。⑤保证采血室良好的检查秩序。⑥指导客户正确的按压方法及按压时间（一项不符合扣1分）	10	
	超声报告录入	现场检查	①清点当日超声医生到岗时间。②提前准备超声诊断室所用物品，保持整洁。③仔细核对客户超声检查信息及检查项目。④保证超声报告无错别字、与医生诊断内容一致。⑤协调、灵活处理客户与超声医生纠纷（一项不符合扣1分）	10	
	导检	现场检查	①负责监督所管通道及诊断室卫生、医生到岗情况。②合理协调、分流各诊断室体检人数。③导检过程中形象管理（避免在导检区域长时间打电话、打哈欠）。④不得擅自离岗，有事须向通道负责人请假或请人替岗。⑤通道协作精神，服从安排、团结协作。⑥指引客户高效完成体检（一项不符合扣1分）	10	
专科技能掌握	常用仪器使用	操作考核	①熟练掌握采血自动编号机的使用及故障维护流程。②熟练掌握超声机的使用、清洁，故障维护流程。③熟练掌握其他常用仪器的使用、清洁，故障维护流程（操作错误每项扣5分）	50	

考核项目	考评方式		考核标准	分值	得分
专科技能掌握	基本技能要求	操作考核	①熟练掌握医院放射影像系统、检验系统、超声系统的使用。②熟练掌握体检系统的使用。③一般检查（身高、体重、血压等）的准确测量。④动脉硬化、骨密度检查，^{13}C呼气试验，肝纤维化检测，肺功能、人体成分检测的操作。⑤无菌技术。⑥手卫生。⑦心肺复苏。⑧吸氧。⑨无菌采血技术。⑩静脉输液技术（操作错误每项扣5分）	50	

实得总分：　　　　　考核人员签名：

表 3-18　健康管理中心护士上岗 / 轮岗 / 定岗培训总结表

自我小结	
带教老师意见	
护士长意见	

第五节　健康管理中心实习进修教育培训管理制度

一、实习带教

为规范健康管理中心实习生带教管理，顺利完成实习生的教学计划并最终达到培养学生分析问题、解决问题、独立思考和独立工作的能力，从以下方面制定健康管理中心实习生管理制度。

二、实习管理组织结构

见图 3-5。

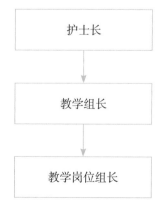

图 3-5　实习管理组织结构

三、实习管理组织责任

（一）教学护士长职责

（1）负责制订本科室教学计划及规章制度。

（2）参与和指导各项教学工作。

（3）检查教学计划的实施情况，予以合理指导。

（4）有计划地组织护理人员进行业务学习和技术训练。

（5）定期召开会议，了解情况，征求意见，及时总结及改进教学工作。

（二）教学组长职责

（1）积极参加科室各项教学任务，协助护士长做好教学管理工作。

（2）组织安排科室的各项教学活动。

（3）注重学员基本功训练和独立处理问题能力的培养。

（4）客观评价学员的实习情况。

（5）针对存在的问题，及时总结和反馈。

（三）教学岗位组长职责

（1）重视体检各个环节的带教工作，注重培养学员独立工作能力，做到放手不放眼，防止发生差错事故。

（2）负责实习计划的执行与完成，并严格要求，经常督促和检查学员工作，及时反馈教学情况，保证教学质量。

（3）学员每轮实习结束时负责填写实习学员评语及有关考核登记表。

（4）带教周期结束时，由参培人员填写评教调查表，对带教师资的带教态度、能力、操作规范性、知识丰富性等方面进行评价，对评价较差的带教老师采取谈话、提要求，直至取消带教资格等处罚措施。同时由带教老师对参培人员整体学习情况进行考核并书写带教评语，护士长督促审核。

（5）护士长每半年对培训情况进行一次总结，利用科学管理工具分析存在问题并进行改造，达到持续性改进的目的。

四、实习教学计划

（一）第一阶段

引导实习同学熟悉健康管理中心环境，了解科室工作流程，熟悉自己岗位上的具体工作及能够合理安排客户体检。

（二）第二阶段

让实习护士进一步掌握本职岗位工作，能在老师监督下，独立完成护理操作；让他们能够认识体检各项报告及了解重要指标的检查意义；给实习护士讲课一次。

（三）第三阶段

调换实习护士岗位，让他们接触到尽量多的岗位，学习到不同岗位的知识，也能单独解决一些岗位上出现的问题；带教老师不定期抽问，了解实习护士知识掌握情况。

（四）第四阶段

要求实习护士对科室整个工作流程熟知，能熟练解决客户提出的疑问；能够解析一些简单的报告，知道一些常见报告里的重要指标的意义。

（五）第五阶段

出科考试。根据科室具体情况出题，了解实习护士知识掌握情况；同时请实习护士匿名填写带教工作调查表，以促进我们及时发现并纠正带教过程中存在的问题，并进行带教质量的持续改进。

五、实习教学目标

根据学生不同的学历教学要求，制定不同层次的教学目标。

（一）中等护理专业学生

（1）专业思想巩固，学生自身素质提高。

（2）熟悉护理"三基"，即基本理论、基本知识、基本技能，了解专科护理的基本操作技能。

（3）运用所学知识，合理安排客户体检，学会与客户沟通。

（4）具备健康教育能力，能给客户提供健康教育。

（二）高等护理大专学生

（1）熟悉护理"三基"，即基本理论、基本知识、基本技能，了解专科护理的基本操作技能。

（2）掌握本科室的相关医学知识，有效地与客户进行沟通，掌握沟通技巧。

（3）掌握急救护理技术，具有应急处理能力。

（4）具有科研意识，撰写综述。

（5）指导查阅健康管理资料，具备健康教育能力，能给客户提供健康教育。

（三）高等护理本科专业学生

（1）熟悉护理"三基"，即基本理论、基本知识、基本技能，了解专科护理的基本操作技能。

（2）掌握本科室的相关医学知识，有效地与客户进行沟通，掌握沟通技巧。

（3）掌握急救护理技术，具有应急处理能力。

（4）具备对中专、大专学生的临床实习及教学能力，具有科研意识，结合健康管理护理实践寻找课题，撰写论文，开展护理小讲课，培养科研思维能力。

（5）具备健康教育能力，能给客户提供健康教育。

六、实习管理制度

（一）政治思想

（1）热爱护理工作，爱岗敬业，具有奉献精神。尊敬师长，团结互助，诚实守信。

（2）具有严谨的工作作风、良好的职业道德。

（二）仪表行为

实习人员着装应整齐规范，必须着工作服、工作裤（冬天），女生着近肤色丝袜（夏天），着白色工作鞋、工作帽，女生长发戴发网，短发齐耳，佩戴工作牌，不佩戴耳环、戒指上班，不涂脚、手指甲，不浓妆艳抹。行为举止文雅规范，具有良好的站、坐、行姿，不勾肩搭背，文明用语，使用普通话，礼貌微笑待人。

（三）组织纪律

（1）实习人员做到不迟到、不早退和旷工，不随意离岗。

（2）上班时间：工作日：上午 8∶00～12∶00，下午 2∶00～5∶30，岗位相对固定；

周末：上午 8 ∶ 00 ～ 12 ∶ 00，下午休息，周末岗位另行安排（如遇周末临时有事请于周四前告知总带教老师）。法定节假日：按国家规定放假。

（3）实习期间不得无故离院，否则不予办理实习结业手续。

（4）实习期间因患病不能坚持上班，需持我院病情证明出具书面请假条，不得电话请假。超过 1 天的事假需由教培处或学校开具盖有红章的证明，并补假。

（四）业务工作

（1）坚持以客户为中心，服务热情、周到、细致。

（2）有高度的同情心和责任感，做到眼尖、腿勤、手勤、嘴甜，不厌其烦地满足客户的需求。

（3）熟悉健康管理中心的体检流程及各岗位工作，工作积极主动，努力出色完成各项工作任务。

（4）积极参加科室各种业务学习，刻苦努力，圆满完成实习任务。

（5）实习生应加强相关法律法规学习，增强法律意识，熟悉技术常规，杜绝医疗护理事故的发生。

（6）遵守医院的规章制度和操作规程，凡在实习期间出现差错事故，按照规定对其造成的后果追究当事人的责任，如有违章、违反医院规定、损害科室形象和利益者，将按有关规定进行处理并退回护理部。

七、实习休假制度

（1）周六 / 周日上午上班，具体岗位另行通知，周五下班前务必熟悉周末所在岗位的工作职责，第二周工作日下午安排调休。

（2）周六 / 周日下午固定休息，不上班，实习同学每周有两天休假。

（3）周末只上了一个半天的同学在第二周的工作日下午予以补休 1 个半天。

（4）国家法定节假日，如五一、国庆、春节等，按照国家要求放假。

（5）周末根据岗位需求随机排班，如果周末有事请务必在排班前（截止每周四下午下班前）告诉总带教老师，可适当进行调整，如果无法调整，按要求上班。

（6）实习同学之间不得自行换班、换岗，如有合理要求必须征求带教老师同意。

八、实习请假制度

（1）实习同学因事假、病假，或其他需要请假不超过 1 天的情况，可以根据科室工作安排，经楼层带教老师同意并签字后将请假条递交给总带教老师存底，实习期间请假不得超过 2 天。

（2）请假超过 1 天（不包括 1 天），必须到教育培训处找教育培训部老师签字盖章，并将假条递交给总带教老师存底。实习结束后需补实习（请假天数），再签实习鉴定。

九、进修带教

为加强健康管理中心对进修人员的管理，确保科室护理教学的规范化，提高护理教学水平，顺利完成护士进修的教学计划并最终达到培养学生分析问题、解决问题、独立思考和独立工作的能力，遵照卫生部医管司下发的《三级综合医院评审标准实施细则（2011 年版）》精神及我院《关于进修、参观学习的管理规范（2012 年版）》规定，我中心特制定《健康管理中心护士进修管理规定》，内容如下，请遵照执行。

（一）主送部门

护理部。

（二）进修条件

1. 招收条件

（1）身体健康，从事健康管理护理专业。

（2）持有护士执业证书并按规定注册。

（3）从事健康管理护理工作。

（4）进修人员选送单位与执业地点一致。

（5）能胜任进修岗位护理工作。

2. 招收时间

根据我院护理部安排，每年3月、6月、9月、12月，分4次集中接受进修，进修期限可为3个月、6个月。具体招收安排详见医院官网–护理–科研教学。

3. 期限及费用

进修期限分为3个月、6个月；进修费用为400元/月，集团医院免费，食宿费用自理。

4. 进修流程

见图3-6。

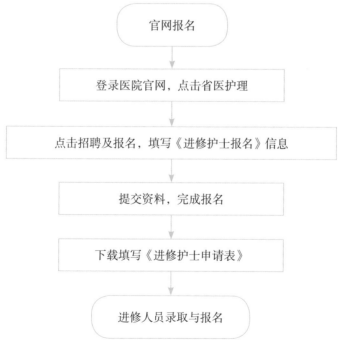

图3-6　进修流程

5. 进修报到要求

报到材料：进修申请表、身份证、护士执业证书原件及复印件（护士执业证的执业地点须与派出单位一致）、一寸免冠照2张。

报到时间、地点：以录取通知书上时间为准。

进入科室报到第二天早上，着工作服、佩戴工作牌到科室护士长处报到。

6. 考核结业

（1）过程考核：进修人员按照《护士进修手册》要求完成相应学习内容；完整填写《护士进修手册》；带教老师、护士长按照《护士进修手册》要求，对进修人员临床操作、理论学习、参会学习、职业德道、业务水平等进行考评；科护士长对考评结果进行审核。

（2）结果考核：考核包括个人自评，带教师资、护士长专科理论知识及技能操作考核，给出综合考评意见；科护士长对考评结果进行审核，对于进修人员工作突出者，推荐为优秀学员。

7. 结业证办理

（1）时间：进修结业前1周（周一除外）。

（2）提交材料：一寸照片1张，《护士进修手册》。

（3）证书及学分：进修6个月者，护理部发《进修结业证书》，授予Ⅱ类继教育学分25分。

（4）进修3个月者，护理部发《进修证明》，授予Ⅱ类继教育学分12分。

8. 休假、请假规定

（1）在进修期间享受国家法定节假日（不享受婚假、探亲假）。

（2）进修期间请事假，3天及以下向科室护士长书面申请，护士长排班表上备注；3天以上须持单位证明（内容包括请假原因、起止时间并加盖公章），经护理部批准，完成科室交接后方可离院（证明材料在科室及护理部留档）。

（3）进修期间请病假者，需持我院相应专科医生出具的病假休息证明；如属急病可先行口头请假，以后补齐病休证明。

（4）除卫健委及以上级别公务请假（3天及以下）外，其他请假须补齐请假时间后方能取得相应结业证明；进修资格保留1年。

9. 其他注意事项

（1）进修护士执照未变更者不得独立上岗，必须在带教师资指导下开展各种护理操作。

（2）进修培训期间出现以下情况者，中止进修，退回原单位并依法追究相应责任：违反医院及科室规章制度，破坏医院形象，造成恶劣影响；不服从科室管理、工作安排；私自轮转科室、调班、缩短或延长培训时间；不遵守医院劳动纪律，无故迟到、早退、旷工；发生护理不良事件。

（三）进修目的

（1）根据进修护士所在原单位的实际岗位（及情况）确定进修目的。

（2）明确护士进修教学内容、教学计划、教学执行过程、教学考核等。

（3）确保护士进修的带教质量，避免发生教学事故和护理不良事件。

（四）进修岗位

见表3-19。

表 3-19 进修岗位

时间	岗位	进修内容
检前	外联办、个人咨询室	检前体检项目的确定、预约，协调门诊各个科室等
检中	前台	了解体检登记、备单及其他事件的处理流程
	采血室	了解智能采血设备的操作及应急预案的处理
	一般检查	掌握病史采集
	^{13}C	掌握检查意义、禁忌证及其他注意事项
	动脉硬化	
	X 线骨密度	
	人体成分、内脏脂肪	
	肺功能	
	肝纤维化	
	彩超录入	了解各项指标的专业话术
	影像登记	了解登记流程及协调工作
	导检	掌握各诊室的分部，合理协调客户错峰体检
检后	资料整理组	了解各项工作流程
	资料核对组	
	资料装订	
	医生总检、总审	了解总检词及总检要求
	报告咨询	了解如何解读体检资料
	检后服务部	了解报告的发放，处理投诉事件等
	健康管理办公室	了解如何开展健康管理及意义

（五）适用范围

健康管理中心护理人员。

（六）管理组织责任

1. 教学护士长职责

（1）负责制订本科室的教学计划及规章制度。

（2）参与和指导各项教学工作。

（3）检查教学计划的实施情况，予以合理指导。

（4）有计划地组织护理人员进行业务学习和技术训练。

（5）定期召开会议，了解情况，征求意见，及时总结及改进教学工作。

2. 教学组长职责

（1）积极参加科室各项教学任务，协助护士长做好教学管理工作。

（2）组织安排科室的各项教学活动。

（3）注重护士进修基本功训练和独立处理问题能力的培养。

（4）客观评价护士进修的学习情况。

（5）针对存在的问题，及时总结和反馈。

3. 教学岗位组长职责

（1）重视临床带教工作，注重培养护士进修独立工作能力，做到放手不放眼，防止发生差错事故。

（2）负责护士进修学习计划的执行与完成，并严格要求，经常督促和检查护士进修工作，及时反馈教学情况，保证教学质量。

（3）护士进修每轮学习结束时负责填写其评语及有关考核登记表。

（4）带教周期结束时，由参培人员填写评教调查表，对带教师资的带教态度、能力、操作规范性、知识丰富性等方面进行评价，对评价较差的带教老师采取谈话、提要求，直至取消带教资格等处罚措施。同时由带教老师对参培人员整体学习情况进行考核并书写带教评语，护士长督促审核。

（5）护士长每半年对培训情况进行一次总结，利用科学管理工具分析存在问题并进行改造，达到持续性改进目的。

（七）教学计划

见表 3-20 和表 3-21。

（1）第一阶段：引导护士进修熟悉健康管理中心环境，了解科室工作流程，熟悉自己岗位上的具体工作及能够合理安排客户体检，制定进修目标。

（2）第二阶段：让护士进修进一步掌握本职岗位工作，能在老师监督下，独立完成护理操作；让他们能够认识体检各项报告及了解重要指标的检查意义；给护士进修讲课一次。

（3）第三阶段：调换护士进修岗位，让他们接触到尽量多的岗位、学习到不同岗位的知识，也能单独解决一些岗位上出现的问题；带教老师不定期抽问，了解护士进修知识掌握情况。

（4）第四阶段：要求护士进修对科室整个工作流程熟知，能熟练解决客户提出的疑问；能够解析一些简单的报告，知道一些常见报告里的重要指标的意义。

（5）第五阶段：出科考试。根据科室具体情况出题，了解护士进修知识掌握情况；同时请护士进修匿名填写带教工作调查表，以促进我们及时发现并纠正带教过程中存在的问题，并进行带教质量的持续改进。

表 3-20 健康管理中心进修安排（3 个月）

进修人： 单位： 联系电话： 职称/职务：

进修时间： 进修目标： 岗位安排：

时间（周）	岗位/部门	负责人
2	上午：个人咨询组，了解体检项目及其检查意义，如何合理制定个性化体检项目 下午：资料打印、装订组，了解装订流程，熟悉医生总检结论词	上午： 下午：
1	上午：营销办公室，了解如何制定团体体检项目，及协调安排工作 下午：检后服务部，了解团体报告的发放，处理应急事件，协调、安排检后服务工作；设备管理，抽空了解	上午： 下午：

时间（周）	岗位/部门	负责人
2	上午、下午前台的登记、备单流程	前台组长
2	上午：通道导检，了解如何合理分流，错峰体检，如何加强导检人员之间的配合和与客户之间的交流 下午：团队资料整理组，了解资料收集流程，危急值的初筛与通知	上午： 下午：
2	上午：X线骨密度、肺功能，了解检查意义、方法及其注意事项，报告的解读 下午：团队电脑核对组，了解电脑核对流程	上午： 下午：
2	上午、下午：团队总检、总审报告，熟悉掌握报告结论词，诊断标准	医生组长
2	上午：动脉硬化检查，了解检查意义、方法及其注意事项，报告的解读 下午：团队资料录入、纸质核对组，了解录入、核对流程，危急值的通知	上午： 下午：

进修成果：

表 3-21　健康管理中心进修安排　（6 个月）

进修人：　单位：　联系电话：　职称/职务：　进修时间：

进修目标：　岗位安排：

时间（周月）	岗位/部门	健康管理中心负责人
3	上午：VIP 导检，了解如何合理分流、错峰体检、人性化服务，如何加强导检人员之间的配合和与客户之间的交流，了解骨密度、动脉硬化、肺功能等检查项目的操作及意义 下午：资料整理、装订组，了解资料收集流程，危急值的初筛与通知	
2	上午、下午：团队营销办公室，了解单位团检检前流程，预约补检流程等	
3	上午、下午：健康管理，了解健康管理开展的具体内容	
3	上午：个人通道导检，了解如何合理分流，错峰体检，如何加强导检人员之间的配合和与客户之间的交流 下午：检后服务部，了解团体报告的发放，处理应急事件，协调、安排检后服务工作	
2	上午：个人人体成分、内脏脂肪、体重管理，了解其检查意义、方法及注意事项 下午：健康管理，了解健康管理开展的具体方面	
4	上午 VIP：动脉硬化、肺功能、^{13}C、内皮检测，X 线骨密度检测，了解检查意义、方法及其注意事项，报告的解读 下午：资料核对组，了解电脑核对流程	
2	上午：个人咨询组，了解体检项目及其检查意义，如何合理制定个性化体检项目 下午：资料打印、装订组，了解装订流程	

时间（周月）	岗位/部门	健康管理中心负责人
3	上午：个人通道导检，了解如何合理分流，错峰体检，如何加强导检人员之间的配合和与客户之间的交流 下午：检后服务部，了解团体报告的发放，处理应急事件，协调、安排检后服务工作	
2	上午：团队通道导检，了解如何合理分流，错峰体检，如何加强导检人员之间的配合和与客户之间的交流 下午：团队资料整理组，了解资料收集流程，危急值的初筛与通知 上午、下午前台的登记、备单流程	

（八）进修考核

（1）进修结束进行考核，护士长及带教老师对其平时的表现、医生意见反馈进行考核。

（2）理论考核分，基础及专科两部分共 100 分，技术操作 100 分。

（3）是否发生不良事件。

（4）严守保护性医疗制度。不得自作主张、擅自行事，以防止发生医疗差错和事故。

（5）在本院进修期间不遵守医院规章制度、不服从调配的人员，科室直接退回教培部。

（九）管理制度

1. 政治思想

（1）热爱护理工作，爱岗敬业，具有奉献精神。尊敬师长，团结互助，诚实守信。

（2）具有严谨的工作作风、良好的职业道德。

2. 仪表行为

护士进修着装应整齐规范，必须着工作服、工作裤（冬天），女生着肤色丝袜（夏天），着白色工作鞋、工作帽，女生长发戴发网，短发齐耳，佩戴工作牌，不佩戴耳环、戒指上班，不涂脚、手指甲，不浓妆艳抹。行为举止文雅规范，具有良好的站、坐、行姿，不勾肩搭背，文明用语，使用普通话，礼貌微笑待人。

3. 组织纪律

（1）护士进修做到不迟到、不早退和旷工，不随意离岗。

（2）上班时间：工作日：上午 7：00～12：00，下午 2：00～5：30，岗位相对固定。

4. 业务工作

（1）坚持以客户为中心，服务热情、周到、细致。

（2）有高度的同情心和责任感，做到眼尖、腿勤、手勤、嘴甜，不厌其烦地满足客户的需求。

（3）熟悉健康管理中心的体检流程及各岗位工作，工作积极主动，努力出色完成各项工作任务。

（4）积极参加科室各种业务学习，刻苦努力，圆满完成实习任务。

（5）护士进修应加强相关法律法规学习，增强法律意识，熟悉技术常规，杜绝医疗护理事故的发生。

（6）遵守医院的规章制度和操作规程，凡在学习期间出现差错事故，按照规定对其造成的后果追究当事人的责任，如有违章、违反医院规定、损害科室形象和利益者，将按有关规定进行处理并退回护理部。

参考文献

［1］刘婷，孙丽，赵小兰，等.探讨体检路径在健康管理中心护理服务中的影响 [J]. 实用临床护理学电子杂志，2017，2（10）：18-20.

［2］李淼，苏霖，任晓虹，等.医疗改革体制下全科护理的研究进展 [J]. 世界最新医学信息文摘，2017，17（8）：51-53.

［3］桂文伟.全科护理在基层医院护理中的应用分析 [J]. 世界最新医学信息文摘，2019，19（64）：300.

［4］徐锡梅，宣立娟.健康体检路径在健康管理中心优质护理服务中的应用效果分析 [J]. 中国医药指南，2013，08（23）：311-312.

［5］周贵兰，叶春燕，刘询.健康体检路径在健康管理中心优质护理服务中的应用效果观察 [J]. 内蒙古医学杂志，2016，48（9）：697-700.

［6］陈秀金.健康体检路径在健康管理中心优质护理服务中的应用效果分析 [J]. 实用医学研究与实践 2016，1（17）：146-148.

［7］Kanamori Shogo, Castro Marcia C, Sow Seydou, Matsuno Rui, CissokhoAlioune, JimbaMasamine. Impact of the Japanese 5S management method on patients′ and caretakers′ satisfaction: a quasi-experimental study in Senegal[J]. Global health action, 2016, 9.

［8］孔春燕.程序化护理在健康管理中心的应用效果 [J]. 中国民康医学，2019，31（22）：160-162.

［9］邓西平.健康管理中心护理工作中加强护理质量管理的价值及对漏诊率的影响 [J]. 临床医药实践，2020，29（3）：223-225.

［10］薛红丽.细节护理在健康管理中心查体中的实施效果观察 [J]. 国际感染病学（电子版），2020，9（2）：219-220.

［11］潘传凤，鲁慧，吴恩玲.细节服务在健康管理中心的作用 [J]. 中国校医，2019，33（12）：955-957.

［12］董玉赢.细节护理对体检者依从度及护理满意度的影响分析 [J]. 中西医结合心血管病电子杂志，2019，7（34）：136.

［13］朱全美.细节护理在健康管理中心查体中的应用效果 [J]. 中国农村卫生，2019，11（22）：12.

［14］张小红.“6S”管理模式在外科护理中的应用效果 [J]. 中医药管理杂志，2017，25（3）：54-55.

［15］黄定凤，李京波，刘冬姣.应用6S管理模式提高临床护理管理质量[J].护理学杂志，2015，30（13）：20-21，35.

［16］王兰芝，闫红丽，邵巧云.6S管理模式应用于临床护理管理的实践与效果[J].卫生职业教育，2015，33（5）：139-141.

［17］李蕊岑，洋翰玮，冯超，等.精细化管理用于降低健康管理中心人力资源成本的实践[J].中国卫生事业管理，2019，36（5）：342-344.

［18］蔡伦华，蔡雪婷.细节护理应用于门诊体检采血室护理工作的临床价值及可行性[J].临床检验杂志（电子版），2019，8（1）：142-143.

［19］李沙莎.精细化管理在神经内科护理管理中的应用分析[J].临床研究，2017，25（7）：152-152.

［20］王延洋，戴璟，李海滨.精细化管理在医院管理中的应用[J].中国医疗设备，2016（s1）：79.

［21］熊利泽.医院精细化管理的实践与思考[J].中国护理管理，2017，17（7）：870-871.

［22］张桂英，关捷，储进.以精细化管理缩短术前平均住院日[J].中国卫生质量管理，2016，23（2）：39-41.

［23］杨玲，王波.精细化管理在消化科病房护理工作中的应用[J].检验医学与临床，2017，14（A02）：235-236.

［24］何梅，周忠杰，陈涛，等.精细化护理质量管理模式在中西医结合手术室的应用[J].世界中医药，2017（a02）：2.

［25］盛文奇，张雪静，李志光，等.医院科研精细化管理的实践体会[J].中华全科医学，2017，15（12）：2136-2140.

［26］沈婷.浅析健康管理中心实施细节护理服务的体会[J].世界最新医学信息文摘，2017（40）：249-250.

［27］李巧燕，王慧.细节护理在健康管理中心护理服务中的应用研究[J].中外医学研究，2018（2）：127-128.

［28］黄萍，覃素娇，罗珍玉，等.细节护理在健康管理中心护理服务中的应用效果观察[J].中国卫生标准管理，2017，8（18）：176-177.

［29］杜立卓.眼科门诊护理管理中应用人性化护理的价值[J].医学美学美容，2019，28（16）：129-130.

［30］王芳.人性化护理模式在眼科门诊护理管理工作中的探讨[J].中国当代医药，2016，23（29）：153-155.

［31］张丽梅，王春明，鲍迎春，等.精细化管理对高血压患者治疗依从性的研究[J].心脑血管病防治，2015，20（1）：48-49.

［32］刘红晓.门诊抽血室人性化护理服务模式的应用价值分析[J].中国妇幼健康研究，2017，28（S3）：172-173.

［33］高拉米，李玉梅.门诊服务流程的研究进展[J].中华现代护理杂志，2017，23（32）：4174-4177.

［34］张润芳，段培芳，刘瑞，等.外科门诊患者护理服务中运用人性化护理教育的效

果 [J]. 中国医药导报，2017，14（32）：155.

［35］徐晓宏. 人性化护理服务模式在眼科门诊护理管理工作中的应用价值分析 [J]. 中国医药指南，2019，17（6）：238-239.

［36］高颖. 人性化护理服务模式在眼科门诊护理管理工作中的作用 [J]. 中国卫生产业，2018，15（21）：79-80.

［37］蒋丽萍，潘婷. 个性化护理管理对眼科患者视力控制及预后的影响 [J]. 护理实践与研究，2018，15（10）：79-80.

［38］陈怡，胡海双，陈华蓉，等. 眼科门诊护理管理中应用人性化护理的价值 [J]. 中医药管理杂志，2017，25（23）：50-52.

［39］李敏. 人性化护理服务模式在门诊护理管理工作中的应用 [J]. 世界最新医学信息文摘，2017，17（84）：219+222.

［40］刘翠平. 探讨人性化护理服务在医院健康管理中心临床应用中的应用价值 [J]. 中国医疗设备，2017，10（2）：15-16.

［41］邓楠. 优质护理干预应用于门诊采血室的护理效果分析 [J]. 实用临床护理学杂志（电子版），2018，3（29）：63-64.

［42］刘春艳，李卉梅，陈俊锋，等. 优质护理在门诊采血室护理工作中的应用 [J]. 临床医药文献电子杂志，2019，6（91）：4-6.

［43］朱莉丽. 细节管理在血站采血工作中的应用及效果 [J]. 中国卫生产业，2015，12（27）：190-192.

［44］崔秀格. 人性化服务应用于门诊采血室护理的效果评价 [J]. 中国实用医药，2019，14（18）：183-184.

［45］那竹惠，刘雪莲，杨鸣春，等. 门诊采血室开展优质护理服务中患者满意度调查分析 [J]. 云南医药，2018，39（5）：70-471.

［46］赵巧红，朱敏，唐燕芳，等. 科学化、个性化健康教育在健康管理中心实施中的应用效果 [J]. 国际护理学杂志，2019，38（6）：759-761.

［47］史力群，张燕，刘永春，等. 精准发力提升基层医疗服务能力 [J]. 现代医院，2019，19（7）：941-943-948.

［48］黄华. 浅谈医院精细化管理 [J]. 经贸实践，2017（24）：200.

［49］孙博. 精细化健康体检管理模式在健康管理中心应用效果探究 [J]. 中国卫生产业，2015，12（29）：51-53.

［50］米娟. 精细化健康体检管理模式在健康管理中心应用效果评价 [J]. 中国卫生产业，2015，13（13）：128-130.

［51］乔珍，姜美琳. 影响体检护理质量的相关因素及解决对策 [J]. 世界最新医学信息文摘，2017，17（6）：197-198.

［52］尹国华，王梅，宋海燕. 品管圈工作模式在护理质量管理中的成效分析 [J]. 微量元素与健康研究，2016，33（3）：54-55.

［53］蒋海泥，李刚，夏海朋，等. 医院质量管理新思路：精细化管理与品管圈联应用 [J]. 中国卫生质量管理，2017，24（2）：71-73.

［54］吴健红. 品管圈在提升健康管理中心服务水平中的应用效果 [J]. 中医药管理杂志，

2016，24（12）：146–148.

［55］冯梅，王磊，程永忠，等.以质量教育为核心全面推动品管圈活动 [J]. 中国卫生质管理，2017，24（1）：42–44.

［56］沈冬梅.品管圈在持续改进护理质量管理中的应用效果观察 [J]. 医学理论与实践，2017，30（1）：155–156.

［57］李克佳，于俊叶，胡建军.品管圈在医院护理质量持续改进中的效果评价 [J]. 解放军医院管理杂志，2016，23（8）：793–795.

［58］徐洪霞.精细化管理模式在健康管理中心的应用情况分析 [J]. 中国卫生产业，2017，14（5）：31–32.

［59］吴晓霞，李庆玲，张淑春.精细化健康体检管理模式在健康管理中心中的应用研究 [J]. 当代医学，2017，23（34）：160–161.

［60］李海生.医院管理中精细化管理的实践应用分析 [J]. 中国管理信息，2017，20（5）：109–110.

［61］江文，欧萍，吴翠俐，等.精细化人力资源管理提升医院服务品质的实践探索 [J]. 中国医药导报，2016，13（28）：152–154.

［62］唐怀蓉，曾莉，冯超，等.以精细化为抓手切实提升健康管理中心工作 [J]. 中国卫生事业管理，2016，33（4）：262–263.

［63］吴伟晴.健康管理中心精细化管理探索 [J]. 解放军医院管理杂志 [J]. 2014，10（10）：966–968.

［64］陈姚，何谦，冷容，等.精细化管理在健康体检中的应用 [J]. 华西医学，2015，30（9）：1773–1775.

［65］吴迎春，尹芳.精细化管理给力医院发展 [J]. 经济师，2015（10）：268–269.

［66］石洁梅.推行精细化管理的重要性 [J]. 经济师，2015（7）：265–266.

［67］郭建民.精细化管理在医院医疗设备管理中的应用 [J]. 中国医疗器械信息，2017，23（18）：140–141.

［68］朱安全.某公立医院成本精细化管理研究 [D].《安徽医科大学硕士论文》013，04–01.

［69］石卓丽.门诊分诊导诊精细化护理服务体会 [J]. 世界最新医学信息文摘，2017，17（70）：192.

［70］黄孝玉.护理管理实践中精细化管理的运用 [J]. 实用临床护理学电子杂志，2017，2（20）：184–185.

［71］蔡爱华，刘树立.精细化设计理念在军用电子信息装备中的思考与应用——细节决成败 [J]. 中国电子科学研究院学报，2017，12（4）：333–336+370.

［72］王巧红.以人为本的精细化管理初探 [J]. 统计与管理，2013（3）：105.

［73］吴洁，蒋菊芳."5S"管理在门诊药房管理中的应用 [J]. 中医药管理，2017，25（18）：77–78.

［74］刘犟.精细化管理在全责护理模式下护理质量管理中的应用效果 [J]. 实用临床护学电子杂志，2017，2（37）：140+143.

［75］王中梅.品质圈在临床护理质量管理中的应用 [J]. 中国实用医药，2014，9（32）：

262–263.

［76］高国兰，沈吉云，吕聪，等 . 基于 PDCA 循环的"品管圈"应用 [J]. 中国医院院报，2015（Z1）：142–143.

［77］黄守清，蔡穗珍，林建著，等 . 精细化管理在健康体检中的应用 [J]. 医院管理理论 [J]. 2012，29（12）：61–63.

［78］钟郁鸿，孙翠红，陈艳 . 老年群体体检流程的精细化管理 [J]. 中国护理管理，2014，14（10）：1106–1108.

［79］元传霞 . 专题研究培训模式在本科生社区服务中心临床实习阶段的应用研究 [J]. 科技视界，2017（24）：31–32.

［80］候洁，龚海，柴斌英，等 . 临床医学专业本科生社区实践教学方式改革研究 [J]. 中国卫生产业，2018，15（33）：121–122.

［81］高维杰，王沁珊，厉晓丽，等 . 我国社区护理学实践教学研究进展 [J]. 护理学杂志，2017，32（10）：107–110.

［82］刘秀梅，吴浩 . 全科医学方庄社区培训基地教学模式探索 [J]. 中华医学教育探索杂志，2014，13（3）：267–270.

［83］袁小毛，杨青平，徐青芳 . 以护理职业发展需求为核心构建实习护生特色培训体系 [J]. 全科护理，2017，15（26）：3314–3315.

［84］苏晓红，石榴 . 设立院感监控护士对医院感染管理质量的影响 [J]. 实用妇科内分泌杂志（电子版），2017，4（26）：40+43.

［85］刘云娟，徐碧金 . 分层次培训在护理实习生实习带教中的应用效果 [J]. 世界最新医学信息文摘，2017，17（71）：218.

［86］张翠红，邓江萍 . 护理软技能培训对助产专业学生临床实习认可度的影响 [J]. 卫生职业教育，2017，35（6）：109–110.

［87］伍湘蕾 . 基层医院加强护理管理对提升院感防控水平的研究 [J]. 中国卫生产业，2017，14（8）：183–184.

［88］董业丛 . 医院感染质控小组在新生儿科院感防控中的应用 [J]. 中国卫生标准管理，2017，8（4）：130–131.

［89］韩敏 . 分层次培训在护理实习生实习带教中的应用效果分析 [J]. 中外医学研究，2017，15（4）：157–158.

［90］孙聪，邹玉萍，马丽 . 行为导向教学法用于临床实习前护理技能培训的效果研究 [J]. 实用医药杂志，2017，34（1）：63–66.

［91］侯方华，孙媛媛，薛加玲，等 . 结合护理不良事件案例分析对实习护生进行静脉输液操作培训的实践与体会 [J]. 中国继续医学教育，2017，9（1）：29–31.

［92］樊胜彬 . 基层医院医务人员手卫生现状及院感管理探究 [J]. 中国医疗设备，2016，31（S1）：68–69.

［93］赵妤聪，张亚楠，冷雪芹 . 护理礼仪培训在本科护生临床实习中的效果评价 [J]. 内蒙古医学杂志，2016，48（12）：1531–1533.

［94］王玮，任秋爱 . 以护理职业能力培养为核心，构建实习护生特色培训体系 [J]. 才智，2016（36）：27.

［95］蔡庆连，林梅清，卓雪芳，等.某医院 ICU 院感目标性监测结果分析 [J]. 海峡预防医学杂志，2016，22（6）：59-61.

［96］郭文慧，蔡益民，丁久洪，等.短期强化培训在实习护生社区护理中的应用 [J]. 齐鲁护理杂志，2016，22（23）：111-112.

［97］Peace Mary. Changing Sentiments and the Magdalen Hospital: Luxury, Virtue and the Senses in Eighteenth-Century Culture[M]. Taylor and Francis: 2016-11-25.

［98］庞静，胡进晖，蔡益民.重症护理培训提高护生实习效果的观察 [J]. 全科护理，2016，14（32）：3428-3429.

［99］杨阳，周宜芳，李丹.行动学习法在护理专业实习学生岗前培训中的应用效果 [J]. 中华医学教育杂志，2016，36（5）：719-722.

［100］樊冬梅.某校临床医学专业学生实习前护理基本技能培训尝试与思考 [J]. 现代医药卫生，2016，32（18）：2921-2922.

［101］黄文利，龚桂荣.护理专业学生实习前安全培训减少护理不良事件的效果 [J]. 中国校医，2016，30（9）：700-701.

［102］柯燕燕，马丽萍，李春志.自评互评教学法在神经外科大专实习护生护理操作技能培训中的应用 [J]. 护理学报，2016，23（16）：9-11.

［103］魏秀文，罗燕帆，王丽艳.能级进阶模式培训对实习护士护理技能和不良事件发生的影响 [J]. 护理实践与研究，2016，13（12）：124-125.

［104］郭琼萍，王巍.综合性情景模拟演练在护生实习前护理培训中的应用研究 [J]. 中西医结合护理（中英文），2016，2（4）：149-150+162.

［105］陈根红，刘洁珍.反转式教学模式在临床实习本科护生基础护理操作培训中的应用 [J]. 现代临床护理，2016，15（4）：40-43.

［106］孙会，赵霞.对实习前护生进行护理技能培训及综合教育的效果评价 [J]. 社区医学杂志，2016，14（5）：71-72.

［107］董娟，余天驰，樊蓉，等.实习阶段护理本科生科研能力与培训需求的综合分析 [J]. 解放军护理杂志，2016，33（1）：63-66+70.

［108］陈焕芬，韩淑花，王向丽.高职护理专业学生实习前综合培训对减轻学生实习心理负担的效果分析 [J]. 吉林教育，2016（2）：144-145.

［109］刘璐，胡化刚，李惠玲，等.以关怀体验为导向的实习前护理本科生综合能力培训与思考 [J]. 中华护理杂志，2016，51（1）：79-83.

［110］陈莹莹，刘洪娟，方汉萍.行动导向教学法在实习护生护理技能培训中的应用 [J]. 护理研究，2016，30（1）：73-76.

［111］李久霞，曹雪.实习前基础护理操作技能培训中反思性学习的应用分析 [J]. 世界最新医学信息文摘，2015，15（98）：167+196.

［112］吴久红，李再云，吴小红.实习护生岗前培训前后护理风险认知调查 [J]. 齐齐哈尔医学院学报，2015，36（34）：5244-5245.

［113］杨青，王国蓉，黄敏，等."集中—跟进式"模式在护理临床实习总带教老师培训中的应用 [J]. 国际护理学杂志，2015，34（16）：2273-2275.

［114］于蓉.情景模拟教学法在实习前手术室护理培训教学中的应用 [J]. 科技展望，

2015，25（18）：231.

［115］任翠仙，赵新娜 . 护理问诊纳入实习护生岗前培训的相关探讨 [J]. 临床合理用药杂志，2015，8（16）：173-174.

［116］宋玉霞 . 综合性情景模拟演练在护理本科生实习前护理培训中的应用研究 [D]. 青岛大学，2015.

［117］宋玉霞，王宁，王丹倩，等 . 综合性情景模拟演练在护理本科生实习前护理培训中的应用 [J]. 护理实践与研究，2015，12（2）：125-127.

［118］余芳，闫冰 . 护理实习生分层次培训在实习带教中的作用 [J]. 中国现代药物应用，2014，8（22）：220-221.

［119］罗小华，刘益 . 加强护理专业学生实习前职业道德培训的重要性 [J]. 医学周刊，2014（28）：47.

［120］王伟 . 大专男护生实习前行优质护理相关培训的效果分析 [A]. 上海市护理学会、第二届上海国际护理大会论文摘要汇编 [C]. 上海市护理学会：上海市护理学会，2014：1.

［121］张小红，杨志敏，何红，等 . 组内合作式培训对实习护士护理技能及培训满意度的影响 [J]. 中国护理管理，2014，14（9）：958-960.

第四章　PDCA 护理质量管理

第一节　护理质量管理制度

一、概述

PDCA 是一种程序化、标准化、科学化的管理方式，包括 4 个阶段：计划（plan），实施（do），检查（check），处理（action），本质是发现问题和解决问题。

健康管理护理质量管理是对各护理岗位的工作情况进行检查与评估，通过不同的角度，寻找和发现问题，拟定解决方案，与各组组长及组员充分沟通和协调的基础上更好地有效完成工作，使出错率和投诉率降至最低，使各个环节的工作能更好、更顺利地进行。健康管理护理质量控制管理制度的形成与健康管理护理工作的专业特点密切相关，护理质量控制管理制度覆盖护理工作的全过程对确保健康护理工作质量起到决定性作用。

二、管理体系及实施要求

护理工作质量管理小组在医院护理部的指导下开展质控工作，实现工作小组自查、科室抽查/专查、医院护理部的院—科—小组三级工作框架。调查了解科室健康体检和健康管理相关工作现状，根据功能和流程设置详细的岗位职责和质量安全控制考核标准。

（一）人员准备

健康管理护理工作质量管理小组成员包括组长、环节质控组长、质控专家团队、相关小组成员。质控小组组长由护士长担任，负责全科医疗、护理质量和安全的工作计划、监督，以及接受医院质控部门的指导和工作部署。岗位组长为环节质控组长，负责全科护理质量的监督、检查、指导、评比、奖惩的统筹协调，每月收集各小组的质控自查报表，与质控小组组长讨论进入质控工作会的事件，组织召开质控工作会和安排质控抽查，并做好资料的上报与通报；每月对科室质控典型事件进行全科通报，并组织科室全体护士学习持续质量改进理论知识。质控专家团队由院内专家组成，包括护理、临床、检验等多学科专家对相关工作开展督导和业务指导、培训。质控小组成员按照质控范围包括医院感染、体检现场（流程）设施设备、各护理岗位职责开展质控，由各岗位小组长参与，对小组工作开展质控自查，接受科室质控组长的抽查与督导，每月定期上报各小组"护理质量控制自查（抽查、专查）记录"（表4-1），并每月参与科室质控工作会。

（二）质控实施

依据质量控制和医疗安全考核标准，按护理岗位进行周质控—月中质控—月质控，抽查方式为自查、随机抽查、科室质控督导。周质控具体内容包括：本周质控目标、工作标准、扣分标准、检查结果（表4-2）；环节质控组长将每周质控问题作为不良事件登记到月中质控总结表，评价效果并分析原因，提出整改反馈，进一步修订岗位SOP（见附录9）；每月定期召开护理组质控会，将收到的汇总反馈后，运用PDCA的方法，集中讨论、解决、反馈到各个岗位，各岗位调整工作职能及流程，根据问题设定各组周质控目标，月末填写汇总表汇总到月质控记录（表4-3）。

（三）质控反馈

总结护理工作过程中的质量问题及管理问题，及时发现问题、处理问题，提出整改反馈，定期评价分析护理质量动态，总结归纳，并对需改进的内容提出整改意见报相应岗位，并协助落实、督查，跟踪改进措施的执行及反馈。相应岗位针对质控会问题进行整改，持续质量改进小组对改进措施进行监督抽查，检查落实情况，纠正不足。

（四）效果评价

由持续质量改进小组进行调研、评定改进质量，环节质控组长抽查并再次对质量进行评价。

三、原则

有服务客户原则、预防为主原则、全员参与原则、持续改进原则。质量控制必须带动全体员工参与其中，始终贯彻客户无小事的原则，对客户提出的问题进行持续有效的解决和改进。制定质量缺陷、不良事件、受检者等一系列登记处理记录表，记录处理落实情况，不仅有效预防各类纠纷、投诉的发生，而且进一步推动精细化质量控制的持续完善和改进。

四、健康管理中心护理质量管理指标

（1）护理管理：制度职责、人力资源、行业规范、操作规范、文件书写规范管理。

（2）设施设备管理：建立和维护设备管理台账（购置、维护、维修、设备年检合格、报废台账），每个季度报送。对设备定点放置、定期检测，保证性能完好，处于备用状态。

（3）业务管理：对科室布局图、体检流程图、隐私保护措施等方面重点管理。建立应急处置预案（如晕针、针刺伤、低血糖、跌倒、心脏骤停、停水、停电、信息系统故障等），并备用急救设备和药品。

（4）质量管理：消毒管理，空气、物表消毒等；垃圾管理：分类清理与管理；各种制度制定与培训记录。

（5）护理服务：客户满意度调查、投诉建议回访的处理管理。

五、护理质量管理职责

（1）建立工作小组自查、科室抽查/专查、医院护理部督查的院—科—小组三级工作框架，调查了解科室护理管理相关工作现状。

（2）建立护理质量控制管理体系，科室主要负责人是本部门/科室护理质量管理的第一责任人，全面负责本科室的护理质量管理。

（3）完善并严格执行护理质量管理相关工作制度、应急预案和工作流程、岗位职责，落实健康管理护理工作质控目标。

（4）定期开展护理质控管理相关制度、操作规范等培训，提高护理人员对质控工作持续改进意识。

（5）加强对重点岗位和关键环节的质控管理，预防护理不良事件的发生。

（6）鼓励主动报告护理不良事件，运用质量管理工具进行原因分析，促进信息共享和持续改进。

（7）制定防范、处理护理纠纷的预案，预防、减少护理纠纷的发生。

六、方法

（一）评价方法

（1）随机抽查：对出错情况进行分析、纵向比较，同类质控问题显著减少，连续3个月对其中的出错率分析趋于稳定即为有效评价。

（2）综合质控评价：包括护理部、院感及科室质控反馈情况。

（3）自制评分表：对工作人员进行素质评分，评价质控管理前后护理人员的解决问题能力、责任心、自主学习能力、创新精神、团队精神等。

（4）满意度调查：质控小组成员集中讨论并制定满意度调查表，对工作人员和客户进行满意度调查，深入收集挖掘质控问题，对质量缺陷、不良事件及投诉等的处理反馈情况。

（二）制订持续质量改进计划

（1）拟定计划，成立持续质量改进小组（continuous quality improvement，CQI），由护士长带领小组，质控成员下放落实。每月定期收集质控问题进行讨论分析。

（2）确定改进目标，查找并分析原因，确定不达标质量项目。

（3）确定解决方案，使用头脑风暴法确立实施方案。

（4）贯彻落实具体方案，持续质量改进小组对具体措施的落实进行监督、指引。

（5）反馈总结，通过实施方案各小组反馈的成效报告，进而研究、讨论，再制订更精密的方案，下放继续落实。

（6）确立标准，在反复试验持续质量改进后，确立质量控制标准，建立完善的质控制度，加以推广应用。

（三）落实持续质量改进措施

深入学习实践目标管理理论，落实持续质量改进措施。目标制定必须建立在符合实际基础之上。体检工作量大且繁重，涉及科室范围广，涉及岗位多，在精细化管理质量控制制度落实到每一部门、每一环节过程中，需结合健康管理护理工作文化特色，从实际情况出发制定质控目标，使各个工作环节质量稳固进行。

（1）设置每周目标：制定大小目标，要求大小目标相辅相成。每周五护士长与各小组组长根据目标实施反馈情况再制定下周质量改进目标，让员工参与其中，提高对总目标的知情度，加强员工责任感，以便员工清楚该做什么、怎么做。护士长再对每周及每月的质控报告进行抽查以了解具体实施情况。若未达成质控目标，将列入个人绩效考核中，并在下周或下月时继续针对存在的问题进行整改，直至达标为止。

（2）设置月质控总结：科室持续质量改进小组每月一次质控会，科干和各小组组长对四周的质控报告反馈进行讨论总结，提出反馈中的薄弱环节，商议整改、反馈并下达实施，若再无法见效，则直接与绩效挂钩。若是客观原因造成当月无法完成目标，则下一月继续落实执行，观察持续改进情况。

（3）周质控和月质控目标统一：按照制定目标—实施措施—分析整改进行贯彻落实，紧扣质量控制每一个环节。由护士长定期抽查，各小组组长定期自查，带动员工持续改善，将"形式化"转变为"行事化"。

（四）加强检后跟踪随访，深入挖掘质控问题

除了对工作中收集、反馈的质控问题进行有效推动改进，同时对客户发放满意度问卷调查表、检后跟踪随访，深入收集挖掘质控问题。

七、质控流程

（一）各专业组自查

各岗位质控组根据本岗位质控范围及质控关键指标每月定期进行自查，并做好自查记录，于每月第一个星期周二将上月健康体检质量控制自查记录及质控关键指标报表报给科室质控组邮箱，要求当事人签字确认。涉及体检资料或体检现场的事件，需要扫描原件或拍照，一并发送。

（二）质控组抽查

质量控制组不定期抽查各岗位体检护理质量与安全，由各岗位组长协调质控员及相关人员参与，至少保证每月一次，内容包括质量控制的七大原则及非计划任务、核心制度执行情况等。依据质量控制和护理安全考核标准每月对各部门、各专业组、各岗位进行考核、分析和评价（每月底），对各种医疗文书的书写情况按规范进行检查，并做好质量检查记录。定期不定期将考核中出现的问题进行监督，对需要质控专家组成员参与的工作进行协调，见表4-1。

表 4-1　护理质量控制自查（抽查、专查）记录表

报送部门：　　　　　　　　　　　　报送月份：　　　年　　　月

序号	检查时间	所属类别	问题	处理结果	事件性质	当事人签名	抽查人签名
1		□体检报告（□整理、录入 / □装订、发放等）　□体格检查　□体检现场相关□医院感染□设施设备管理□仪容仪表　□健康管理　□体检服务			□质量缺陷　□不良事件　□投诉建议		
2		□体检报告（□整理、录入 / □装订、发放等）　□体格检查　□体检现场相关□医院感染□设施设备管理□仪容仪表　□健康管理　□体检服务			□质量缺陷　□不良事件　□投诉建议		

序号	检查时间	所属类别		问题	处理结果	事件性质	当事人签名	抽查人签名
3		□体检报告（□整理、录入 / □装订、发放等）　　　　　□体格检查 □体检现场相关□医院感染□设施设备管理□仪容仪表　　□健康管理 □体检服务				□质量缺陷 □不良事件 □投诉建议		

（三）质控会议

分为专业组会议、小组会议、科室质控组会议、随机会议。

（1）专业组会议：由各专业组（如前台组、彩超录入组、资料整理核对组、重阳筛查组等）分别进行，要求每个专业组每月至少 1 次例行会议，并做好相应的记录，记录的内容包括签到表、会议影视资料、会议主要内容及相应的课件内容。

（2）小组会议：护理各岗位小组分别进行，要求每个组每月至少 1 次例行会议并通知质控组长或质控员参会，并上报小组质控会议记录及会议照片，发送于质控组长邮箱进行记录。

（3）科室质控组会议：对科室质控员反馈的自查记录、质控关键指标和各质控组反馈的检查结果和小组会议记录，结合体检服务部收集的投诉和建议，由质控环节组长进行初筛后与质控组长讨论，在每月 15 号（如遇周末，则顺延至下周二）召开质控组会议，由科室质控组长、质控员及相关人员参与，对每月筛查出的典型质量与安全案件开展讨论，对上月整改反馈及效果进行总结、分析和评价。对质量控制中出现的好人好事、作出突出成绩的个人提出奖励与表扬，对出现质量差错事故的形成处罚决议，做到会议有记录，并分类别整理。

（4）随机会议：是指在例行会议之外发生的严重影响体检秩序、体检质量和护理安全的事件，或者急需处理的客户投诉，由各部门提出，经质控小组组长同意，参与人员原则上为质控组所有成员，如遇特殊情况，可抽派重点人员参与。

（四）护理质控小组

（1）前台。

（2）导检。

（3）资料整理。

（4）资料装订。

（5）重阳筛查。

（6）医院感染。

（7）诊室管理。

（8）库房管理。

（五）督查

由科室质控管理成员参与，每月督查与不定期督查相结合（表 4-2 和表 4-3）。

表 4-2　护理周质控考核表

检查人：　　　　　检查方式：　　　　　质控岗位：　　　　　日期：

周质控岗位	具体内容	工作标准	检查结果	相关责任人

表 4-3　护理周／月质控考核表

检查人：　　　检查方式：　　　自查／随机抽检　　　检查岗位：　　　检查日期：

项目	内容	具体内容	效果评价	原因分析	整改反馈
每周质控重点	第一周				
	第二周				
	第三周				
	第四周				
常规质控					

第二节　各岗位质控细则及标准

　　根据各类护理岗位的工作内容及人员职责制定各岗位工作质量控制标准，为健康管理护理质量控制管理提供标准和依据。各岗位每项标准设置可以根据科室具体开展的体检业务情况、工作人员情况、岗位设置情况合理制定。

一、岗位工作质量控制标准

　　岗位工作质量控制标准见表 4-4、表 4-5。

表 4-4　护士长岗位

项目内容	具体内容	效果评价	原因分析	整改反馈
质控标准	护理管理体制健全，管理目标明确，目标管理达标，工作有计划、有总结			
	护理人力资源的配备应达到标准要求			
	护理质量控制工作的管理和落实，有检查、检查记录、信息反馈、整改反馈记录、持续质量改进方案			
	无护理重大差错事故发生			
	有重点护理环节的管理、应急预案与处理流程			

项目内容	具体内容	效果评价	原因分析	整改反馈
质控标准	医院感染管理、消毒隔离措施到位，各项监测指标达标，并有记录			
	定期开展三基理论、专科技能、礼仪考核，并有记录			
	每年有护理论文发表			

表 4-5　岗位组长

项目内容	具体内容	效果评价	原因分析	整改反馈
质控标准	能较好地完成医院及科室安排的护理工作，保证各项工作完成及时、有效，达到要求			
	能协助护士长进行岗位管理，解决管理中常见问题，参与质量控制管理工作			
	与护士长、组员能进行有效沟通			
	能指导组员完成护理工作，并评价本组护理人员工作完成效果			
	能对实习生进行带教、培训			
	主动参加学术会议学习或继续教育学习，及时掌握专科新技术、新业务			
	能参与开展科研工作并积极撰写论文发表			

二、护理岗位工作质量控制标准

护理岗位工作质量控制标准见表 4-6～表 4-11。

表 4-6　前台岗位质量控制

抽查质控指标检查人：自查（组长）抽查（部门负责人）

检查方式：随机抽检

检查岗位：前台　　　　　　　　　检查日期：每月月底

质控标准	效果评价	原因分析	整改反馈
提前做好工作准备			
提前通知体检单位／个人体检时间、体检护理要点			
每备一个单位体检信息，备单内容准确无误（包括体检项目、单位信息）			
登记信息准确无误			
增加体检项目、更改体检项目、记账／现金收费准确无误			
提前与营销部核实当日参加体检医生安排			
体检单回收信息准确无误			
应急方案准备内容准确无误			
公务员体检安排，后续工作安排无误			

表 4-7　导检组岗位质量控制

抽查质控指标检查人：自查（组长）抽查（部门负责人）

检查方式：随机抽检

检查岗位：导检组　　　　　　　　检查日期：每月月底

质控标准	效果评价	原因分析	整改反馈
能遵守医院及科室各项规章制度（不迟到、不早退、不旷工）无纠纷、投诉			
按科室规定着装整齐、化淡妆、讲普通话			
服务态度热情、礼貌、积极主动、微笑服务			
工作责任心强，耐心、细心、诚心			
负责管理的护士站区域卫生干净、整洁			
清点导检区域的医生到岗情况			
能运用智能导检系统分流各诊室体检人数			
能指引客户高效完成体检			

表 4-8　采血岗位质量控制

抽查质控指标检查人：自查（组长）抽查（部门负责人）

检查方式：随机抽检　　检查岗位：采血室　　检查日期：每月月底

质控标准	效果评价	原因分析	整改反馈
提前做好工作准备			
保持采血室卫生干净、整洁，仪器设备干净，提前检查仪器运行状态			
仔细核对客户静脉采血信息，采血管发放准确无误，采血室秩序正常			
能及时处理因检验科发生的问题报告			
采血室定期消毒并记录，采血物品提前准备整齐			
能规范化采血，维持采血室良好的秩序，使采血工作有序进行			
检查操作时一人一针一巾一带			
检查所有用品及标本是否严格分类放置			

表 4-9　超声录入岗位质量控制

抽查质控指标检查人：自查（组长）抽查（部门负责人）

检查方式：随机抽检　　检查岗位：超声录入　　检查日期：每月月底

质控标准	效果评价	原因分析	整改反馈
提前做好工作准备			
清点当日超声医生到岗时间			

质控标准	效果评价	原因分析	整改反馈
提前准备超声诊断室所用物品			
仔细核对客户超声检查信息及检查项目			
保证超声报告无错别字、与医生诊断内容一致			
能与客户和超声医生进行有效沟通，灵活处理客户与超声医生纠纷			

表 4-10　资料整理岗位质量控制

抽查质控指标检查人：自查（组长）抽查（部门负责人）

检查方式：随机抽检　　　检查岗位：资料整理　　　检查日期：每月月底

质控标准	效果评价	原因分析	整改反馈
提前做好工作准备			
能正确整理核对体检客户姓名、性别、年龄、体检项目、有无错字、有无漏项、报告格式、报告内容，核对完成后有签字确认			
对发现的问题或错误，能及时修改			
核对工作完成后，能按照打印操作程序进行报告打印			
对打印出的资料进行纸张顺序核对，无错序、倒装			
装订成册的资料应整洁、规整，及时进行密封			
领取凭证与体检资料、CT核磁片子的体检号、姓名需仔细核对再发放			
急件报告的通知、入柜及时高效			
是否漏筛异常需通知报告并登记			
是否录入准确相关检查项目的结果			
是否及时处理延迟传送的检验报告等报告并登记记录			
具有保护客户个人隐私的观念，严格按科室规定保管和发放体检报告			

表 4-11　环境管理岗位质量控制

抽查质控指标检查人：自查（组长）抽查（部门负责人）

检查方式：随机抽检　　　检查岗位：环境管理　　　检查日期：每月月底

质控标准	效果评价	原因分析	整改反馈
提前做好工作准备			
能遵守医院及科室各项规章制度（不迟到、不早退、不旷工）			
无纠纷、投诉			
按科室规定着装整齐、化淡妆、讲普通话			

质控标准	效果评价	原因分析	整改反馈
服务态度热情、礼貌、积极主动、微笑服务			
工作责任心强，主要表现：耐心、细心、诚心			
分区明确，布局流程科学合理			
基础设施配备齐全			
配备应急呼叫器			
配置轮椅、储物柜等便民设施			
体检区域环境清洁、舒适			
体检环境安全			
有禁止吸烟的醒目标识			
卫生间洗手设施性能良好			
电梯、走廊、卫生间配有洗手液、免洗手消毒液			
诊断室配有隔帘，保护客户隐私			
下班前关好诊断室门、窗、水、电源、空调，做好安全检查			
消防通道畅通			
诊断室专人负责每日清理，督促清洁工人检查操作台的消毒、清洁（消毒水擦拭后再用清水擦拭）并有记录			
物品定位放置			
标识醒目，张贴规范			
标识与物品相符			
物品每日清理，无过期、无短缺			
每周定期更换诊断床床单送洗并记录			
用后物品处理规范			
诊断室盆栽植物的管理和清洁			
护士站专人负责每日清理			
护士站整洁有序			
电脑清洁，编号管理			
打印机清洁，编号管理			
条码机清洁，编号管理			
宣传告知牌摆放整齐有序			
库房专人负责清理			

续表

质控标准	效果评价	原因分析	整改反馈
库房整洁，物品放置有序			
存放编号管理			
标识醒目，张贴规范			
标识与物品相符			
无过期、无积压多余物品			
清洁间整洁有序			
物品放置规范			
拖布分区管理、存放及使用			

参考文献

［1］李洁，术洪婷.基于 PDCA 循环的程序化护理在提高体检效率及客户满意度中的应用 [J].齐鲁护理杂志，2019，25（14）：30-32.

［2］袁红，万靖，唐小芸，等.影响健康体检质量控制的因素分析 [J].现代医院，2015，15（9）：152-154.

［3］李无阴.通过 JCI 评审提高医院同质服务水准 [J].中国医院管理，2012，16（8）：38-40.

［4］甘雨，马莉娜，李宇婷，等.健康体检质量管理模式的构建与分析 [J].心理月刊，2019，14（6）：51-52.

［5］张振香，罗艳华.护理管理学 [M].北京：人民卫生出版社，2013：44-45.

［6］田剑，牛雅萌，沈颖，等.医联体内医疗质量同质化管理方法探析 [J].中国医院管理，2015，35（10）：70-72.

［7］刘冰清.健康管理中心组建体检质量控制小组的方法与效果 [J].中医药管理杂志，2020，28（2）：183-185.

［8］杨健.PICC 维护同质化管理模式的构建与成效 [J].中医药管理杂志，2019（1）：81.

［9］MeretojaR, Isoaho H, Leino-Kilpi H. Nurse Competence Scale: Development and Psychometric Testing[J]. J Adv Nurs, 2004, 47（2）：124-133.

［10］孙荣，霍芊竹，涂勤，等.健康体检实施质量控制与规范化管理的实践探讨 [J].重庆医学：1-5.

［11］冯卫华.全面质量控制理论在健康体检护理质量管理中的效果分析 [J].心理月刊，2019，14（13）：105.

［12］刘晓静，毋静.全面质量控制理论在健康体检护理质量管理中的效果观察 [J].实用临床护理学电子杂志，2019，4（4）：174+177.

［13］金图环，肖丹蕾，魏丽青 . 全面质量控制理论在健康体检护理质量管理中的应用分析［J］. 全科口腔医学电子杂志，2018，5（27）：76+78.

［14］何云美 . 护理质量管理在健康管理中心护理工作中的应用效果观察［J］. 中国卫生产业，2020，17（1）：101-102+105.

［15］沈建兰 . 护理质量管理在基层医院健康管理中心护理工作中的应用效果分析［J］. 医学食疗与健康，2019（16）：131-132.

［16］付冬梅，韩晓宁，佟思羽，等 . 护理质量管理在健康管理中心护理工作中的应用价值分析［J］. 实用临床护理学电子杂志，2019，4（47）：156+180.

［17］池萍 . 护理质量管理在健康管理中心护理工作中的效果观察［J］. 贵阳中医学院学报，2019，41（5）：49-50+84.

［18］倪小婷 . 护理质量管理在健康管理中心护理工作中的临床价值分析［J］. 世界最新医学信息文摘，2019，19（73）：242+244.

［19］柴芳，庞小燕，王永红 . 护理质量管理对院感控制率与护患纠纷率的影响分析［J］. 中国全科医学，2017，20（3）：379-380.

［20］王升凤 .PDCA 法在提高放射科护理安全管理中的作用效果观察［J］. 中国继续医学教育，2017，9（32）：135-137.

［21］龚芳芳 . 护理质量管理在健康管理中心护理工作中的应用价值评价［J］. 中西医结合心血管病电子杂志，2018（12）：123.

［22］钟雯 . 护理质量管理在健康管理中心护理工作中的临床价值［J］. 智慧健康，2019，5（2）：24-25.

［23］李军 . 全面质量控制理论在健康体检护理质量管理中的应用分析［J］. 健康之路，2017，15（3）：278.

［24］李静，李巧巧，马厚芝，等 . 持续质量改进模式在医疗机构传染病信息主动报告管理中的应用效果［J］. 中国卫生事业管理，2018，35（6）：462-464.

［25］赵宁志，刘文华 . 现代医院质量管理模式的探讨［J］. 华北国防医药，2007，19（4）：21-23.

［26］李小平 . 学习《医院管理评价指南》做好病案质量管理工作［J］. 华北国防医药，2009，21（3）：90-92.

［27］周光清，崔华欠，付晶，等 . 基于 PDCA 理论的城市社区健康管理模式研究［J］. 中国卫生事业管理，2016，33（11）：812-814.

［28］李宝好，田凤华 . 全员参与质控管理的护理效果分析［J］. 护理实践与研究，2017，14（22）：129-131.

［29］Hamar B, Wells A, Gandy W, et al.The impact of a proactive chronic care management program on hospital admission rates in a German health insurance society[J]. Population Health Manage, 2010, 13（6）：339-345.

［30］De Raeve P, Gomez S, Hughes P, etal.Enhancing the provision of health and social care in Europe through eHealth[J]. International nursing review, 2017, 64（1）: 33-41.

［31］Zhen LIU. Management by Values: A case study[J]. International Business and Management, 2012, 4（2）.

第五章　健康管理护理

完成本章内容学习后，学员能：

1. 了解健康管理中的护理配合。
2. 了解常见慢病流行病学。
3. 熟悉常见慢病概念、临床表现、辅助检查、诊断及治疗。
4. 掌握以健康体检为基础的常见慢病检前、检中、检后健康管理干预技能。

现代健康管理是以现代健康概念和新的医学模式以及中医治未病为指导，通过采用现代医学和现代管理学的理论、技术、方法和手段，对个体或团体整体健康状况及其影响健康的危险因素进行全面检测、评估、有效干预与连续跟踪服务的医学行为及过程，以最小投入获取最大的健康效益。以健康为中心、慢病早期或康复期人群为服务对象、以健康检测与健康自测所获得的健康状态与疾病预测预警信息为管理依据，以健康风险评估与非药物干预和生活方式改善作为主要手段，提供全程、连续与主动性的医学专业特色服务。

护理人员与客户接触最多、距离最近，是与客户联系最密切的人，在指导客户互动答疑、指导健康教育、了解健康动态等健康管理工作中发挥重要作用，没有护理的协助就没有现代化的健康管理。

第一节　健康管理中的护理配合

一、健康管理中的护理工作范畴

（一）引领健康规划

熟练掌握健康管理服务内容、流程，客户进入健康管理（含健康体检）后应做好健康宣教，把健康知识、体检知识以及与其疾病相关的知识以各种形式向客户传授、指导，成为客户健康的"引领者"。

（二）监测健康动态

收集客户的体检数据和健康风险因素调查，制订方案并实施干预、定期监测、提醒、监督，成为客户第一手健康资料的"监测者"。

（三）守护健康管理

为客户做好健康、预防、保健、疾病、饮食、服药、康复、监测、就医、会诊、入院等指导和咨询，成为客户健康的"守护者"。

（四）丰富宣教模式

包括科室宣传栏、健康处方、卫生宣教、工休座谈会、观看电视宣教、体检报告咨询、专家院外咨询和讲座、电话咨询、短信健康教育等。

（五）联络健康管理专家团队

规划安排专家咨询和专家就诊对接事宜。

（六）更新档案管理

包括个人基本信息、体检数据、健康风险因素调查报告、健康风险评估报告、健康评估报告、健康干预实施登记表、监测项目登记表、信息反馈表、阶段干预结论。

二、健康管理中的护理服务对象及内容

（一）个人健康管理服务内容

（1）指定专人全程服务，提供服务周期内在医院的全程健康咨询和管理服务，安排复查及健康挂号、入院协调等服务。

（2）系统、连续、主动跟踪随访。①系统健康管理方案：全面收集个人健康信息，评估个人患病风险，提出综合性干预计划并全程实施。②连续跟踪随访：对患病危险因素提供个体化跟踪随访服务，保证服务周期内不间断地接受健康管理师医学服务，建立动态随访资料。③主动开展健康干预：根据疾病标准化管理流程及专家建议，主动开展短信、微信、咨询平台的健康知识推送、健康计划的监督执行。

（3）由健康管理专家团队开展生活方式评价并指导，包含：①膳食评价与指导（营养学专家指导）。②运动评价与指导（运动医学专家指导）。③颈腰椎保健指导（康复医学专家指导）。④中医治未病指导（中医专家指导）。

（4）提供三甲综合医院的优质医疗咨询及临床专家专科诊治。

（5）健康体检特需服务。①来院检查：对需要复查的健康管理对象，提供健康管理中心特需体检区的候检与检查。②上门检查：服务周期内提供2次上门检查（如报告解读、按需提供采血、现场血糖血压测量、动态血压检查）。

（6）提供手机随时查阅体检报告及疾病评估报告，方便异地就医或咨询。

（7）提供《健康资讯电子期刊》和健康知识短信及参加健康教育公开课。

（8）健康管理师专线医学咨询指导，在线解答健康保健及疾病的相关知识。

（9）全面采集个人健康信息及风险因素信息，并对周期内健康档案终身保存。

（二）团队健康管理服务内容

1. 评估风险

健康管理团队根据健康危险因素调查信息及健康体检所获取数据，综合评估主要健康问题和主要患病风险。

2. 重点人群管理

采集体检信息，对以下人群开始随访、建档和需求服务。

（1）体检重大阳性结果人群：即团队患重客户群。

（2）重点慢性病客户群：即高血压、糖尿病、高脂血症人群的分组管理。

（3）特殊人群管理：重点岗位人群的建档和需求服务。

（4）健康咨询与健康教育。

（5）定期推送常见疾病知识和健康保健建议，发送《健康资讯》双月刊。

（6）提供疾病就诊建议，安排复查及本院的预约挂号、入院协调等服务。

三、慢性病健康管理护理

我国慢性病的发病率、死亡率呈现出井喷式增长，严重危害了人民的健康生命，同时也带来了医疗费用的大幅增加。国内外研究表明，慢性病是可防可控的。健康干预是慢性病防控的重要措施。护理需要掌握常见慢性病的危险因素；常见慢性病的筛查流程及规范；常见慢性病的健康干预与健康指导；熟悉常见慢性病的临床表现；常见慢性病的筛查技术与方法；了解常见慢性病的流行病学现状；常见运动系统疾病早期筛查的目的和意义；最终达到能对常见慢性病的高危人群实施健康干预管理的技能。

（一）护理学习范畴

（1）掌握常见慢性病的危险因素、常见慢性病的健康干预与健康指导。

（2）熟悉常见慢性病的临床表现、筛查技术与方法。

（3）了解常见慢性病的流行病学现状、常见运动系统疾病早期筛查的目的和意义。

（二）护理对常见的慢性病应用管理

详见本章第二节。

第二节　常见慢性病健康管理护理

一、2型糖尿病患者的健康管理护理

（一）2型糖尿病概述

1. 概念

糖尿病（diabetes mellitus，DM）是一组由多病因引起的以慢性高血糖为特征的代谢性疾病。

2. 流行病学

我国成人2型糖尿病的患病率呈持续上升趋势。2015至2017年中华医学会内分泌学分会在全国31个省进行的流行病学调查显示，我国18岁及以上人群糖尿病患病率为11.2%。城市化、老龄化、超重肥胖患病率增加、中国人群的遗传易感性是我国糖尿病流行的影响因素。

3. 病因

糖尿病的病因和发病机制复杂，至今尚未完全阐明。目前普遍认为，遗传因素及环境因素共同参与其发病，胰岛素抵抗和 β 细胞分泌缺陷是2型糖尿病发病机制中的两个主要环节。

4. 临床表现

典型的2型糖尿病患者具有通常所谓的"三多一少"症状，即"多饮、多尿、多食、体重下降"，但多数患者缺乏典型表现。2型糖尿病患者通常中老年发病，病程长，病情隐匿，体格超重或肥胖，初始阶段多无酮症倾向，无需胰岛素治疗。

5. 辅助检查

空腹血糖、随机血糖、糖化血红蛋白、糖化白蛋白、口服葡萄糖耐量试验（OGTT）等检查常用于血糖的评估。

6. 诊断

目前国际通用的诊断标准和分类是 WHO（1999 年）标准。糖代谢状态分类标准见表 5–1，糖尿病诊断标准见表 5–2。

表 5–1　糖代谢状态分类

高血糖状态分类	静脉血浆葡萄糖水平（mmol/L）	
	空腹血糖	OGTT 2 小时血糖
空腹血糖受损	6.1 ～＜ 7.0	＜ 7.8
糖耐量减低	＜ 7.0	7.8 ～＜ 11.1
糖尿病	≥ 7.0	≥ 11.1

表 5–2　糖尿病诊断标准

诊断标准	静脉血浆葡萄糖（mmol/L）/ 糖化血红蛋白（%）
（1）典型糖尿病症状（烦渴多饮、多尿、多食、不明原因体重下降）加上随机血糖	≥ 11.1
（2）空腹血糖或加上	≥ 7.0
（3）葡萄糖负荷后 2 小时血糖	≥ 11.1
（4）糖化血红蛋白	≥ 6.5
无典型糖尿病症状者，需改日复查确认	

注：空腹状态指至少 8 小时没有摄入热量；随机血糖指不考虑上次用餐时间，一天中任意时间的血糖，不可用于诊断空腹血糖异常或糖耐量异常。

7. 并发症

长期碳水化合物以及脂肪、蛋白质代谢紊乱可引起多系统损害，导致眼、肾、神经、心脏、血管等组织器官慢性进行性病变、功能减退及衰竭，病情严重或应激时可发生急性严重代谢紊乱，如糖尿病酮症酸中毒、高渗高血糖综合征。

8. 治疗

糖尿病干预的近期目标是通过控制高血糖和相关代谢紊乱以消除糖尿病症状和防止出现急性并发症，远期目标则是通过良好的代谢控制以达到预防或延缓糖尿病慢性并发症的发生和发展，维持良好的健康和学习劳动能力，保障儿童的生长发育，提高患者的生活质量，降低病死率和延长寿命。

糖尿病的干预应遵循综合管理的原则，包括控制高血糖、高血压、血脂异常、高凝等心血管多重危险因素，注重生活方式与药物干预并行的综合管理策略。

（二）2型糖尿病健康管理护理工作流程及措施

糖尿病是一个涉及多系统的全身性疾病，需要多学科协作综合防治。糖尿病管理团队即是以追求糖尿病患者治疗及教育最佳效果为导向的人力资源的组合。糖尿病管理团队应至少包括1名内分泌科专科医师，1名健康管理护士，1名营养师，若有条件还应包括运动治疗师、心理治疗师、眼科医师、足病治疗师、药剂师、家庭成员、社区工作者等相关人员。其中，内分泌专科医师主要负责评估并选择治疗方案，而健康管理护士是糖尿病患者教育的主要实施者，负责教育患者掌握自我管理技巧、血糖监测模式、并发症预防等内容。健康管理护士在糖尿病教育中发挥主力军的作用，并协调整个糖尿病管理团队。

在健康管理中心应开展以健康体检为基础的糖尿病健康管理，从检前、检中、检后3个环节入手，做好糖尿病筛查、评估、干预工作。

1. 检前——采集健康危险因素，糖尿病健康管理人群初步分类

2型糖尿病的危险因素分为不可干预和可干预的危险因素（表5-3）。在体检前应以问卷调查的形式了解患者有无糖尿病相关危险因素。同时对个人健康信息、吸烟与饮酒情况、饮食与运动情况的等做好信息收集工作。

表 5-3　2型糖尿病危险因素

不可干预危险因素	可干预的危险因素
年龄：年龄每增加10岁，糖尿病患病率提高68%	超重/肥胖
性别：在调整其他危险因素后，男性患病风险比女性增加26%	日常以静坐为主的生活方式
	高血压
遗传：对2型糖尿病的家系及孪生子一致性研究表明其具有明显的遗传倾向，有糖尿病家族史者其患糖尿病的风险增高	血脂异常
	动脉粥样硬化性心血管疾病
	某些药物：类固醇激素、抗精神病药、抗抑郁
种族：亚裔人与白人相比，糖尿病风险比为1.6，中国人是糖尿病的易患人群	药、他汀类药等
	某些疾病：妊娠糖尿病、多囊卵巢综合征等

根据采集到的健康风险因素，可将体检人群进一步分为一般人群、糖尿病高危人群和糖尿病患者3类人群。

（1）一般人群：一般人群通常指一般情况良好，同时不属于糖尿病高危人群和糖尿病患者的人群。

（2）2型糖尿病高危人群：按照《中国2型糖尿病防治指南》，在成年人（＞18岁）中，具有下列任何一个及以上的糖尿病危险因素者，即为糖尿病高危人群。

1）年龄≥40岁。

2）既往有糖耐量减低（impairedglucosetolerance，IGT）或/（和）空腹血糖受损（impairedfastingglucose，IFG）病史。

3）一级亲属中有2型糖尿病者。

4）既往有妊娠糖尿病（GDM）病史或有分娩过巨大胎儿（≥4kg）的妇女。

5）合并高血压（收缩压≥140 mmHg或/和舒张压≥90 mmHg）或正在进行降压

治疗者。

6）合并甘油三酯≥ 2.22 mmol/L 或（和）高密度脂蛋白胆固醇（HDL–C）≤ 0.91 mmol/L，或正在进行调脂治疗者。

7）合并动脉粥样硬化性心血管疾病（ASCVD）者。

8）超重（BMI ≥ 24 kg/m²）或肥胖（BMI ≥ 28 kg/m²）和（或）中心型肥胖（男性腰围≥ 90 cm，女性腰围≥ 85 cm）。

9）日常以静坐为主的生活方式。

10）既往有长期服用类固醇激素或类固醇糖尿病病史者。

11）长期服用抗精神病、抗抑郁或他汀类药物治疗者。

12）合并多囊卵巢综合征（PCOS）或伴有黑棘皮病等胰岛素抵抗相关临床状态。

（3）2 型糖尿病患者：糖尿病患者，在检前一般由病史提供。目前国内通用的糖尿病诊断标准见前文表 2，主要基于空腹血糖、随机血糖、OGTT 后 2 小时血糖及糖化血红蛋白结合糖尿病"三多一少"症状（多尿、多饮、多食和体重减轻）综合判定。

2. 检前——设计个性化糖尿病体检菜单

根据体检者的具体情况，参照《健康体检基本项目专家共识》，为体检者制定个性化的体检菜单。糖尿病健康管理中，不同的人群体检重点应各有侧重。

对于一般人群，旨在通过体检了解机体的一般糖代谢状况，推荐完善空腹血糖、尿糖检查。

对糖尿病高危风险人群，旨在明确有无糖尿病，除空腹血糖、尿糖外，推荐体检时完善糖化血红蛋白、OGTT 检查，同时也建议患者结合自身情况，积极监测日常情况下的空腹、三餐后 2 小时及随机血糖，以便协助糖尿病的诊断。

对糖尿病患者人群，重点应评估患者的血糖控制情况，以及了解糖尿病相关并发症及常见合并症等情况，推荐完善空腹血糖、餐后 2 小时血糖、糖化血红蛋白监测，根据患者自身情况，选择性完善胰岛素、C 肽、尿蛋白 / 肌酐比值、眼底检查、眼底照相、血管彩超、神经以及足部等相关检查。

3. 检中——完成体检项目，做好血糖评估质量控制

检中最主要的项目是完成体检项目，出具分科体检报告。针对糖尿病健康管理，应注意按规范做好糖尿病相关的检查，并注意质量控制，准确及时出具分科检查报告，以便保证检查结果的准确性。

在血糖评估方面的质控需注意以下几点。

（1）空腹血糖：体检者需至少 8 小时没有进食热量，通常晨起后空腹采血检测，采血后尽早送检。

（2）糖化血红蛋白：采集抗凝血送检，注意受检者是否有贫血、血红蛋白异常疾病等可能影响检测结果的因素。

（3）口服葡萄糖耐量试验（OGTT）方法及注意事项。

1）晨 7 ～ 9 时开始，受试者空腹（8 ～ 10 小时）后口服溶于 300 mL 水内的无水葡萄糖粉 75 g，如用 1 分子水葡萄糖则为 82.5 g。儿童则予每千克体重 1.75 g，总量不超过 75 g。糖水在 5 分钟之内服完。

2）从服糖第 1 口开始计时，于服糖前和服糖后 2 小时分别在前臂采血测血糖。

3）试验过程中，受试者不喝茶及咖啡，不吸烟，不做剧烈运动，但也无须绝对卧床。

4）血标本应尽早送检。

5）试验前3天内，每日碳水化合物摄入量不少于150 g。

6）试验前停用可能影响OGTT的药物如避孕药、利尿剂或苯妥英钠等3～7天。

为保证OGTT试验的安全进行，检前一般应首先了解患者的血糖情况，若患者血糖已明显升高（通常空腹血糖大于12 mmol/L），则不推荐患者行OGTT检查，以免糖负荷后患者血糖进一步明显升高。

若妊娠期行OGTT，需注意在糖负荷后1小时采血测血糖，以便妊娠期糖尿病的诊断。

4. 检后——疾病风险评估，糖尿病健康管理人群准确分类

根据体检结果，对受检者进行疾病风险评估，出具体检报告，将体检者准确分类为一般人群、糖尿病高危人群、糖尿病患者，对不同的对象实施分类管理。

5. 检后——制定2型糖尿病健康管理目标

糖尿病健康管理方案由糖尿病专科医师、糖尿病专科护士、营养师、运动管理师等与体检客户及其家属等共同制定。在制订健康管理方案的过程中，应与客户进行有效沟通，尊重客户的价值观，保护客户的隐私，充分了解客户健康诉求、生活工作条件、医疗及经济资源等，以获得客户对方案的深刻理解和全力支持，提升客户对健康管理方案的执行力。

2型糖尿病健康管理的目标主要包括构建或修正健康理念、干预健康风险因素以及糖尿病专病治疗管理等。一级预防目标是控制糖尿病的危险因素，预防糖尿病的发生；二级预防的目标是早发现、早诊断和早治疗2型糖尿病患者，在已诊断的患者中预防糖尿病并发症的发生；三级预防的目标是延缓已发生的糖尿病并发症的进展、降低致残率和死亡率，并改善患者的生存质量。

2型糖尿病的治疗应遵循综合管理的原则，根据患者的年龄、病程、预期寿命、并发症或合并症病情严重程度等确定个体化的控制目标（表5-4）。

表5-4 中国2型糖尿病综合控制目标

指标	目标值
毛细血管血糖 a（mmol/L）	
空腹	4.4～7.0
非空腹	< 10.0
糖化血红蛋白（%）	< 7.0
血压（mmHg）	< 130/80
总胆固醇（mmol/L）	< 4.5
高密度脂蛋白胆固醇（mmol/L）	
男性	> 1.0

指标	目标值
女性	> 1.3
甘油三酯（mmol/L）	< 1.7
低密度脂蛋白胆固醇（mmol/L）	
未合并动脉粥样硬化性心血管疾病	< 2.6
合并动脉粥样硬化性心血管疾病	< 1.8
体质指数 [b]（kg/m^2）	< 24.0

注：a 毛细血管血糖；b 体质指数（BMI）＝体重（kg）/ 身高（m）^{2}。

6. 检后——确定 2 型糖尿病健康管理干预措施

（1）营养干预：对于血糖正常、无高危因素的一般人群建议以平衡膳食原则安排每日餐食。平衡膳食指吃的食物种类和食用量之间的比例适宜，能够最大程度地满足营养需求，使身体保持健康的状态。其指导方法如下：

1）食物多样，营养均衡。选择小份食物，选用小份菜肴增加食物种类。平均每天不重复地摄入食物种类数在 12 种以上，每周在 25 种以上。

2）维持适宜体重，合理控制每日总能量摄入。

3）控制添加糖的摄入，不喝或少喝含糖饮料。

4）口味清淡，减少食用烟熏食品，每日盐摄入量不超过 5 g。

5）科学选择预包装食品，注意食品营养标签，了解营养成分表中标示的能量、蛋白质、脂肪、碳水化合物和钠的含量。关注含有"低盐、减盐、低脂、减脂、低糖、减糖"等营养标签的食物。

糖尿病高危人群营养干预目标是控制血糖、血脂、血压，合理饮食，控制体重。超重或肥胖者 BMI 可控制在接近或低于 24 kg/m^2，并使体重长期维持在健康水平。其指导方法如下。

1）摄入总量要合理：根据个体的 BMI、腰围，判定其体型，制定减重目标。我国健康成年人正常 BMI 范围为 18.5 ～ 23.9 kg/㎡，BMI 在 24 ～ 27.9 kg/m^2 为超重，≥ 28 kg/m^2 为肥胖，< 18.5 kg/㎡为消瘦。中国成年人中心性肥胖腰围值：男性≥ 90 cm，女性≥ 85 cm。参考《中国居民膳食营养素参考摄入量（2013 版）》，推荐的中国居民膳食能量需要量表（表 5-5）。超重或肥胖者可在原能量摄入基础上减少 300 ～ 500 kcal（或减少 30% 能量摄入）。对于需要减少的能量，宜采用增加身体活动量和控制饮食相结合的方法，其中 50% 应该通过增加身体活动来消耗能量，另外 50% 可通过减少膳食总量的摄入量来实现。

表 5-5　中国居民膳食能量需要量（kcal·d^{-1}）

年龄 / 岁	身体活动水平（轻）		身体活动水平（中）		身体活动水平（重）	
	男	女	男	女	男	女
18	2 250	1 800	2 600	2 100	3 000	2 400
50	2 100	1 750	2 450	2 050	2 800	2 350

年龄/岁	身体活动水平（轻）		身体活动水平（中）		身体活动水平（重）	
	男	女	男	女	男	女
65	2 050	1 700	2 350	1 950		
80	1 900	1 500	2 200	1 750		

2）主食粗细巧搭配：主食应增加全谷物和杂豆类食物，注意富含膳食纤维食物的摄入。烹调主食时，大米可与全谷物稻米（糙米）、杂粮（燕麦、小米、荞麦、玉米等）及杂豆（红小豆、绿豆、芸豆、花豆等）搭配食用。

3）脂肪蛋白精计算：脂类的推荐摄入量主要是指脂肪的摄入量和种类，膳食脂肪推荐量占膳食总能量的 20%～30%，其中饱和脂肪酸供能占膳食总供能百分比应＜10%。蛋白质摄入量宜占膳食总能量的 15%～20%。根据能量摄入量，并将全天食物所提供的能量按照餐次分配，一般按照早、中、晚餐能量比为 2∶4∶4 或 3∶4∶3 的比例分配。

4）合适工具来帮忙：油和盐的总摄入量较少，可用控油壶、控盐勺等帮助实现。

5）饮食技巧需掌握：应选择健康食谱，选择无糖的健康饮料，学会估算食物分量，养成合理饮食的习惯，掌握烹调的技巧，少加盐和味精，宜蒸煮炒，不宜煎油炸，增加蔬菜的摄入，尝试低脂肪的替代品，减少油脂，选用全谷物等。

糖尿病患者的营养干预目标包括：维持健康体重，超重/肥胖患者减重的目标是 3～6 个月减轻体重的 5%～10%，消瘦者应通过合理的营养计划达到并长期维持理想体重；膳食营养均衡，满足患者对微量营养素的需求；达到并维持理想的血糖水平，降低 HbA1c 水平；减少心血管疾病的危险因素，包括控制血脂和血压；控制添加糖的摄入，不喝含糖饮料。其营养指导方法如下。

1）能量：糖尿病患者应当接受个体化能量平衡计划，目标是既要达到或维持理想体重，又要满足不同情况下的营养需求。超重或肥胖的糖尿病患者，应减轻体重，就减重效果而言，限制能量摄入较单纯调整营养素比例更关键。不推荐 2 型糖尿病患者长期接受极低能量（＜800 kcal/d）的营养治疗。

2）碳水化合物：膳食中碳水化合物所提供的能量应占总能量的 50%～65%。对碳水化合物的数量、质量的体验是血糖控制的关键环节。低血糖指数食物有利于血糖控制，但应同时考虑血糖负荷。糖尿病患者适量摄入糖醇和非营养性甜味剂是安全的。过多蔗糖分解后生成的果糖或添加过量果糖易致甘油三酯合成增多，不利于脂肪代谢。

3）脂肪：膳食中由脂肪提供的能量应占总能量的 20%～30%。饱和脂肪酸摄入量不应超过饮食总能量的 7%，尽量减少反式脂肪酸的摄入。单不饱和脂肪酸是较好的膳食脂肪酸来源，在总脂肪摄入中的供能比宜达到 10%～20%。多不饱和脂肪酸摄入不宜超过总能量摄入的 10%，适当增加富含 ω–3 脂肪酸的摄入比例。参考中国居民膳食指南（2016），应控制膳食中胆固醇的过多摄入。

4）蛋白质：肾功能正常的糖尿病患者，蛋白质的摄入量可占供能比的 15%～20%，保证优质蛋白质比例超过 1/3。推荐蛋白摄入量约 0.8 g/（kg·d），过高的蛋白摄入

［如＞ 1.3 g/（kg·d）］与蛋白尿升高、肾功能下降、心血管及死亡风险增加有关，低于 0.8 g/（kg·d）的蛋白摄入并不能延缓糖尿病肾病进展，已开始透析患者蛋白摄入量可适当增加。蛋白质来源应以优质动物蛋白为主，必要时可补充复方 α-酮酸制剂。

5）饮酒：不推荐糖尿病患者饮酒。若饮酒应计算酒精中所含的总能量。女性一天饮酒的酒精量不超过 15 g，男性不超过 25 g（15 g 酒精相当于 350 mL 啤酒、150mL 葡萄酒或 45 mL 蒸馏酒）。每周不超过 2 次。应警惕酒精可能诱发的低血糖，避免空腹饮酒。

6）膳食纤维：豆类、富含纤维的谷物类（每份食物≥ 5 g 纤维）、水果、蔬菜和全谷物食物均为膳食纤维的良好来源。提高膳食纤维摄入对健康有益。建议糖尿病患者达到膳食纤维每日推荐摄入量，即 10 ～ 14 g/1000 kcal。

7）钠：食盐摄入量限制在每天 6 g 以内，每日钠摄入量不超过 2 000 mg，合并高血压患者更应严格限制摄入量。同时应限制摄入含钠高的调味品或食物，例如味精、酱油、调味酱、腌制品、盐浸等加工食品等。

8）微量营养素：糖尿病患者容易缺乏 B 族维生素、维生素 C、维生素 D，以及铬、锌、硒、镁、铁、锰等多种微量营养素，可根据营养评估结果适量补充。长期服用二甲双胍者应预防维生素 B_{12} 缺乏。不建议长期大量补充维生素 E、维生素 C 及胡萝卜素等具有抗氧化作用的制剂，其长期安全性仍待验证。

糖尿病患者饮食计划基本步骤：首先，计算 BMI，判定自己属于什么体型，计算标准体重，一般标准体重 = 身高（cm）-105；其次，根据体型及体力活动情况，判断每日需要多少热卡（表 5-6），最后，进行饮食分配。

表 5-6　成年人糖尿病热量供给量 /kcal·kg^{-1}

体型	卧床休息	轻体力劳动	中体力劳动	重体力劳动
消瘦	25 ～ 30	35	40	45 ～ 50
正常	20 ～ 15	30	35	40
肥胖	15	20 ～ 25	30	35

（2）运动干预。

1）体质测定和身体活动水平评估：制订运动健身计划的重要依据是体质测定，而体质测定是指通过体质测量来评估体质水平，体质测定结果将显示体质的总体状况和各体质成分的水平。针对体质的薄弱环节，确定运动健身目标和优先进行的锻炼内容，根据体质水平确定起始运动强度。体质测定的主要内容包括心肺耐力、身体成分、肌肉力量和耐力、柔韧性、平衡、反应时测试等。

目前的身体活动水平是确定运动锻炼方案的基础，了解目前从事的运动健身方式、喜欢和掌握的运动项目，可以为运动健身做参考。身体水平评估可以分为非活跃状态、身体活动不足、身体活动活跃、身体活动非常活跃 4 类。

2）一次锻炼的基本组成：一次锻炼的基本组成包括准备活动（即热身）、运动内容、整理放松和拉伸运动 4 个部分，见表 5-7。

表 5-7　一次运动锻炼的基本组成

组成	内容
热身	至少 5～10 分钟低到中等强度的心肺和肌肉耐力活动
运动内容	至少 20～60 分钟有氧运动、抗阻运动、柔韧性练习、平衡协调练习
整理活动	至少 5～10 分钟低到中等强度的心肺和肌肉耐力活动
拉伸	在整理活动之后进行 5～10 分钟的拉伸活动

3）运动方式：运动锻炼的方案应包含多种运动方式，有氧运动、抗阻运动、柔韧性练习、平衡协调练习是最基本的运动方式。

有氧运动：也叫心肺耐力运动，以有氧代谢为主要功能途径，指全身大肌肉群参与、有节律、持续一段时间的运动，如快走、游泳、骑自行车、广场舞、太极拳、广播操等。

抗阻运动：又称肌肉强化运动，能够保持或增加肌肉力量和耐力，以及肌肉体积的活动，同时多数抗阻运动也是增强骨骼强度的有效方式。运动是肌肉对抗一定阻力或承受一定负荷的重量，肌肉的做功要大于日常生活时的做功，即超负荷。由于每种运动或训练只增强参与运动的肌肉，因此，要通过多种运动或训练来使身体各部位的肌肉平衡发展。抗阻运动一般不规定运动多少时间，但强调运动到再也不能完整正确地完成一次运动为止，例如举重、提重物、弹力带练习、健美操、俯卧撑、平板支撑、器械练习等。

柔韧性练习：伸展、牵伸等练习能够增大关节活动的范围，如压腿、运动健身器械上的牵拉等。

平衡、协调练习：是神经肌肉控制练习的主要内容，对老年人尤为重要。例如闭眼单脚站、太极拳、瑜伽、舞蹈、球类等运动方式。

4）运动强度：身体活动达到一定运动量才会产生健康效应，中等及以上强度的运动效果更显著。可用运动中的心率判断和监测运动的强度，运动中心率在储备心率（储备心率 =220- 年龄 – 安静心率）的 40%～59% 时是中等强度，也可用自身感觉来简单判断运动强度：与不运动状态相比，呼吸、心跳微微加快，但能讲话而不能唱歌，基本达到中等强度；呼吸、心跳明显加快，上气不接下气，不能连贯讲话，表明达到较大强度了。快步走、休闲式游泳、骑自行车（速度低于每小时 16 km）、羽毛球（双打）、瑜伽、跳舞等属于中等强度运动，跑步、游泳、羽毛球（单打）、骑自行车（速度超过每小时 16 km）、跳绳、爬山、健美操等属于较大强度活动。

5）运动时间与时机：推荐每周至少进行中等强度有氧运动 150～300 分钟，同时进行 2～3 次低、中强度抗阻训练。一般建议在餐后 1 小时左右开始运动，以便更好地控制血糖。

6）运动实施：运动分为不同阶段，对于刚刚开始运动的人，经过一段时间的运动后（8～12 周），心肺功能、血糖水平、心率状况可有所改善。运动方案应根据个人情况调整，运动强度和运动时间逐渐增加。通常可分为适应、提高、维持 3 个阶段。

7）运动监控：为使运动安全有效，要及时观察身体对运动负荷的反应，运动监控可采用监测心率、血压、心电图、运动中的费力程度等方法。在日常运动干预中，可以通过运动后睡眠良好，第二日晨起的脉搏基本恢复到平日水平，无明显疲劳感觉，情绪正常或更好等自我感觉来判定运动强度适宜。

8）运动终止指征：如果出现以下情况，需要立即终止运动，寻求专业人士或医生的帮助：①胸部、颈部、肩部或手臂出现剧烈疼痛、紧缩感或压迫感。②面色苍白、大汗，感到头晕、恶心或无力。③肌肉痉挛，关节、足踝及下肢感到急性疼痛。④严重疲劳，严重下肢酸痛或间歇性跛行。⑤严重呼吸困难，出现发绀或苍白。⑥运动测试中，随着负荷增加，出现收缩压≥250 mmHg和（或）舒张压≥115 mmHg或收缩压下降＞10 mmHg。

9）运动注意事项：①选择适合的运动方式、强度及运动时间及时机。②运动前做好运动装备，包括便于活动的运动服装、合脚舒适的鞋子、手表或计时器、饮用水、擦汗毛巾或手帕等。③做好充分准备活动和整理放松。④循序渐进，不随意增加运动时间或强度。⑤注意休息，及时补充水分。⑥注意运动的场地因素、气候因素等，保证运动安全。

10）运动方案干预要点：糖尿病高危人群提倡进行中等强度的运动。中等强度的有氧运动对于降低血糖、减少身体脂肪有良好的效果，并且有一定提高心肺耐力的作用。同时建议有氧运动与抗阻运动相结合，最好每天都运动，两次运动间隔时间不宜超过两天。培养活跃的生活方式，如增加日常身体活动，减少静坐时间，将有益的体育运动融入日常生活中。

糖尿病患者的运动方案应根据患者病情、严重程度、并发症等糖尿病本身特征，并综合考虑患者的年龄、个人条件、社会家庭状况、运动环境等多种因素制定。运动治疗应在医师指导下进行。运动前要进行必要的评估，特别是心肺功能和运动功能的医学评估（如运动负荷试验等）。其运动目标应该是可以实现的，从而增强信心。运动项目要与患者的年龄、病情及身体承受能力相适应，并定期评估，适时调整运动计划。

成年2型糖尿病患者每周至少进行150分钟的中等强度有氧运动（如每周运动5天，每次30分钟）。如无禁忌证，每周最好进行2～3次抗阻运动（两次锻炼间隔≥48小时），锻炼肌肉力量和耐力。锻炼部位应包括上肢、下肢、躯干等主要肌肉群，训练强度为中等。联合进行抗阻运动和有氧运动可获得更大程度的代谢改善。

运动前后要加强血糖监测，运动量大或激烈运动时应建议患者临时调整饮食及药物治疗方案，以免发生低血糖。建议糖尿病患者在进行运动时，常备一些快速补糖食品（如糖块、含糖饼干等），以便出现低血糖现象时及时补充糖分，纠正低血糖。

空腹血糖＞16.7 mmol/L，反复低血糖或血糖波动较大，有DKA等急性代谢并发症，合并急性感染、增生型视网膜病变、严重肾病、严重心脑血管疾病（不稳定性心绞痛、严重心律失常、一过性脑缺血发作）等情况下禁忌运动，病情控制稳定后方可逐步恢复运动。

（3）戒烟干预：吸烟有害健康。吸烟与糖尿病、糖尿病大血管病变、糖尿病微血管病变、肿瘤、过早死亡的风险增加相关。研究表明2型糖尿病患者戒烟有助于改善代谢指标、降低血压和减少蛋白尿。应劝告每一位吸烟的糖尿病患者停止吸烟或停用烟草类制品，减少被动吸烟，对患者吸烟状况以及尼古丁依赖程度进行评估，提供咨询、戒烟热线，必要时加用药物等帮助戒烟。

（4）心理干预：糖尿病高危人群通常会存在工作学习长期过度紧张、人际关系不协调、生活中突发不幸事件等社会、心理上的不良刺激，还会不同程度的存在精神、思维、情感、性格等方面的心理障碍和情志活动异常，如忧思过度、紧张恐惧、急躁易怒、悲伤易泣等。糖尿病患者的心理问题通常从确诊开始，会随着病情而变化，可能出现情绪障碍、适应障碍，甚至心理精神障碍。因此，在糖尿病健康管理过程中，应重视各类人群的心理干预，尽量避免心理障碍的发生，减少不良情绪对血糖的影响，提升患者的主观幸福感和生活质量。

（5）药物干预：对糖尿病患者采取降糖、降压、降脂、抗血小板等综合防治策略可显著降低心血管死亡率和全因死亡率，因此，对糖尿病患者的管理目标不仅仅是血糖控制达标，还包括血压、血脂等综合控制达标，减少并发症的发生，降低致残率和早死率。

1）降糖治疗：生活方式干预是 2 型糖尿病的基础治疗措施，应贯穿于糖尿病治疗的始终。单纯生活方式不能使血糖控制达标时，应开始药物治疗。2 型糖尿病药物治疗的首选是二甲双胍。若无禁忌证，二甲双胍应一直保留在糖尿病的治疗方案中，一种口服药治疗而血糖仍不达标者，采用二种甚至三种不同作用机制的药物联合治疗。如血糖仍不达标，则应将治疗方案调整为多次胰岛素治疗。

2）降压治疗：根据《中国高血压防治指南 2010》以及 HOT 的亚组结果，一般糖尿病合并高血压者降压目标应＜ 130/80 mmHg，老年或伴严重冠心病的糖尿病患者，考虑到血压过低会对患者产生不利影响，可采取相对宽松的降压目标值，血压控制目标可放宽至＜ 140/90 mmHg。糖尿病患者就诊时应当常规测量血压以提高糖尿病患者的高血压知晓率。当诊室血压测量确诊高血压后，鉴于糖尿病患者易出现夜间血压增高和清晨高血压现象，建议患者在有条件的情况下进行家庭血压测量和 24 小时动态血压监测，便于有效地进行糖尿病患者血压管理。

3）调脂治疗：2 型糖尿病患者常有血脂异常，糖尿病患者每年至少应检查一次血脂（包括 TC、TG、LDL-C、HDL-C），接受调脂药物治疗者，根据疗效评估的需求，应增加血脂检测的次数。推荐患者保持健康生活方式，是维持合适血脂水平和控制血脂紊乱的重要措施，主要包括减少饱和脂肪酸、反式脂肪酸和胆固醇的摄入；增加 ω–3 脂肪酸、黏性纤维、植物固醇 / 甾醇的摄入；减轻体重；增加运动及戒烟、限酒等。进行调脂药物治疗时，推荐降低 LDL-C 作为首要目标，非 HDL-C 作为次要目标。

4）抗血小板治疗：阿司匹林在有心肌梗死史和卒中史的高危患者可以有效降低动脉粥样硬化性心血管疾病（ASCVD）的发病率和死亡率（二级预防）。糖尿病合并 ASCVD 者需要应用阿司匹林（75 ～ 150 mg/d）作为二级预防；ASCVD 并阿司匹林过敏患者，需要应用氯吡格雷（75 mg/d）作为二级预防；阿司匹林（75 ～ 100 mg/d）作为一级预防用于糖尿病的心血管高危患者，包括：年龄≥ 50 岁，而且合并至少 1 项主要危险因素（早发 ASCVD 家族史、高血压、血脂异常、吸烟或蛋白尿）。

（6）血糖监测：血糖监测是糖尿病管理的重要组成部分，其结果有助于评估糖尿病患者糖代谢紊乱的程度，制订合理的降糖方案，同时反映降糖治疗效果并指导治疗方案的调整。目前临床上血糖监测的方式包括用血糖仪进行的毛细血糖监测、连续监测3 ～ 14 天的动态葡萄糖监测（CGM），反映 2 ～ 3 周平均血糖水平的糖化白蛋白（GA）、2 ～ 3 月平均血糖水平的 HbA1c 的检测等。其中毛细血管血糖监测包括患者自我血糖监测（SMBG）和在医院内进行的床旁快速血糖检测（POCT），是血糖监测的基本形式，

HbA1c 是反映长期血糖控制水平的金标准，而 CGM 和 GA 反映近期血糖控制水平，是上述监测方法的有效补充。

毛细血管血糖监测流程及注意事项如下：

1）测试前检查试纸条和质控品贮存是否恰当、试纸条的有效期和条码是否符合要求。

2）用 75% 乙醇擦拭采血部位，待干后进行皮肤穿刺，采血部位通常采用指尖、足跟两侧等末梢毛细血管全血，水肿或感染的部位不宜采用，在紧急时可在耳垂处采血。

3）皮肤穿刺后，弃去第一滴血液，将第二滴血液置于试纸上制定区域，严格按照仪器制造商提供的操作说明要求和操作规程进行检测。

4）测定结果记录，包括被测定日期、时间、结果、单位等。

5）使用后的针头应置于专用医疗废物锐器盒内，按医疗废物处理。

（7）自我管理教育与同伴支持：糖尿病是一种长期慢性疾病，患者的日常行为和自我管理能力是糖尿病控制与否的关键之一。社区是糖尿病自我管理教育和支持开展的主要场所，其同伴支持包括高危人群及糖尿病患者之间的互相支持，倡导家庭成员互相关爱，形成符合自身和家庭的健康生活方式，树立和践行对健康负责的健康管理理念，主动学习健康知识，提高健康素养，加强健康管理。

糖尿病自我管理教育和支持的关键时间点包括：诊断时；每年的教育、营养和情感需求的评估时；出现新问题（健康状况、身体缺陷、情感因素或基本生活需要），影响自我管理时；需要过渡护理时。其基本内容包括：糖尿病的自然进程；糖尿病的临床表现；糖尿病的危害及如何防治急慢性并发症；个体化的治疗目标；个体化的生活方式干预措施和饮食计划；规律运动和运动处方；饮食、运动、口服药、胰岛素治疗及规范的胰岛素注射技术；自我血糖监测和尿糖监测（当血糖监测无法实施时），血糖测定结果的意义和应采取的干预措施；自我血糖监测、尿糖监测和胰岛素注射等具体操作技巧；口腔护理、足部护理、皮肤护理的具体技巧；特殊情况应对措施（如疾病、低血糖、应激和手术）；糖尿病妇女受孕必须做到有计划，并全程监护；糖尿病患者的社会心理适应；糖尿病自我管理的重要性。

（8）低血糖管理：糖尿病患者在治疗过程中可能发生血糖过低现象。低血糖可导致不适甚至生命危险，也是血糖达标的主要障碍，应该引起特别注意。

对非糖尿病患者来说，低血糖症的诊断标准为血糖 ≤ 2.8 mmol/L，而接受药物治疗的糖尿病患者只要血糖水平 ≤ 3.9 mmol/L 就属于低血糖范畴。糖尿病患者常伴有自主神经功能障碍，影响机体对低血糖的反馈调节能力，增加了发生严重低血糖的风险。同时，低血糖也可能诱发或加重患者自主神经功能障碍，形成恶性循环。低血糖的分层如下。

1）低血糖警戒值：血糖 ≤ 3.9 mmol/L，需要服用速效碳水化合物和调整降糖方案剂量。

2）临床显著低血糖：血糖 < 3.0 mmol/L，提示有严重的、临床上有重要意义的低血糖。

3）严重低血糖：没有特定血糖界限，伴有严重认知功能障碍且需要其他措施帮助恢复的低血糖。

低血糖的临床表现与血糖水平以及血糖的下降速度有关，可表现为交感神经兴奋（如心悸、焦虑、出汗、饥饿感等）和中枢神经症状（如神志改变、认知障碍、抽搐和昏迷）。但老年患者发生低血糖时常可表现为行为异常或其他非典型症状。夜间低血糖常因难以发现而得不到及时处理。有些患者屡发低血糖后，可表现为无先兆症状的低血糖昏迷。

低血糖的可能诱因及预防对策如下。

1）胰岛素或胰岛素促泌剂：应从小剂量开始，逐渐增加剂量，谨慎地调整剂量。

2）未按时进食，或进食过少：患者应定时定量进餐，如果进餐量减少则相应减少降糖药物剂量，有可能误餐时应提前做好准备。

3）运动量增加：运动前应增加额外的碳水化合物摄入。

4）应避免酗酒和空腹饮酒。

5）严重低血糖或反复发生低血糖：应调整糖尿病的治疗方案，并适当调整血糖控制目标。

6）使用胰岛素的患者出现低血糖时，应积极寻找原因，精心调整胰岛素治疗方案和用量。

7）糖尿病患者应常规随身备用碳水化合物类食品，一旦发生低血糖，立即食用。

（9）并发症管理：糖尿病病情严重或应激时可发生严重代谢紊乱，导致糖尿病酮症酸中毒（DKA）、高渗高血糖综合征等急性并发症，危及生命。长期慢性高血糖会导致心血管、肾脏、眼睛、神经等慢性并发症，是糖尿病患者致死、致残的主要原因。同时，糖尿病患者还可并发各种感染，尤其是血糖控制差者。因此，糖尿病相关并发症重在预防，良好控制血糖以及相关危险因素，定期进行心血管、肾脏、眼睛、神经、足部等检查，了解病变情况，对已发生并发症者则积极专科治疗。

7. 检后——执行2型糖尿病健康管理方案

由健康管理师在专家的指导下负责安排，并对健康管理方案进行分解，绘制执行安排表（表5-8），其内容应包括如下信息：执行内容、执行时间、执行人、执行方式、执行评价、存在问题及其分析等。

表5-8 健康管理计划执行记录

计划内容	执行时间	执行人	执行方式	执行评价	存在问题及其分析
内容1	xxxx年x月x日	xxx	XXX	优	xxx
内容2	xxxx年x月x日	xxx	XXX	良	xxx
内容3	xxxx年x月x日	xxx	XXX	差	xxx
……	……	……	……	……	……

（1）执行内容的制定：参照前述饮食、营养、戒烟、心理、药物、血糖监测、并发症等干预措施，结合客户的实际情况，个性化定制。

（2）执行方式：通常包含健康教育、电话随访、上门随访、门诊就诊、住院治疗、MDT会诊等形式。

（3）执行情况评价标准。

1）优：按计划及时完成全部计划内容，≥95%的计划内容取得预期效果。

2）良：完成 80% 的计划内容，但有 ≥ 20% 的计划内容未取得预期效果。

3）一般：完成超过 70% 计划内容，和（或）≥ 30% 的计划未取得预期效果。

4）差：完成计划 ≤ 50% 的计划内容，和（或）40% 的计划未取得预期效果。

（4）实施健康管理计划的注意事项。

1）告知客户健康管理计划的内容和要求，全面理解健康管理计划，并获得客户认可。

2）建立与客户的沟通机制，提供及时的咨询服务。

3）妥善保存客户健康信息，确保客户个人隐私权不受侵犯。

4）计划的制订是基于客户当前健康评估报告，在执行过程中客户新的问题不断显现，需要对计划进行动态调整，以保证客户健康管理效果。

（三）2 型糖尿病健康管理绩效评价

对于健康管理机构的糖尿病健康管理绩效评价，可从以下 3 个方面进行评估。

1. 年度评估

在年内随访管理的基础上，对糖尿病控制、危险因素进展、糖尿病并发症等情况进行综合评估，年度评估表基本内容如下（表 5-9）。

表 5-9　糖尿病年度评估表

序号	项目	评估结果	
		初次	年度
1	血糖控制情况	□达标 □未达标	□达标 □未达标
2	糖化血红蛋白控制情况	□达标 □未达标	□达标 □未达标
3	危险因素	数量 + 明细罗列	年初累计发生罗列 年内发生罗列 目前累计发生罗列 年度变化情况（新增 ___，减少 ____）
4	并发症	数量 + 明细罗列	年初累计发生罗列 年内发生罗列 目前累计发生罗列 年度变化情况（新增 ___，减少 ____）

2. 过程评价指标

可参照以下 3 项。

（1）糖尿病患者健康管理率。

计算公式：年内纳入管理糖尿病患者人数 / 该机构糖尿病患者估算数 ×100%

（2）糖尿病前期患者健康管理率。

计算公式：年内纳入管理糖尿病前期患者人数 / 该机构糖尿病患者估算数 ×100%

（3）糖尿病患者规范管理率。

计算公式：按照要求进行糖尿病患者健康管理的人数 / 该机构年内糖尿病患者健康管理人数 ×100%

3. 效果评价指标

效果评价指标可参照以下 2 项。

（1）糖尿病知晓率。

计算公式：明确知道患有糖尿病者 / 调查确定的所有糖尿病患者总数 ×100%

（2）糖尿病患者管理人群年度血糖控制率。

计算公式：年内纳入管理的糖尿病对象血糖控制合格人数 / 年内纳入管理的糖尿病患者人数 ×100%

二、肥胖症患者健康管理的护理

（一）肥胖症概述

1. 概念

肥胖症是指机体脂肪总含量过多和（或）局部含量增多及分布异常，是由遗传和环境等多种因素共同作用而导致的慢性代谢性疾病。肥胖主要包括 3 个特征：脂肪细胞的数量增多、体脂分布的失调以及局部脂肪沉积。

2. 流行病学

近 30 年肥胖症的患病率明显增长，2012 年全国 18 岁及以上成人超重率为 30.1%，肥胖率为 11.9%，比 2002 年分别上升了 7.3% 和 4.8%。我国的肥胖患病率呈现北方高于南方、大城市高于中小城市及女性高于男性的流行特点，与人群的地理位置、生活方式和习惯、经济收入水平、体力劳动强度、文化结构有密切关系。

3. 病因

肥胖是遗传、环境等多种因素相互作用的结果，其基础是能量代谢平衡失调，热量摄入多于消耗，使脂肪合成增加。肥胖具有明显的家族聚集性，提示遗传因素在肥胖的发生、发展中起重要作用；环境因素主要是饮食过多和体力活动过少。

4. 临床表现

轻度肥胖症多无症状，仅表现为体重增加、腰围增加、体脂百分比增加超过诊断标准；较为严重的肥胖症患者可以有胸闷、气急、食欲亢进、便秘、腹胀、关节痛、肌肉酸痛、易疲劳、倦怠以及焦虑抑郁等。肥胖症患者常合并血脂异常、脂肪肝、高血压、糖耐量异常或糖尿病等疾病，也可伴随或并发阻塞性睡眠呼吸暂停，胆囊疾病，胃食管反流病，高尿酸血症和痛风，骨关节病，静脉血栓，生育功能受损（女性出现多囊卵巢综合征，男性多有阳痿不育、类无睾症）及社会和心理问题。此外，肥胖症患者某些癌症（女性乳腺癌、子宫内膜癌，男性前列腺癌、结肠和直肠癌等）发病率增高。

5. 诊断及鉴别诊断

（1）以体重指数（BMI）诊断肥胖：BMI 为判断肥胖的常用简易指标，BMI（kg/m²）= 体重（kg）/ 身高（m）²，其诊断标准见表 5–10。

表 5–10　BMI 值诊断肥胖的标准

分类	BMI 值（kg/m²）
肥胖	≥ 28.0
超重	24.0 ～< 28.0

分类	BMI 值（kg/m²）
体重正常	18.5 ～< 24.0
体重过低	< 18.5

（2）以腰围诊断中心型肥胖：测量腰围可以诊断中心型肥胖和周围型肥胖。腰围测量方法为被测量者取立位，测量腋中线肋弓下缘和髂嵴连线中点的水平位置处体围的周径。中心型肥胖诊断标准见表 5-11。

表 5-11　腰围诊断中心型肥胖的标准

分类	男性腰围（cm）	女性腰围（cm）
中心型肥胖前期	85 ～< 90	80 ～< 85
中心型肥胖	≥ 90	≥ 85

中心型肥胖较为精确的诊断方法为采用 CT 或 MRI，选取第 4 腰椎与第 5 腰椎间层面图像，测量内脏脂肪面积含量，中国人群面积 ≥ 80 cm² 定义为中心型肥胖。

（3）以体脂率诊断肥胖：生物电阻抗法测量人体脂肪的含量（体脂率）可用于肥胖的判断。一般来说正常成年男性体内脂肪含量占体重的 10% ～ 20%，女性为 15% ～ 25%。男性体脂率> 25%，女性> 30%，可考虑为肥胖。但生物电阻抗法测量的精度不高，测定值仅作为参考。

肥胖症诊断确定后需排除继发性肥胖症，如皮质醇增多症、甲状腺功能减退症、下丘脑性肥胖、多囊卵巢综合征等。

6. 治疗

肥胖症治疗的两个主要环节是减少热量摄取和增加热量消耗。制定合理的减肥目标，强调以行为、饮食、运动为主的综合治疗，必要时辅以药物或手术治疗。继发性肥胖症应针对病因进行治疗，同时处理肥胖相关的并发症及伴随病。

（二）肥胖症健康管理护理工作流程及措施

肥胖症属于慢性代谢性疾病，其并发或合并症涉及多器官多系统，因此，肥胖症的干预需要多学科协作，实行团队管理。理想的肥胖症管理团队应至少包括 1 名内分泌科或全科医师，1 名健康管理护士，1 名营养师及 1 名运动治疗师。其中健康管理医师负责肥胖症的评估并选择治疗方案，健康管理护士是肥胖症健康教育的主要成员，协调健康管理的团队工作。

在健康管理中心应开展以健康体检为基础的肥胖症健康管理，从检前、检中、检后三个环节入手，做好肥胖症筛查、评估、干预工作。

1. 检前——采集健康危险因素

针对肥胖症患者，健康管理护士应协助医师完成详细的病史询问，包括：肥胖起病年龄、进展速度；是否有继发性肥胖相关疾病史或药物应用史；进食量、进食行为、体力活动、吸烟和饮酒等生活方式情况；一级亲属是否有肥胖等家族史；肥胖者曾做过哪些减重处理？减重措施受到过哪些挫折、存在的问题，以及肥胖症对其生活有何影响等。

2.检前——设计个性化体检菜单

根据受检者的健康危险因素，参照《健康体检基本项目专家共识》，为体检者制定个性化的体检菜单。肥胖症患者健康体检菜单建议包括以下内容。

（1）肥胖程度评估：身高、体重、腰围、臀围、人体成分分析等。

（2）肥胖病因筛查：皮质醇节律、促肾上腺皮质激素、甲状腺激素、性激素等。

（3）肥胖并发症及合并症评估：血糖、血压、血脂、血尿酸测定，膝关节、骨密度、睡眠呼吸监测、血管彩超、心理评估等。

3.检中——完成体检项目，做好肥胖评估质量控制

检中完成体检项目，出具分科体检报告。针对肥胖症健康管理，应注意按规范做好肥胖症相关的检查，保证检查结果的准确性。在肥胖评估方面的质控需注意以下要点。

（1）BMI的测量：在测量时，受试者应当空腹、脱鞋，只穿轻薄的衣服。

测量身高的量尺（最小刻度为1 mm）应与地面垂直固定或贴在在墙上。受试者直立、两脚后跟并拢靠近量尺，并将两肩及臀部也贴近量尺。测量人员用一根直角尺放在受试者的头顶，使直角的两个边一边靠紧量尺另一边接近受试者的头皮，读取量尺上的读数，准确至1 mm。

称量体重最好用经过校正的杠杆型体重秤，受试者全身放松，直立在秤底盘的中部。测量人员读取杠杆秤上的游标位置，读数准确至10 g。

电子身高体重仪目前较常用，受试者应直立在电子秤中部，目光平视，不仰头、不低头，电子身高体重仪自动显示测量数值。

（2）腰围及腰臀围比。

1）腰围测量：被测者站立位，两脚分开25～30 cm，用软尺沿髂前上棘和第12肋下缘连线的中点水平围绕腹部一周测量，紧贴而不压迫皮肤，在正常呼气末测量腰围的长度，读数准确至1 mm。

2）臀围测量：双腿并拢站直，将软尺绕臀部的最高点水平测量一周，读数准确至1 mm。

（3）人体成分分析：应严格按照仪器制造商提供的操作说明要求和操作规程进行检测。

4.检后——疾病风险评估

根据体检结果，对受检者进行疾病风险评估，出具体检报告，明确是否存在肥胖、肥胖严重程度以及肥胖相关并发症及合并症等。

5.检后——制定肥胖症健康管理目标

肥胖症的健康管理目标是通过减重预防和治疗肥胖相关并发症及合并症，改善患者的健康状况。肥胖症健康管理方案由健康管理医师、护士、营养师、运动管理师等与肥胖者及其家属等共同制定。减肥目标应结合肥胖者实际情况个性化定制，在制订健康管理方案的过程中，应与客户进行有效沟通，尊重客户的价值观，保护客户的隐私，充分了解客户健康诉求、生活工作条件、医疗及经济资源等，以获得客户对方案的深刻理解和全力支持，提升客户对健康管理方案的执行力。一般认为，肥胖症患者体重减轻5%～15%或更多可以显著改善高血压、血脂异常、非酒精性脂肪肝，2型糖尿病患者

可以控制血糖，降低 2 型糖尿病和心血管并发症的发生率。制定的减重目标要具体，并且是可以达到的，例如在制定体力活动目标时，"每天走路 30 分钟或每天走 5000 步"代替"每天多活动点"；建立一系列短期目标，例如开始时每天走路增加 30 分钟，逐步到增加 45 分钟，然后到 60 分钟。

6. 检后——确定肥胖症健康管理干预措施

肥胖症治疗措施包括营养治疗、体力锻炼、行为方式干预、药物治疗以及代谢手术治疗。其中，医学营养治疗、体力活动和认知行为治疗是肥胖症管理的基础，也是贯穿始终的治疗措施，相当一部分患者通过这些措施可以达到治疗目标，但是在必要的时候以及特定患者也应积极采取药物或手术治疗以达到控制体重增加或减轻体重，减少和控制并发症的目的。

7. 饮食方式改善

合理的饮食方案包括合理的膳食结构和摄入量。其饮食指导要点如下。

低能量：合理的减重膳食应在膳食营养素平衡的基础上减少每日摄入的总热量，肥胖男性能量摄入建议为 1 500 ~ 1 800 kcal/d，肥胖女性建议为 1 200 ~ 1 500 kcal/d，或在目前能量摄入水平基础上减少 500 ~ 700 kcal/d。

低脂肪、适量蛋白质、含复杂糖类（如谷类）：脂肪、蛋白质、碳水化合物提供的能量比应分别占总能量的 30% 以下、15% ~ 20% 和 50% ~ 55%。在有限的脂肪摄入中，尽量保证必需脂肪酸的摄入，保证丰富的维生素、矿物质和膳食纤维摄入，推荐每日膳食纤维摄入量达到 14 g/1 000 kcal。

（1）增加新鲜蔬菜和水果在膳食中的比重。

（2）避免进食油炸食物，尽量采用蒸、煮、炖的烹调方法。

（3）避免加餐。

（4）避免饮用含糖饮料。

（5）控制食盐摄入，食盐摄入量限制在每日 6 g 以内，钠摄入量每日不超过 2 000 mg，合并高血压患者更应严格限制摄入量。

（6）严格戒烟。

（7）限制饮酒，女性 1 天饮酒的酒精量 < 15 g（15 g 酒精相当于 350 mL 啤酒、150 mL 葡萄酒或 45 mL 蒸馏酒），男性 < 25 g，每周不超过 2 次。

（8）避免用极低能量膳食（即能量总摄入 < 600 kcal/d 的膳食），如有需要，应在医护人员的严密观察下进行，仅适用于节食疗法不能奏效或顽固性肥胖症患者，不适用于处于生长发育期的儿童、孕妇以及重要器官功能障碍的患者。

8. 运动锻炼

通过运动锻炼增加热量的消耗是预防及治疗肥胖的首选方案之一，运动应在运动管理师指导下进行，其指导要点如下。

（1）运动前需进行必要的评估，尤其是心肺功能和运动功能的医学评估。

（2）运动项目的选择应结合患者的兴趣爱好，并与患者的年龄、存在的合并症和身体承受能力相适应。

（3）运动量和强度应当逐渐递增。

（4）建议中等强度的运动（50% ~ 70% 最大心率，运动时有点用力，心跳和呼吸加快但不急促），如用心率来大致区分，进行中等强度体力活动量时的心率为 100 ～ 120 次 / 分，包括快走、打太极拳、骑车、乒乓球、羽毛球和高尔夫球等。

（5）如无禁忌证，建议每周进行 2 ～ 3 次抗阻运动（两次锻炼间隔≥ 48 小时），锻炼肌肉力量和耐力。锻炼部位应包括上肢、下肢、躯干等主要肌肉群，训练强度为中等。抗阻运动和有氧运动联合进行可获得更大程度的代谢改善。

（6）进行运动应有准备和放松活动，明确了解哪些情况下应停止活动。

（7）记录运动日记有助于提升运动依从性。应培养活跃的生活方式，如增加日常身体活动，减少静坐时间，将有益的体育运动融入日常生活中。

9. 行为方式干预

健康管理护理人员应在减重过程中与肥胖者保持经常联系，教会需要减肥的对象进行自我监测，通过各种方式增加患者治疗的依从性，包括自我管理、目标设定、教育和解决问题的策略、心理咨询和治疗等。其指导要点及常用技巧包括以下措施。

（1）建立节食意识，每餐不过饱，尽量减少暴饮暴食的频率和程度。

（2）注意挑选脂肪含量低的食物。

（3）细嚼慢咽以延长进食时间，减少进食量。

（4）进食时使用较小的餐具，使得中等量的食物看起来也不显得单薄。

（5）经常测量体重。

10. 药物治疗

大多数肥胖症患者在认识到肥胖对健康的危害后，在医疗人员的指导下通过饮食控制、运动锻炼、行为改变等常可使体重显著减轻。但由于种种原因体重仍然不能减低者，或生活方式改善效果欠佳者，可考虑用药物辅助减重。

减重药物治疗指征：

（1）食欲旺盛，餐前饥饿难忍，每餐进食量较多。

（2）合并高血糖、高血压、血脂异常和脂肪肝。

（3）合并负重关节疼痛。

（4）肥胖引起呼吸困难或有阻塞性睡眠呼吸暂停综合征。

（5）BMI ≥ 24 kg/m^2 且有上述并发症情况。

（6）BMI ≥ 28 kg/m^2，不论是否有并发症，经过 3 个月单纯饮食方式改善和增加活动量处理仍不能减重 5%，甚至体重仍有上升趋势者。

目前，美国 FDA 批准的治疗肥胖症药物主要有环丙甲羟二羟吗啡酮（纳曲酮）/ 安非他酮、氯卡色林、芬特明 / 托吡酯、奥利司他、利拉鲁肽。但目前在我国，有肥胖症治疗适应证且获得国家药监局批准的药物只有奥利司他。

11. 代谢手术治疗

经上述生活和行为方式治疗及药物治疗未能控制的程度严重的肥胖症患者，可考虑代谢手术治疗。

12. 检后——执行肥胖症健康管理方案

由健康管理师在专家的指导下负责安排，并对健康管理方案进行分解，绘制执行安排表，具体内容可参照前文 2 型糖尿病健康管理。

（三）肥胖症健康管理绩效评价

对于健康管理机构的肥胖症健康管理绩效评价，可从以下 3 方面进行评估：

1. 年度评估

在年内随访管理的基础上，对体重控制、肥胖症并发症（合并症）等情况进行综合评估，年度评估表基本内容如下（表 5-12）。

表 5-12　肥胖症年度评估表

序号	项目	评估结果	
		初次	年度
1	体重控制情况	□达标 □未达标	□达标 □未达标
2	并发症 / 合并症	数量 + 明细罗列	年初累计发生罗列 年内发生罗列 目前累计发生罗列 年度变化情况（新增 ___，减少 ____）

2. 过程评价指标

（1）肥胖症患者健康管理率。

计算公式：年内纳入管理肥胖症患者人数 / 该机构肥胖症患者估算数 ×100%

（2）肥胖症患者规范管理率。

计算公式：按照要求进行肥胖症患者健康管理的人数 / 该机构年内肥胖症患者健康管理人数 ×100%

3. 效果评价

肥胖症患者管理人群年度体重控制率。

计算公式：年内纳入管理的肥胖症患者体重控制合格人数 / 年内纳入管理的肥胖症患者人数 ×100%

三、高血压患者健康管理的护理

（一）概述

1. 概念

高血压是指以体循环动脉收缩压和（或）舒张压增高为主要特征（收缩压 ≥ 140 mmHg 和 / 或舒张压 ≥ 90 mmHg），可伴有心、脑、肾等器官的功能或器质性损害的临床综合征。

2. 病因、分类和分级

（1）病因：高血压发病原因不明确，常见危险因素包括遗传因素、精神和环境因素、年龄因素、不良生活习惯、药物影响和其他疾病如肥胖、糖尿病、阻塞性睡眠呼吸暂停综合征等疾病的影响。

（2）分类：可分为原发性高血压和继发性高血压。

（3）分级。

正常血压：收缩压 < 120 mmHg 和舒张压 < 80 mmHg。

正常高值：120 mmHg ≤ 收缩压 < 140 mmHg 和（或）80 mmHg ≤ 舒张压 < 90 mmHg。

1级高血压：140 mmHg ≤ 收缩压 < 160 mmHg 和（或）90 mmHg ≤ 舒张压 < 100 mmHg。

2级高血压：160 mmHg ≤ 收缩压 < 180 mmHg 和（或）100 mmHg ≤ 舒张压 < 110 mmHg。

3级高血压：收缩压 ≥ 180 mmHg 和（或）舒张压 ≥ 110 mmHg。

3. 临床表现

可有头晕、头痛、疲劳、心悸、耳鸣等症状。当血压突然升高到一定程度时可能会出现剧烈头痛、呕吐、眩晕、神志不清、抽搐等高血压危象症状。

4. 常见并发症

包括高血压肾病、高血压眼底病变、高血压性心脏病、脑卒中、痴呆、主动脉夹层、动脉粥样硬化等。

（二）辅助检查

可帮助评估血压水平和靶器官功能状态，检查项目有尿蛋白、肾功能、血糖、血脂、血钾、超声心动图、心电图、眼底检查、24小时动态血压监测、头颅 MRI、动脉彩超等。

（三）治疗原则

1. 原发性高血压

（1）生活方式干预治疗。

（2）药物治疗。

2. 继发性高血压

针对原发病治疗。

（四）护理对高血压的慢性病健康管理应用

1. 信息收集

（1）询问年龄、性别、职业、文化程度、大小便情况。评估患者生活方式及饮食习惯，如每日脂肪、蛋白质、碳水化合物及酒精的摄入量。

（2）采集病史，评估现病史和既往史，既往有无高血压、糖尿病、冠心病、脑卒中、血脂异常、肾病等家族史；既往诊治经过，首次诊断高血压的时间，诊治后血压的动态数据。

（3）评估患者的生命体征及血压波动范围、血压分级和是否有相关并发症。观察患者的体型、面容，记录身高、体重、腰围、腹围、血压、心率、脉搏等。询问是否有头昏、头痛、眩晕等症状。

（4）询问有无吸烟史，饮酒史，体育锻炼方式、频次、运动时间、强度等。

（5）评估心理状态，询问工作状态、家庭及社会支持情况，有无紧张、焦虑、情绪不稳定、睡眠障碍等情况。

（6）评估患者对疾病的认知程度，询问药物服用情况，用药史及依从性，包括降压药及其他药物。

2. 不同级别高血压的健康干预与指导

（1）针对低危人群的健康干预与指导。

1）保持良好的生活习惯，戒烟限酒，给予平衡的膳食结构。

2）适当补充新鲜蔬果，增加膳食纤维和豆制品的摄入。

3）控制适宜体重，增加运动锻炼，科学的健康教育及心理治疗。

（2）针对血压高危人群的健康干预与指导。

1）规范测量血压，定期监测。

2）血脂的监测和规范控制。

3）血糖的监测和系统管理。

4）生活方式干预：严格遵照高血压防控生活方式干预措施及目标。

5）其他危险因素：包括遗传因素和空气污染因素。

（五）健康管理相关的护理措施

1. 健康宣教

（1）为患者详细讲解高血压的危险因素，包括遗传因素、精神环境因素、高龄、高盐饮食、久坐不动、吸烟、饮酒、肥胖、糖尿病和阻塞性睡眠呼吸暂停综合征等。有些危险因素为可防可控的危险因素，患者应保持良好的心态，避免精神压力过大，避免熬夜，作息时间要规律，合理膳食，适量运动，戒烟限酒，体重保持在正常范围内，避免超重和肥胖，如合并高脂血症和糖尿病等，要控制好血脂和血糖。

（2）为患者详细讲解高血压的危害，主要是高血压的相关并发症，预防并发症出现最重要的就是把血压控制在达标水平，无其他合并症的患者血压一般控制在 140/90 mmHg以下，高龄、有其他并发症或合并症的患者需要制定个体化的血压标准。

2. 饮食指导

（1）减少钠盐摄入，增加钾盐摄入。

1）每日食盐量不超过 6 g 为宜，相关措施包括：①减少食用盐及含钠高的调味品如酱油、味精等的摄入。②避免食用或减少含钠盐量高的加工食品如腌制品、火腿、咸菜和各类炒货等的食用。③建议患者尽可能使用定量盐勺，以起到提示的作用。

2）增加膳食中钾的摄入量，相关措施为包括：①增加富钾食物如新鲜蔬菜、水果和豆类的摄入量。②肾功能良好者可选择低钠富钾替代盐。③不建议服用钾补充剂包括药物来降低血压。④肾功能不全者补钾前应咨询医生。

（2）合理膳食：建议高血压患者和有进展为高血压风险的正常血压者，宜低脂饮食和低热量饮食，饮食以水果、蔬菜、低脂奶制品、富含食用纤维的全谷物、植物来源的蛋白质为主，减少饱和脂肪和胆固醇摄入。

3. 运动指导

除日常生活的活动外，运动频率为每周 4 ～ 7 天，每天累计 30 ～ 60 分钟的中等强度运动，如慢跑、快走、骑自行车、游泳等。运动形式可采取有氧、阻抗运动等。以有氧运动为主，适当补充无氧运动。运动强度必须个体化，中等强度运动为能达到最大心率（次 / 分钟）=（220- 年龄）的 60% ～ 80% 的运动。高危患者运动前需进行个体化评估。

4. 心理认知干预护理

慢性病患者比较容易产生抑郁、焦虑、恐惧、不安等负面情绪，应当注意对患者的心理护理，多与患者进行沟通，倾听患者内心的声音，给予患者安慰和心理引导，帮助患者树立积极的心态来面对疾病。告知患者高血压为可防可控可治疗的疾病，减少患者的心理负担，鼓励患者家属给予患者心理支持，使患者从心里感到被关爱、被尊重。

5. 用药指导

讲解长期坚持服用降压药物的意义，不能擅自增减剂量或停用降压药物。告知患者常用降压药的不良反应，服药注意事项例如用药时间、用药剂量等，尤其是防止低血压的发生。

6. 自我管理

提高高血压患者自我管理的能力，高血压患者需要终身自我管理，定期高血压门诊复诊，管理好降压药物和自身的生活方式。高血压患者需每天填自我管理量表，有助于患者进行自我管理，高血压患者自我管理记录量表，见表5-13（附录10）。

表5-13 高血压患者自我管理记录量表

项目		说明	日期						
			1	2	3	4	5	6	7
饮食	低热量、低脂饮食	摄入热量 = 需要热量，脂肪热量不超过 20%							
	低盐饮食	每天食盐量不超过 6 g							
	增加钾的摄入量	新鲜蔬菜、水果和豆类等							
运动	有氧运动（分钟）	慢跑、快走、骑自行车等							
	阻抗运动（分钟）	仰卧起坐、深蹲起、举哑铃等							
	其他	散步、做家务等							
生活习惯	每日吸烟（支）	建议戒烟							
	每日饮酒	应限制饮酒							
情绪波动或压力		应控制情绪，减轻压力							
睡眠		佳							
		一般							
		差							
血压		早							
		晚							
服药		早							
		晚							
体重（kg）		每周 1 次							
腰围（cm）		每周 1 次							

注：在适当的位置打√或填相应的内容。

（六）高血压相关并发症的护理措施

（1）出现剧烈头痛并伴有恶心、呕吐时，可能是血压骤然增高的表现，立即让患者卧床休息，观测生命体征的变化，尽快向医师报告。

（2）出现呼吸困难、咳粉红色泡沫痰、发绀等症状时，常为高血压性心脏病引起左心衰竭的表现，立即让患者取半卧位，吸氧，遵医嘱处理。

（3）伴心力衰竭和肾功能衰竭时，可出现水肿，需严格记录患者 24 小时出入量，低盐饮食，卧床休息，预防压疮发生。

（4）晚期高血压患者可出现脑卒中，引起昏迷与偏瘫，应防止患者坠床、肢体烫伤、窒息等。

四、肺结节患者健康管理的护理

（一）概述

1. 概念

肺结节（pulmonary nodule）是指边界清楚、影像不透明、直径 ≤ 3 cm，周围为含气肺组织所包绕的病变，一般无肺不张、肺门增大或胸腔积液表现。随着 CT 扫描的普及，肺结节的检出率日益增高，约 20% 以上的受检者可以查出肺结节。但肺结节是影像学概念，病理类型可以是良性病变，也可以是恶性病变，如肺癌。

2. 分类

肺结节有多种分类方式，常见的分类如下。

（1）根据肺结节的数量分类。

1）孤立性肺结节（solitary pulmonary nodule，SPN）：常为单个病灶，但目前将单一主要结节伴有一个或多个附带小结节也归为此。此类结节可能是良性，也可能为恶性，患者一般无明显症状。

2）多发性肺结节（multiple pulmonary nodules，MPN）：肺结节数量超过 2 个，且不易确定主要病灶。多发性肺结节可由胸内外恶性肿瘤转移或活动性感染导致，一般伴有相应症状。

（2）根据肺结节的大小分类。

1）亚厘米肺结节：指直径 < 8 mm 的肺结节，恶性概率相对较低。

2）微结节：直径 < 4 mm 者，一般为良性。

（3）根据肺结节的密度分类：基于高分辨率 CT（high-resolution computed tomography，HRCT）肺结节能否完全遮盖肺实质，将肺结节分为实性肺结节（solid pulmonary nodule）和亚实性肺结节。

1）实性肺结节：指其内全部是软组织密度，完全掩盖血管及支气管影（图 5-1）。

2）亚实性结节：又称磨玻璃结节（ground-glass nodule，GGNs），指肺内模糊的结节影，结节密度较周围肺实质略增加，但其内血管及支气管的轮廓尚可见。磨玻璃结节的恶性概率大于实性结节，典型的组织学类型是肺腺癌（包括浸润前病变），但生长速度通常较慢，体积倍增时间（volume doubling time，VDT）一般 > 2 年。磨玻璃结节又可再分为纯磨玻璃结节（pure ground-glass nodule，pGGN）和混合磨玻璃结节（mixed ground-glass nodule，mGGN）。①纯磨玻璃结节（pGGNs）：病灶内无实性成分，不掩盖血管及支气管影像（图 5-2）。②混合磨玻璃结节（mGGNS）：病灶内既包含磨玻璃密度影，又包含实性软组织密度影，密度不均匀，部分掩盖血管及支气管影像（图 5-3）。

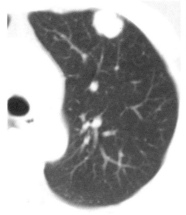

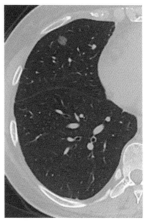

图 5-1　实性结节　　　　　图 5-2　pGNN

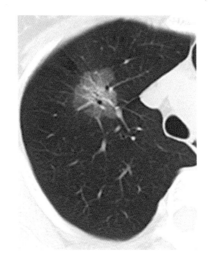

图 5-3　mGGN

3. 病因

肺结节的病因复杂，主要包括如下病因。

（1）恶性病因。

1）原发性肺癌：腺癌是原发性肺癌中最常见的组织学亚型，其次是鳞状细胞癌和大细胞癌。腺癌和大细胞癌的起源往往是周围型病变，而鳞状细胞癌则更常表现为中心型病变。

2）转移性癌：转移性肺癌多表现为多发性肺结节或肿块，下肺多见，边界清楚。

（2）良性病因。

1）感染性病因：约 80% 的良性肺结节为感染性肉芽肿，包括真菌感染、分枝杆菌感染、寄生虫等，多表现为边界清晰且伴钙化的肺结节。

2）良性肿瘤：肺部良性结节中约 10% 为错构瘤，较少见的良性肿瘤包括纤维瘤、平滑肌瘤。

3）血管性病变：肺动静脉畸形等血管性病变可表现为肺结节，增强 CT 扫描可显示供血动脉和静脉，从而区分血管性病变与软组织病变。

4）其他：炎性病变（类风湿关节炎结节、结节病、球形肺炎等）、叶间裂周围肺淋巴结、黏液嵌塞等也可表现为肺结节。

（二）肺结节的评估

1. 临床信息

患者年龄、职业、吸烟史、慢性肺部疾病史、个人和家族肿瘤史、心理因素、治疗经过及转归等临床信息可为鉴别肺结节的性质提供重要参考。

（1）年龄：一般认为 40 岁以下人群肺癌少见，随着年龄增长，肺癌的发生风险逐步增加。但近年来 40 岁以下肺癌发生率有增高趋势。

（2）吸烟史：吸烟是最重要的肺癌单一风险因子。研究认为吸烟者的肺癌相对风险可达非吸烟者的 10 倍。

（3）既往癌症史：以往存在癌症史的患者若在肺内发现结节更可能为恶性。

（4）其他慢性肺部疾病史：间质性肺疾病、慢性阻塞性肺病（COPD）、肺结核等慢性肺部疾病可增加肺癌发生风险。

（5）肿瘤家族史：一级亲属的肿瘤家族史，尤其是肺癌家族史，明显增加肺癌发生风险。

（6）心理因素：医学模式已发展到"生物—心理—社会医学模式"，已有研究显示，长期精神抑郁等不健康心理可能增加肺癌的发生风险。

2. 影像学检查

（1）X 线摄片：胸部 X 线摄片因其操作简单、费用低、辐射相对较小，曾被广泛应用于临床。从 20 世纪 60 年代开始，包括美国、英国、捷克在内的多个国家开展了胸部X 线摄片在肺结节检出及肺癌筛查中的价值研究。不同人群，不同筛查间隔时间，部分研究还联合痰脱落细胞检查，但无一例外，所有筛查队列，肺癌导致的死亡并未因接受胸部 X 线筛查而降低，故目前已废弃胸部 X 线摄片用于肺结节检出和肺癌筛查。

（2）CT：2011 年美国宣布了国家肺部筛查试验（National Lung Screening Trial，NLST）的初步结果，发现与胸部 X 线摄片相比，对肺癌高危人群进行低剂量螺旋 CT（low-dose CT，LDCT）筛查，可以发现大量肺结节，所诊断的肺癌患者 92% 为Ⅰ期，肺癌死亡率下降 20%。随后多个临床研究印证了该结论，奠定了 LDCT 在肺癌高危人群筛查中的重要地位。我国也将"对肺癌高危人群进行 LDCT 筛查"写入《肺癌筛查与管理中国专家共识（2018 版）》及《健康中国行动》计划。

（3）正电子发射计算机断层显像（Positron Emission Computed Tomography，PET）：PET 的成像原理是用放射性核素标记代谢过程的必需物质（如葡萄糖、蛋白质、核酸等），通过不同组织中代谢物的聚集程度反映代谢活动水平，从而辅助诊断。目前最常用的是用氟代脱氧葡萄糖（FDG）标记葡萄糖，高代谢组织（如恶性肿瘤）对葡萄糖的需求旺盛，聚集多，图像上表现为放射性核素聚集；而低代谢组织（如慢性炎症）对葡萄糖需求少，图像上放射性核素稀疏甚至无。PET 在肺癌诊断中的敏感性高达 95%，但特异性仅为 81%，假阳性包括结核球、炎性假瘤、真菌性肉芽肿、结节病等；假阴性包括原位腺癌、类癌和黏液性腺癌等惰性或低度恶性的肺癌。研究表明,PET 对直径＜ 8 mm的结节，尤其是 GGN 的诊断价值有限，而主要用于实性或部分实性结节（mGGN，且实性部分≥ 10 mm）的诊断。

3. 肿瘤标志物

目前尚无特异性肺癌标志物应用于临床诊断，但有条件者可酌情进行如下检查，作为肺结节鉴别诊断的参考。

（1）癌胚抗原（CEA）：目前血清中 CEA 的检查主要用于判断肺腺癌预后以及对治疗过程的监测，但在肺癌的诊断中价值较低。文献报道，CEA 在肺腺癌诊断中的敏感性和特异性分别为 49% 和 96%。

（2）胃泌素释放肽前体（Pro-GRP）：可作为小细胞肺癌诊断和鉴别诊断的首选标志物。文献报道，Pro-GRP 诊断小细胞肺癌的敏感性和特异性分别为 73% 和 88%。

（3）神经特异性烯醇化酶（NSE）：用于小细胞肺癌的诊断和治疗反应监测，其对小细胞肺癌诊断的敏感性和特异性分别为 63% 和 80%。

（4）细胞角蛋白片段 19（CYFRA21-1）：对肺鳞癌诊断的敏感性、特异性有一定参考价值，敏感性和特异性分别为 34% 和 94%。

当上述几种标志物联合检测时，特异性略下降，但敏感性明显提高。如采用 CEA、CYFRA21-1 和 NSE 联合检测，对肺癌诊断的敏感性可提高到 79%，但特异性为 85%，可作为临床诊断肺癌的较理想组合。

4. 活检

活检是明确肺结节性质的关键，包括非手术活检和手术活检。

（1）非手术活检：非手术活检又分为经支气管和经胸壁两种途径。常规支气管镜对肺结节性质诊断的阳性率与结节大小和部位相关。肺结节直径 ≤ 2 cm 时，阳性率为 34%；肺结节直径 > 2 cm 时，阳性率为 63%。近年发展起来的新技术，如电磁导航支气管镜提高了肺结节尤其是外周肺结节的诊断阳性率，可达 70%。经胸壁途径主要是 CT 引导下经皮肺穿刺活检，诊断肺结节的总体准确率已达 94.6%；对直径 < 10 mm 的肺结节，准确性也达到 86.9%。

（2）手术：外科手术是明确肺结节诊断的金标准，既可诊断，部分又可达到治疗目的。恶性概率 > 65% 的肺结节，推荐外科手术，除非患者存在手术禁忌证。

（三）肺结节的全程管理

肺结节全程管理是指从早期发现肺结节，至精准评估肺结节良恶性，再到肺结节的规范管理、肺癌全程规范治疗，形成闭环式管理，从而实现肺癌早期检出率和肺癌五年生存率的提升。肺结节全程管理的关键环节如下。

1. 肺结节的早期检出

低剂量螺旋 CT（LDCT）已被世界各国推荐为高危人群肺癌筛查的方法，也是肺结节早期检出的有效方式。我国肺癌高危人群的判断标准为：年龄 ≥ 40 岁，且具有以下任一危险因素者。

（1）吸烟 ≥ 400 支 / 年（或 20 包 / 年），或曾经吸烟 ≥ 400 支 / 年（或 20 包 / 年），戒烟时间 < 15 年。

（2）有环境或高危职业暴露史（如石棉、铍、铀、氡等接触者）。

（3）合并 COPD、弥漫性肺纤维化或既往有肺结核病史者。

（4）既往罹患恶性肿瘤或有肺癌家族史者，尤其是一级亲属家族史。

2.肺结节的规范随访

（1）直径≥8 mm实性肺结节：对于直径≥8 mm的实性肺结节，首先判断肺结节的恶性概率。若恶性概率很低（＜5%），或者恶性概率为低至中度（5%～65%），但是患者具有高手术风险，则推荐首次检查后3～6个月、9～12个月、18～24个月行CT扫描，严格定期随访。对于不能耐受手术的高度恶性概率肺结节，PET评估后可考虑消融治疗。对于能耐受手术的低至中度（5%～65%）、高度恶性（＞65%）、概率肺结节，使用PET扫描评估代谢活性及临床分期后，可选择外科手术治疗、非手术活检及CT监测。

（2）直径＜8 mm实性肺结节：单个实性结节直径≤8 mm且无肺癌危险因素者，应根据结节大小选择CT随访的频率与持续时间：①结节直径≤4 mm者不需要进行随访，但应告知患者不随访的潜在好处和危害。②结节直径4～6 mm者应在12个月重新评估，如无变化，其后转为常规年度随访。③结节直径6～8 mm者应在6～12个月随访，如未发生变化，则在18～24个月再次随访，其后转为常规年度检查。CT检测实性结节＞8 mm时，建议使用低剂量CT平扫技术。

存在一项或更多肺癌危险因素的直径≤8 mm的单个实性结节，可根据结节的大小选择CT随访的频率和持续时间。①结节直径≤4 mm者应在12个月重新评估，如果没有变化则转为常规年度检查。②结节直径为4～6 mm者应在6～12个月随访，如果没有变化，则在18～24个月再次随访，其后转为常规年度随访；③结节直径为6～8 mm者应在最初的3～6个月随访，随后在9～12个月随访，如果没有变化，在24个月内再次随访，其后转为常规年度检查。

（3）亚实性肺结节：直径≤10 mm的纯磨玻璃肺结节可能为非典型腺瘤样增生（AAH）或原位腺癌（AIS），而对于直径＞10 mm的纯磨玻璃肺结节，浸润性腺癌（IA）的可能性增加。如果部分实性结节的实性部分体积超过结节总体积50%，或原有的纯磨玻璃肺结节发展为部分实性肺结节，应高度怀疑恶性。

1）对于直径≤5 mm的纯磨玻璃肺结节，通常不需要随访。直径5～10 mm的纯磨玻璃肺结节，每年复查1次HRCT，至少3年。对于直径＞10 mm的纯磨玻璃肺结节，首次HRCT检查3个月后复查，若病灶持续存在，除非患者不能耐受手术，否则建议行非手术活检或外科手术。

2）对于直径＜8 mm的部分实性肺结节，应于首次检查后3个月、12个月、24个月行HRCT扫描，严格定期随访。若结节稳定或消失，此后3年每年复查1次HRCT。在随访过程中一旦发现实性部分增大，应立即行非手术活检或外科手术治疗。对于直径＞8 mm的部分实性肺结节，需在首次检查3个月后复查HRCT，若病灶持续存在，则应行PET扫描、非手术活检、外科手术等积极处理。对于直径＞15 mm的亚实性肺结节，无需复查HRCT，直接积极处理。

（四）护理对肺结节的慢性病健康管理应用

1.健康宣教

为肺结节检出者详细介绍肺结节的分类、病因，恶性肺结节的高危因素，坚持随访的意义及重要性，治疗原则等，使患者对肺结节有正确的认识，能遵医嘱配合完成全程管理。

2.戒烟教育

（1）吸烟的危害：吸烟是肺癌最重要的危险因素，对吸烟的肺结节检出者，应进行戒烟健康教育，告知吸烟者香烟中含有大量致癌或有毒物质，已知的至少有 250 种，其中危害最大的是尼古丁。1 g 尼古丁可杀死 300 只兔或 500 只老鼠；若给人注射 50 mg 尼古丁就会致死。临床流行病学统计显示，吸烟者患肺癌的危险性比不吸烟者高 13 倍。除主动吸烟外，被动吸烟的危害也应引起重视。被动吸烟指生活或工作在主动吸烟者周围的个体，不自觉地吸进烟雾尘粒和各种有毒物质。研究表明，被动吸烟者所吸入的有害物质浓度并不比主动吸烟者低。吸烟者呼出的冷烟雾中，焦油含量比吸烟者吸入的热烟雾多 1 倍，苯并芘多 2 倍，一氧化碳多 4 倍。

（2）戒烟的意义：使吸烟者树立"亡羊补牢，犹未为晚"的理念，向吸烟者介绍戒烟的意义，包括戒烟人的寿命长于继续吸烟的人。50 岁以前戒烟者，其在以后 15 年内的死亡风险将比继续吸烟者降低 50%。戒烟不仅使本人免生因吸烟引发肺癌等疾病，也可使家属尤其是子女免受被动吸烟之害。

（3）戒烟的方式：首先要树立信心，坚决克制吸烟嗜欲，打消吸烟念头，通过散步等活动分散吸烟注意力。其次尽量少接触吸烟环境。第三饮食调节，多食蔬菜、水果，喝酸性果汁和温水，促进体内残积尼古丁等物质排出；避免进食容易引发烟瘾的高糖、高脂、高蛋白等食品。在初步摆脱烟瘾后逐步恢复原有的正常生活和饮食习惯。

3. 心理认知干预护理

肺结节患者多缺乏对肺结节的客观认识，往往将肺结节等同于肺癌，从而产生恐惧、抑郁、焦虑等负面情绪。因此，应加强对患者的心理认知干预护理，与患者多沟通，倾听患者内心的声音，给予科学的安慰和引导，减少患者心理负担。

4. 随访指导

随访是肺结节全程管理的重要内容，向患者系统讲解随访的意义和目的，告知其不能随意停止随访，也不用擅自增加额外检查。强化患者依从性，保证遵医嘱按时、按质、按计划随访。

5. 自我管理

肺结节患者的自我管理应成为全程管理的一部分，患者可通过对相关危险因素及心理状态的记录（表 5-14），更清楚地了解自我风险，加强自我管理，坚持健康生活方式，降低肺结节的恶变风险。

表 5-14　肺结节患者的自我管理

	问题及选项		说明
年龄	岁		≥ 40 岁肺结节恶变的风险增高
吸烟史	您吸烟吗？	□是　□否	吸烟显著增加肺癌的发生风险，若吸烟，请尽快戒烟。同时，也应该劝说周围人戒烟
	您吸烟多少年了？	年	
	您平均每天吸烟多少支？	支	
	您戒烟了吗？	□是　□否	
	您戒烟多久了？	年或月	
	您有接触二手烟吗？	□有　□无	
	您是否劝说周围人戒烟？	□有　□无	

问题及选项			说明
肺部慢性 疾病史	您有慢阻肺（COPD）吗？	□有　□无	肺部慢性疾病可增加肺癌发生风险，有这些慢性疾病，更应该坚持健康生活方式
	您有间质性肺病吗？	□有　□无	
	您有支气管扩张吗？	□有　□无	
	您患过肺结核吗？	□有　□无	
肿瘤家 族史	您的亲属中（父母、叔伯姑姨舅、祖父母、外祖父母、兄弟姊妹、子女等）有肿瘤患者吗？	□有　□无	肿瘤家族史可增加肺癌发生风险，坚持健康生活方式，加强自我保护
心理因素 （至少3 个月）	您是否对什么事都不感兴趣？	□完全没有 □偶尔 □经常 □全部时间 都是	心理压抑可增加肺癌发生风险，开心、快乐的生活，助力自我保护
	您是否感到紧张？	□完全没有 □偶尔 □经常 □全部时间 都是	
	您是否感到担心？	□完全没有 □偶尔 □经常 □全部时间 都是	
	您是否感到恐惧？（包括对肺癌的恐惧）	□完全没有 □偶尔 □经常 □全部时间 都是	
	您是否感到生活没有希望？	□完全没有 □偶尔 □经常 □全部时间 都是	
	您是否有失眠？	□完全没有 □偶尔 □经常 □全部时间 都是	

五、脂肪肝患者的健康管理护理

（一）概述

1. 概念

脂肪性肝病，简称脂肪肝，是由各种原因致肝细胞以弥漫性脂肪变性为病理特征的综合征。

2. 病因及分类

酒精、代谢因素、药物、遗传易感性等因素都可以导致脂肪肝。脂肪肝最常见的类型为非酒精性脂肪性肝病，另外还有酒精性脂肪性肝病以及特殊类型的脂肪性肝病。

（1）非酒精性脂肪性肝病，现更名为代谢相关性脂肪性肝病（metabolic associated fatty liver disease，MAFLD），是以一种与胰岛素抵抗和遗传易感密切相关的代谢应激性肝损伤，包括非酒精性单纯性肝脂肪变（代谢相关性脂肪肝）、非酒精性脂肪性肝炎（代谢相关性脂肪性肝炎）以及其相关的肝硬化和肝细胞癌。目前，MAFLD 已经成为我国第一大慢性肝病和体检发现肝酶异常的首要原因。

（2）酒精性脂肪性肝病是长期大量饮酒导致的肝脏损害，包括酒精性脂肪肝、酒精性肝炎、酒精性肝纤维化/肝硬化以及肝癌。

（3）特殊类型的脂肪性肝病主要由一些特殊药物（如他莫昔芬、胺碘酮等）、内分泌疾病（如甲亢、甲减等）、少见的脂质代谢病（如 β 脂蛋白缺乏血症）等因素所致。

3. 临床表现

（1）症状：该病起病隐匿，发病缓慢，常无症状。少数可有乏力、肝区隐痛、失眠、便秘等，病情严重的可出现食欲减退、恶心、黄疸等。发展至肝硬化失代偿期时可出现肝硬化患者的临床表现。

（2）体征：多数患者存在肥胖，部分可出现肝肿大。进展至肝硬化时可出现相应的慢性肝病体征，如黄疸、蜘蛛痣、肝掌、腹水等。

（二）实验室检查

早期时血常规、肝功能基本正常，当出现炎症时，血清转氨酶（ALT，AST）、碱性磷酸酶（ALP）、γ-谷氨酰转肽酶（GGT）可轻度升高。进展至肝硬化时可出现血清白蛋白、凝血酶原时间以及胆红素的异常。

（三）辅助检查

1. 超声检查

是临床最常用的筛查及诊断工具，主要表现为肝脏近场回声弥漫性增强，远场回声衰减，肝内胆管显示不清。但其准确性受操作员以及设备的影响，且对轻度脂肪肝诊断敏感性较低。

2. CT

表现为弥漫性肝脏密度（CT 值）降低。该检查诊断特异性优于超声，但有辐射。

3. MRI

MRI 无辐射，许多 MR 定量技术如质子密度脂肪分数（proton density fat fraction，PDFF）在脂肪含量测定上的准确性及重复性较好，能够对脂肪含量进行无创定量测定。但其费用昂贵，不适宜用于筛查，目前主要用于一些科学研究。

4. 瞬时弹性成像 Fibroscan

该检测技术可以测定肝脏硬度值以及受控衰减参数，对肝脏的纤维化程度及脂肪变程度可以进行定量测定，在临床已广泛应用，具有无创、简便、重复性高等特点，可以用于脂肪肝的诊断及监测随访。但其结果准确性也受到了一些因素（如腹水、腹壁脂肪厚度、肝脏炎症程度等）的影响。

5. 肝组织活检

对脂肪肝的病因、疾病的分期分级、两种及以上病因并存时的鉴别诊断、鉴别局灶性脂肪性肝病与肝肿瘤、判断预后等有非常重要的价值，是诊断疾病的金标准。但该检查为侵入性，不作为常规筛查使用。

（四）治疗原则

主要原则是减少脂肪变性和肝损伤，同时改善 MAFLD 相关的代谢异常及心血管风险。生活方式干预，包括饮食、减重和结构性运动干预，仍是 MAFLD 的一线和基础治疗手段。各种原因引起的脂肪肝若进展至终末期肝病，可考虑肝移植手术。

（五）护理评估

1. 一般护理评估

（1）评估患者的文化程度。

（2）评估患者的营养状态。

（3）评估患者的生活方式及运动情况。

（4）评估患者及其家属对疾病的认知情况。

2. 专科护理评估

（1）评估患者有无其他合并症，如糖尿病、高血压、高脂血症、超重等。

（2）评估患者有无皮肤巩膜黄染、腹围增大等慢性肝病相关体征。

3. 心理社会支持评估

评估患者及家属的心理状态、家庭及社会支持情况、患者及其家属对该疾病相关知识的了解程度等。

（六）健康管理护理措施

1. 健康档案的建立及健康教育

脂肪肝的管理是长期的，可以建立患者的个人健康档案，并进行健康教育。

（1）建立患者个人健康档案，主要内容包括患者基本信息、初诊时间、身高、体重、腰围等重要指标以及主要检查结果。定期随访患者，了解疾病动态，并记录随访时间及重要的随访结果。

（2）科普宣教。对脂肪肝患者及其家属进行科普教育，使其认识到疾病的危害及防治措施。

（3）指导患者正确就医、正规治疗，协助其培养良好的生活方式，教导患者进行自我管理及自我监督。

对患者的健康教育及管理可采用线上，线下，或者线上线下相结合的方式，最主要的目的在于使患者明白疾病的危害，监督及指导患者治疗，协助其长期坚持配合治疗。

2. 饮食健康管理护理

脂肪肝患者的饮食需要注意合理的膳食搭配以及控制热量摄入。三餐应定时定量，减少晚餐后进食行为。注意休息，不熬夜。每日热量摄入建议减少 500 ～ 1 000 kcal。

（1）膳食平衡，适量脂肪和碳水化合物。以新鲜蔬菜、水果、豆类等食物为主搭配少量的肉类。增加 ω-3 脂肪酸及膳食纤维摄入，如每周可摄入 2 ～ 3 次鱼肉，主餐多吃蔬菜，蔬菜的颜色尽量丰富，每周用 2 ～ 3 次豆类代替肉类等，可适当食用坚果作为零食。

（2）限制精加工食品以及一些含糖饮料的摄入，主要包括快餐、深加工食品、糖果、碳酸饮料等。戒烟，避免酒精的摄入。

患者合并高血压、糖尿病、高脂血症、痛风等疾病时，可根据相关检查结果，由营养师进行个体化的膳食方案制订，护理人员指导患者配合方案进行饮食控制。

3. 运动健康管理护理

坚持有氧运动是预防和治疗脂肪肝的有效方法。应选择患者感兴趣并且能够坚持的锻炼方式，避免久坐，如坚持快走、慢跑、游泳、羽毛球等。每天坚持中等量有氧运动30 分钟，每周 5 次，或每天坚持高强度有氧运动 20 分钟，每周 3 次，同时做 8 ～ 10 次的阻抗训练，每周 2 次。长期的坚持不仅对脂肪肝的治疗有效，同时对血压、血糖、血脂的控制也十分有益。但要注意安全，并且劳逸结合，应避免过度劳累。

4. 体重护理管理

减轻体重及减少腰围、腹围对脂肪肝并发症的治疗非常重要。可以为患者绘制个人体重及腰围变化曲线，制定减重目标，目标为最少 1 年内减重 3% ～ 5%，肥胖的患者最好减重 10% 以上。减重方式应科学合理。管理过程中不仅需要记录体重及腰围、腹围等指标，还应根据患者体重、腰围、腹围的变化情况督促患者坚持配合治疗。

5. 药物护理管理

对于生活方式干预 3 ～ 6 个月减重无效和未能有效控制代谢相关危险因素的患者，可以应用药物治疗，如保肝抗炎、降脂降糖、改善胰岛素抵抗等。注意提醒患者避免乱服用各种中药、西药及保健品，并且密切监测药物的副作用与不良反应，一旦出现不良反应，需指导患者到专科就诊，制订合适的治疗方案。患者进行药物治疗的同时仍需督导其改变不良的饮食习惯及生活方式。

6. 心理护理管理

脂肪肝的生活方式干预需要长期执行，过程漫长，患者易产生焦虑、失眠、抑郁等情绪。需多与患者沟通，适时进行健康宣教，鼓励其坚持，消除其焦虑、懈怠的情绪。鼓励患者的家人一起参与进行监督管理，营造良好治疗氛围，充分调动患者积极主动性，增强其信心，使患者保持良好的心理状态，主动参与到治疗中来。

7. 自我监督管理

脂肪肝患者的管理需要患者极大的配合，可以为患者发放自我管理表格，表格内容可包括患者基本信息，体重，三餐饮食搭配，运动量，吸烟饮酒情况，服药情况，睡眠情况等（表 5-15）。由患者每日自行记录相关信息。每周或每月收集一次信息，针对患者个体情况进行指导，必要时可联系专科医师、营养师、运动治疗师为患者修订方案。

表5-15　脂肪肝患者自我管理表格参考模板

姓名：　性别：　年龄：　身高：　身份证号：　电话：　诊断：

日期	体重（kg）	早餐	午餐	晚餐	是否饮酒	饮酒量	运动情况	是否服药	具体药物及剂量	其他

注：三餐饮食以及每日运动情况需详细填写。

（七）护理对脂肪肝的慢性病健康管理应用

1. 信息收集

（1）基本信息及病史：姓名、性别、年龄、电话、身高、诊断、个人史、家族史、用药史以及其他代谢性疾病患病情况等。

（2）重要随访指标：包括体重、腰围、臀围、血压、肝功能、肾功能、血脂、血糖、糖化血红蛋白，腹部彩超或腹部CT等。

（3）健康干预相关信息：三餐饮食情况，运动情况，药物服用情况，睡眠质量等。

2. 不同程度脂肪肝的健康干预与指导

脂肪肝患者根据肝脏内肝细胞脂肪变的程度可分为轻度脂肪肝（5%～32%肝细胞脂肪变）、中度脂肪肝（33%～65%肝细胞脂肪变）以及重度脂肪肝（约66%以上肝细胞脂肪变）。不同程度的脂肪肝患者病情严重程度可能不同，在护理管理时需注意关注的重点可能有所差别。

（1）轻度脂肪肝的患者常无自觉症状，肝功能基本正常。对于该部分患者重点需要注意监督患者养成良好的生活方式，并长期坚持下去。

（2）中度脂肪肝患者可能会出现肝功能指标的一些轻度异常。因此除了生活方式的监督之外，还应注意监测患者血生化指标的变化趋势。

（3）重度脂肪肝患者因脂肪变的肝细胞占的比例大，常常伴有肝功能指标的中至重度异常，有的患者还可能出现肝区疼痛、腹胀等症状。该部分患者可能需要加用药物治疗以控制病情进展。因此，需要监督患者按时服药，指导其到专科门诊就诊调整治疗方案。另外也需要督导患者坚持锻炼以及控制饮食，提醒患者定期复查相关指标。

参考文献

［1］中华医学会糖尿病学分会. 中国2型糖尿病防治指南（2017年版）[J]. 中华糖尿病杂志，2018，10（1）：4-67.

［2］Eslam M, Sarin SK, Wong VW, Fan JG, Kawaguchi T, Ahn SH, Zheng MH, Shiha G, Yilmaz Y, Gani R, Alam S, Dan YY, Kao JH, Hamid S, Cua IH, Chan WK, Payawal D, Tan SS, Tanwandee T, Adams LA, Kumar M, Omata M, George J.The Asian Pacific Association for the Study of the Liver clinical practice guidelines for the diagnosis and management of metabolic associated fatty liver disease. Hepatol Int. 2020 Oct 1. doi: 10. 1007/s12072-

020-10094-2. Epub ahead of print.

［3］中华医学会糖尿病学分会，中华医学会内分泌学分会 . 中国成人 2 型糖尿病患者
糖化血红蛋白控制目标及达标策略专家共识 [J]. 中华糖尿病杂志，2020，12（1）：
1-12.

［4］中华医学会糖尿病学分会，国家基层糖尿病防治管理办公室 . 国家基层糖尿病防
治管理指南 [2018][J]. 中华内科杂志，2018，57（12）：885-893.

［5］国家基层糖尿病防治管理办公室，中华医学会糖尿病学分会 . 中国糖尿病健康管
理规范（2020）[M]. 北京：人民卫生出版社，2020.

［6］曾强，田桦 .301 医院健康管理技术指南 [M]. 北京：人民军医出版社，2015.

［7］王小花，许云峰 . 社区高血压、糖尿病患者精细化管理效果调查 [J]. 中国公共卫生
管理，2019，35（6）：757-759+763.

［8］中华医学会内分泌学分会肥胖学组 . 中国成人肥胖症防治专家共识 [J]. 中华内分泌
代谢杂志，2011，27（9）：711-717.

［9］中华医学会，中华医学会杂志社，中华医学会全科医学分会，中华医学会《中华
全科医师杂志》编辑委员会，内分泌系统疾病基层诊疗指南编写专家组 . 肥胖症
基层诊疗指南（2019 年）[J]. 中华全科医师杂志，2020，19（2）：95-101.

［10］葛均波，徐永健，王辰 . 内科学（第 9 版）[M]. 北京：人民卫生出版社，2019.

［11］中国高血压防治指南修订委员会，高血压联盟（中国），中华医学会心血管病学
分会中国医师协会高血压专业委员会，等 . 中国高血压防治指南（2018 年修订版）
[J]. 中国心血管杂志，2019，（1）：24-56.

［12］方荣华，邓学学 . 实用全科护理手册 [M]. 北京：科学出版社，2018.

［13］骆田斌，朱秋荣，沈月根，等 . 浙北农村高血压患者精细化自我管理干预效果分
析 [J]. 中国公共卫生，2019，35（10）：1320-1325.

［14］岳娜，张玉花，吕娇 . 精细化管理在高血压专科护理管理中的探索与应用 [J]. 心
理月刊，2019，14（10）：131.

［15］张延静 . 精细化院前急救护理在重症妊娠期高血压疾病患者中的应用研究 [J]. 齐
齐哈尔医学院学报，2019，40（10）：1302-1304.

［16］盛越锋，李伟国，朱优清，等 . 基层卫生院基于微信平台的互联网 + 模式对高血
压患者的管理效果分析 [J]. 中国现代医生，2018，56（28）：95-99.

［17］张冉，常峰，路云，等 . 基于社会网络理论的高血压健康管理模式研究 [J]. 卫生
经济研究，2018（8）：37-40.

［18］张吉文，李愈佳，王永德 . 浅析农村高血压规范化管理对策 [J]. 甘肃医药，
2015，39（10）：773-775.

［19］余宗贤，殷雪梅 . 社区高血压患者实施精细化管理的干预效果评价 [J]. 中国实用
乡村医生杂志，2019，26（11）：29-31.

［20］陈雪涛 . 高血压患者精细化管理临床效果评价 [J]. 山西医药杂志，2018，47（14）：
1713-1714.

［21］贾建德 . 基层医疗机构缺血性脑卒中患者的高血压防治现况 [J]. 临床医药文献电
子杂志，2018，5（97）：70.

［22］孙于莉 .2015 年长春市居民高血压患病现况及影响因素分析 [J]. 慢性病学杂志，2015，6（1）：71-72.

［23］张林兄 . 慢性病健康管理应用于老年高血压患者护理工作的效果观察 [J]. 现代医学与健康研究电子杂志，2019，3（18）：130-131.

［24］胡雪芹，张娓 . 慢性病健康管理模式用于高血压患者管理的效果观察 [J]. 中国基层医药，2019（16）：1933-1936.

［25］陈勃江，李为民，刘丹，等 . 健康人群体检肺结节全程管理模式的建立与思考 [J]. 中华健康管理学杂志，2020，14（3）：208-212.

［26］李为民，刘伦旭 . 呼吸系统疾病基础与临床 [M]. 北京：人民卫生出版社，2017.

［27］中华医学会呼吸病学分会肺癌学组，中国肺癌防治联盟专家组 . 肺结节诊治中国专家共识（2018 年版）[J]. 中华结核和呼吸杂志，2018，41：763-771.

［28］范建高，曾民德 . 脂肪性肝病（第 2 版）[M]. 北京：人民卫生出版社，2013.

［29］林果为，王吉耀，葛均波，等 . 实用内科学（第 15 版）[M]. 北京：人民卫生出版社，2017.

［30］范建高，庄辉 . 中国脂肪肝防治指南 科普版（第 2 版）[M]. 上海：上海科学技术出版社，2018.

［31］中华医学会肝病学分会脂肪肝和酒精性肝病学组，中国医师协会脂肪性肝病专家委员会 . 酒精性肝病防治指南（2018 更新版）[J]. 中华肝脏病杂志，2018，26（3）：188-194.

［32］中华医学会肝病学分会脂肪肝和酒精性肝病学组，中国医师协会脂肪性肝病专家委员会 . 非酒精性脂肪性肝病防治指南（2018 更新版）[J]. 中华肝脏病杂志，2018，26（3）：195-203.

［33］European Association for the Study of the Liver（EASL）; European Association for the Study of Diabetes（EASD）; European Association for the Study of Obesity（EASO）. EASL-EASD-EASO Clinical Practice Guidelines for the management of non-alcoholic fatty liver disease. Diabetologia.2016 Jun; 59（6）: 1121-1140. doi: 10. 1007/s00125-016-3902-y.

［34］George ES, Forsyth A, Itsiopoulos C, Nicoll AJ, Ryan M, Sood S, Roberts SK, Tierney AC. Practical Dietary Recommendations for the Prevention and Management of Nonalcoholic Fatty Liver Disease in Adults. Adv Nutr. 2018 Jan 1; 9（1）: 30-40. doi: 10. 1093/advances/nmx007.

［35］Eslam M, Sanyal AJ, George J; International Consensus Panel. MAFLD: A Consensus-Driven Proposed Nomenclature for Metabolic Associated Fatty Liver Disease. Gastroenterology. 2020 May; 158（7）: 1999-2014. e1. doi: 10. 1053/j. gastro. 2019. 11. 312.

［36］Eslam M, Newsome PN, Sarin SK, Anstee QM, Targher G, Romero-Gomez M, Zelber-Sagi S, Wai-Sun Wong V, Dufour JF, Schattenberg JM, Kawaguchi T, Arrese M, Valenti L, Shiha G, Tiribelli C, Yki-Järvinen H, Fan JG, Grønbæk H, Yilmaz Y, Cortez-Pinto H, Oliveira CP, Bedossa P, Adams LA, Zheng MH, Fouad Y, Chan WK, Mendez-Sanchez

N, Ahn SH, Castera L, Bugianesi E, Ratziu V, George J. A new definition for metabolic dysfunction-associated fatty liver disease: An international expert consensus statement. J Hepatol. 2020 Jul; 73 (1): 202-209. doi: 10. 1016/j. jhep. 2020. 03. 039.

第六章 客户关系管理

学习目标

完成本章内容学习后，学员能：

1. 了解客户关系管理工作的分类及管理框架。
2. 熟悉客户关系管理与维护的具体方案。
3. 掌握健康管理中心体检资料和受检者隐私保护制度。

第一节 客户关系管理框架

管理框架见图6-1。

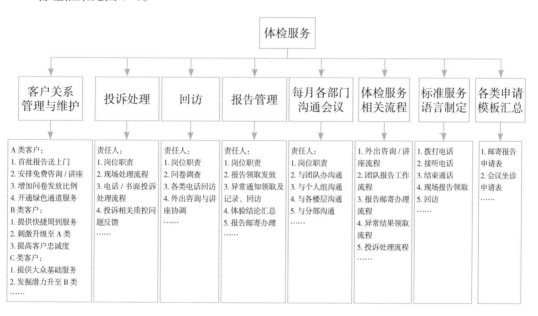

图6-1 体检服务管理框架

第二节　客户关系管理方案

一、客户关系管理与维护

（一）医院客户关系管理的概念

医院客户关系管理（hospital customer relationship management，HCRM）就是借鉴CRM管理经验，合理利用医院信息管理系统，优化医院服务流程，满足客户需求，提升工作及服务效率；同时保持医患双方的和谐关系，实现医患双方双赢的一种新型管理模式。在医院客户关系管理中，我们提倡4C理论（图6-2），它以消费者（客户）需求为导向，包含4个基本要素：消费者（即consumer）、成本（即cost）、便利（即convenience）和沟通（即communication）。如果把医院比作企业，患者比作客户，那么指的就是医院应首先把提升客户满意度放在首位，其次是着力降低客户的就医成本，再次要考虑客户就医过程的便捷程度，最后还应以消费者（客户）为中心开展医患沟通或回访等。这里强调一下"购买成本"这一要素，这不仅是消费者所付出的金钱，也包含时间、精力等。所以如何提高工作效率，为客户节约时间，也是降低购买成本的重要方面。综上所述，优化体检流程，降低就医成本，是医院运营管理中的重要课题，必须认真切实加以解决。为客户提供最大程度的便利，就是我们的宗旨。

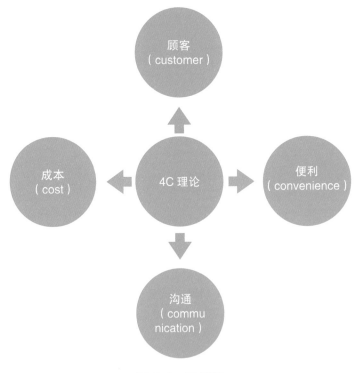

图6-2　4C理论

（二）管理手法

1. 根本原因分析法

根本原因是潜在的原因，如果能被有效识别，管理者就可以对其进行控制，并制定出有效纠正措施。根本原因分析（root cause analysis，RCA）其实是一种结构式的问题处理方法，作用是找出存在问题的根本原因，最终解决问题，而不仅仅把重点放在问题表面。进行根本原因分析（RCA）的核心价值是分析者着眼于整个系统及过程面，找出预防错误的工具与方法，避免类似异常事件再发生，并最终制订出可行方案。RCA法执行步骤如下。

第一阶段——组成小组，情况简述，收集信息。

第二阶段——列出原因，收集佐证。

第三阶段——筛选根本原因，确认关联。

第四阶段——找出策略，制定措施，评估可行性，评价成效。

2. ECRS 分析法

运用ECRS分析法对分级诊疗流程进行优化，以提高效率，缩短时间。ECRS（图6-3），就是取消（即eliminate）、合并（即combine）、重排（即rearrange）和简化（即simplify）。

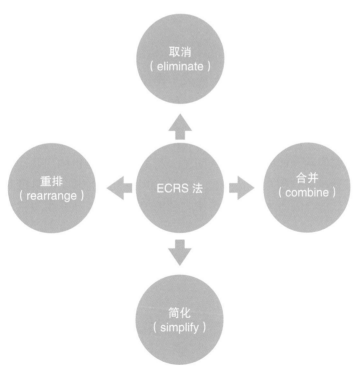

图 6-3　ECRS 分析法

运用ECRS四原则，即取消、合并、重组和简化的原则（图6-4），目的在于帮助人们找到更好的效能和更佳的工序方法。在流程的规划设计及实际开展过程中，持续改进和完善工作流程，获取最佳效果，被称为流程的优化。流程优化不仅仅指做正确的事，还包括如何正确地做这些事。

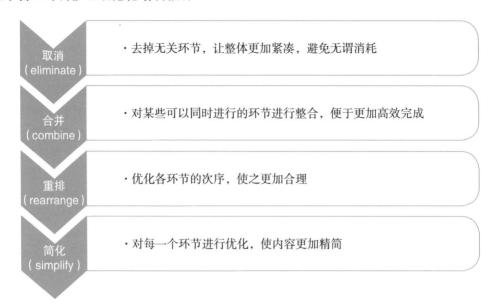

图 6-4　ECRS 四原则

综上所述，我们可以仔细分析在分级诊疗流程中是否存在可以取消、合并、重组和简化的地方，逐一进行优化，从而提高分级诊疗工作效率。ECRS 分析法大致可以从以下两个方面进行。

（1）组织结构调整：流程优化中，组织结构上的调整对于提高企业效率作业是非常重要的。所谓组织结构是指组织成员为完成工作任务、实现组织目标，在职责、职权方面的分工、协作体系。企业发展中，组织结构矛盾不可避免，如"政府与医院的权责不清晰""组织内部沟通不畅""部门之间缺乏合作"等问题，于是，很多单位开始重视结构的调整，并积极建立起结合单位实际情况的组织结构体系。作为医院而言，也面临着类似的问题，如何明确与政府间的权责问题、与上下级医疗机构的联动机制，对于提高工作效率、更好地为客户服务至关重要。要注意以下几个原则：一是以系统为主，以功能为辅的原则；二是以效率为主，以结构为辅的原则；三是以工作为主，层次为辅的原则，见图 6-5。

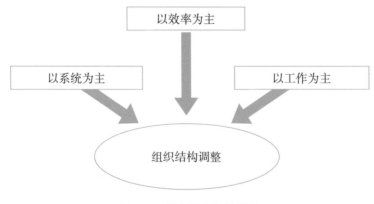

图 6-5　组织结构调整原则

（2）医院运营管理中的"互联网+"："互联网+"的含义是"互联网+传统行业"，是通过利用互联网平台，有效融合互联网和传统行业，并衍生出新的发展模式。它代表一种新的社会形态，将信息技术的创新成果合理运用在社会经济各个领域，改革创新力及生产力。毫无疑问在医院服务中，可以实现网上挂号、咨询、转诊以及付费，能够充分发挥网络大数据的优势，并且让客户即使不能亲临现场也照样可以操作，这就大大节约了时间和经济成本。目前，百度、腾讯、阿里巴巴集团等纷纷在医疗领域涉足，充分利用互联网这一平台，在解决医疗技术服务问题上有所创新和突破。

健康管理行业要在激烈的健康管理市场竞争中求生存、谋发展，必须要持续深入开展检后客户关系管理服务。检后工作涉及面广，实际上贯穿检前、检中、检后整个体检全过程，除了对工作中收集、反馈的质控问题进行有效推动改进，还应加强检后跟踪随访，深入收集挖掘质控问题，对质量缺陷、不良事件及受检者投诉等及时处理跟踪反馈，提升体检品质，将个性化管理程序化、标准化、数据化，使体检机构能高效、协调、可持续发展，实现资源效果最大化。检后服务部是维系中心与客户关系的重要桥梁，"客户满意是我们最大的满意"，客户满意是检后质控持续改进的金标准，建立客户回访记录表，听取客户的反馈，既是对持续质量改进有效监督，同时也维护了客户关系，增加客户忠诚度。

（三）客户关系管理

1. 常规维护工作

（1）负责接待客户，解答客户提出的各类体检流程相关咨询问题，受理客户投诉，见表6-1。

（2）负责对客户投诉记录进行分析，填报投诉报告。

（3）负责接听客户咨询和投诉电话，受理并登记。

（4）负责定期电话回访，对回访记录进行分析及后续跟踪反馈，编制电话回访信息报告。

（5）负责意见箱和投诉箱的定期收集整理，提出整改反馈，提交相关部门进行整改。

（6）负责体检中和体检后满意度的调查、收集及后续跟踪反馈，定期分析、汇报。

（7）负责重大疾病预警客户的随访和就诊结果反馈工作。

（8）负责急件体检报告的快速通道工作。

（9）负责通知和发放团队体检报告工作。

（10）负责与体检单位协商提供阳性汇总、上门检前讲座和检后咨询工作。提供送报告上门或邮寄服务。

（11）负责与体检单位确定咨询或健康讲座内容、时间、地点等工作。

（12）负责短信平台、电子期刊和网络信息的管理工作。

（13）负责"健康资讯电子期刊"的编辑和发送工作。

（14）负责在保护客户隐私的前提下为客户提供补打报告、调取报告服务。

（15）负责对客户分类管理，进行ABC客户关系管理，提供绿色通道。

（16）负责形成检后月报，每月向各部门反馈相关质控情况。

表 6-1　客户投诉及质控反馈表

客户信息	首次回访记录	回访反馈	二次回访记录	回访反馈	复查结果及反馈	客户档案汇总（按年）	责任专员
客户 1： 基本信息 体检结果	时间： 方式： 内容：		时间： 方式： 内容：				
客户 2： 基本信息 体检结果	时间： 方式： 内容：		时间： 方式： 内容：				
客户 3： 基本信息 体检结果	时间： 方式： 内容：		时间： 方式： 内容：				

2. 对客户进行 ABC 分类管理

通过对现有客户进行有效的差异分析，并根据这种差异来区分不同价值的客户，更加合理配置服务管理资源。

（1）A 类客户——关键客户：优质核心客户群，属 8/2 法则中人均体检额或消费额最高的客户群。对这类客户的管理应做到如下工作。

1）配置专属体检客服专员，采取短信、微信为主，电话为辅的联络方式，定期：①推送健康知识、科室开展的体检新项目。②送生日、节日问候。③进行复查提醒。④进行异常指标跟踪对比。

2）及时记录与客户的互动反馈情况，观察追踪工作成效，建立并完善客户档案资料。

3）从记录反馈中筛选出金牌客户，目标性定点推送高端体检项目及体检福利，如新开展项目免费检查、优惠优先推送等。

4）首批正检报告由工作人员送上门，第一时间安排咨询，提供优质咨询资源，尽全力为客户提供最快捷、周到的服务。

5）增加该单位满意度问卷发放比例，加强与单位联系人沟通联络。确保关键客户满意度。

6）适当安排免费健康讲座及绿色通道服务、挂号服务（网上预约）、协助就诊服务、联系入院服务，每年按比例适当增加 A 类客户领导绿色通道服务。

（2）B 类客户——主要客户（含忠诚型和蝴蝶型客户）。

1）尽全力为客户提供最快捷、周到的服务。

2）确保客户满意度，并通过 A 类客户的关系维护借以刺激有潜力客户升级至 A 类客户。

3）对蝴蝶型客户（不稳定型，体检地点变更频繁）。分析原因，设法提高他的忠诚度，防止流失。发展为忠诚型客户。

（3）C类客户——普通客户：以对客户提供方便、及时为原则，为客户提供大众化的基础性服务。并将重点放在发掘有潜力的"明日之星"上，使其早日升为B类客户甚至A类客户。

二、问卷调查、回访、外出咨询及讲座

检后随访包括满意度调查、电话回访、意见征求等多项服务工作，一般在检后15天进行。

（1）问卷调查：现场满意度的收集和录入；检后满意度的收集和录入。

（2）电话回访：包括异常通知后的电话回访工作，个人客户的电话回访，单位体检咨询后的电话回访，单位体联系人的电话回访。

（3）外出咨询和讲座的协调：负责协调安排医生上门到单位开展健康咨询和讲座。团队办公室工作人员提出申请，专人负责协调医生组进行安排，同时对咨询或讲座情况电话回访并登记回访结果。

三、报告管理

检后资料整理标准化。按照各项工作流程标准化要求，避免差错事故。

（1）领取发放：整理各单位体检名单，所有报告出齐后通知单位领取并登记好通知时间及单位反馈的领取时间，以便做好领取前的准备工作（分部门、核对份数及相关影像报告、打印名单、装袋等）。

（2）通知异常：由医生协助完成，包括通知的审核、通知、发放和回访等工作，负责制定并统计相关信息和工作流程。

（3）提供阳性结果及结论汇总：需要阳性结果的单位出具签字盖章的申请，由部门专人提供给单位指定联系人。结论汇总由部门申请，健康管理办公室专人进行汇总，完成后再发给指定联系人。

（4）办理报告邮寄：协助办理邮寄及后续跟踪。

四、检后终末护理质量控制

（一）检后终末护理质量控制重要性

检后终末护理质量控制是结果质控的重要环节，也是对体检护理质量控制工作的完善和延伸。从体检现场方面，根据检后质控反馈，再次完善岗位职责精细化，优化体检流程、质量管理，规范和提高体检现场管理，精益求精；从完善护理质量控制方面，配合主观上持续学科建设、精细化岗位SOP、持续护理质量控制等管理措施，客观上立足市场发展，从客户角度通过检后维护客户关系过程中收集市场反馈资料、整理回访数据，以科学管理理论和方法为指导，以学科标准和技术规范改进提升护理质量控制，再从理论上对健康管理专业知识进行提炼，制定标准化、精细化的质量管控标准，是顺应行业体制改革的前瞻性研究，也为行业增强竞争力、在体制改革中从容应对发挥重要作用。可见，通过检后终末护理质量控制，既能维护客户关系，提高满意度、忠诚度，又能对整个体检护理质量控制管理产生明显的改善效果。

（二）质控方式

（1）每月定期与各楼层各部门主要负责人召开质控会一次。

（2）每月定期与资料组、核对组召开沟通会一次。

（3）每月与其他分部沟通对接（书面或电话）一次，不定期召开沟通会。

（三）检后持续护理质量控制改进措施

检后服务部是科室各部门与客户之间的中心桥梁，检后工作涉及广泛，体检环节护理质量控制和终末护理质量控制是检后工作重点。因此推动检后质控反馈的有效改进，为科室整体质控推进起关键性的作用。①检后质控分型：根据检后质控类型分为投诉意见型、满意度调查及回访型、检后报告相关型、外出咨询与沟通型。每一类型制定相应满意度问卷及质控反馈表，相应责任专员按照目标要求开展问卷调查并质控反馈给相关部门，部门进行相应质控整改，责任专员定期对相关质控内容持续跟踪反馈，直到有效改善为止。②检后质控抽查：反馈的检后记录制定具体的质控抽查目标，交由相应部门采取自查和部门负责人抽查方式检查周质控、月质控目标落实情况，质控目标达标情况与个人绩效挂钩。③检后质控跟踪反馈：针对本月质控目标达标率进行集中分析原因，讨论出解决问题方案下放相关实施，每月质控汇总，报送质控小组会并发送邮件到各个部门负责人，建立完整的 PDCA 循环，从而构建起检后 SOP 护理质量控制体系。

五、体检服务部管理制度

（一）服务投诉处理流程与管理制度

1. 服务投诉定义

健康管理中心的服务投诉是指在医疗活动开展过程中，体检单位或客户针对医务人员或其他工作人员的服务态度产生的投诉。

服务投诉处理流程如下：

（1）投诉第一经办人在收到体检单位或客户关于服务的投诉后，第一时间交由体检服务部处理。

（2）安抚客户情绪，了解现场情况，进行原因分析。①聆听投诉：当客户提出抱怨或投诉时应保持冷静，用真诚、友好、谦和的态度耐心倾听问题；倾听中不得表现出厌烦或愤怒情绪，不允许打断陈述，更不允许与客户及其家属发生争辩甚至批评客户。②安慰患者或家属：在听完抱怨之后要站在客户及家属的角度，表示理解其感受并向其适当道歉，争取让客户及家属情绪尽快平息。③采取措施：针对问题原因加以探讨、判断，对能够当场协调处理的要尽量当场协调解决，对于无法当场协调处理的要向客户及家属表明自己认真负责的态度，向其传递问题终究会得到解决的信息。④跟踪回访：问题有了解决方案之后及时告知，询问客户及家属对处理结果是否满意，同时对提出的建议或意见表示感谢，以期得到客户及家属的继续支持。⑤记录总结：投诉处理结束后，要将客户或家属投诉问题及处理措施做好记录。

（3）针对投诉事由采取相应措施，力求让客户满意。

（4）如现场不能处理，要上报至科室主任或护士长解决。

（5）受理事件后，在《受检者投诉处理记录》表上做好相关基本信息登记及投诉事由记录，见图 6-6。

健康管理中心质量缺陷 / 投诉事件处理记录

质控部门：体检服务办公室　　时间：　年　月　　时间：□质控□投诉

体检号		体检时间	
姓名		性别		年龄	
单位		联系电话	
质量缺陷 / 不良事件 经过记录			
质量缺陷 / 不良事件 处理记录			
改进措施			
部门负责人（签字）			
记录人		记录时间	

图 6-6

替检登记表

原客户信息：						
姓名		性别		年龄		
体检号		单位				
身份证号		电话号码				
替检者信息：						
姓名		性别		年龄		
电话		客户关系				
已替检项目						
发现替检工作人员及检测科室						
处理经过：						
替检处理人员		记录人员/时间				

图 6-6 投诉和替检质控记录

2. 服务投诉管理办法

（1）科室领导对被投诉对象作出处理意见。

（2）完善处理记录并发送至相应部门科干邮箱。

（3）追踪落实办理情况；进行相应质控整改反馈。

（4）做好相关资料归档和保存工作。

3. 投诉质控处理反馈

投诉质控处理反馈见表 6-2 和表 6-3。

表 6-2　投诉记录示例表

客户信息	事件描述	处理情况	回访反馈	质控相关整改	整改后反馈（1 个月后）	责任专员
基本信息 投诉内容						
基本信息 投诉内容						

表 6-3　质控记录表

质控部门：体检服务办公室 时间： 事件： 投诉处理人／记录人：

投诉者体检号 姓名 性别 年龄 单位 电话信息：

类别	具体内容
质量缺陷／不良事件经过记录	
质量缺陷／不良事件处理结果	
改进措施	

（二）检后健康讲座管理制度

纳入岗位责任制，制订健康讲座工作计划，定期召开例会，开展健康教育和健康促进。具体工作如下。

（1）检后健康讲座申请流程：详见体检服务相关流程 1。

（2）讲座医生要求：具备全面的医学知识和丰富的临床经验，对客户的合理需求提供最大帮助，为客户提供落地实用的健康管理保健方案。

（3）健康教育与健康促进工作例会，例会上总结上季度的健康教育与促进工作，通过回访满意度，提出整改意见，发出整改通知，计划、安排、落实下一步的健康宣教工作并纳入年度考核中，突破传统填鸭式、灌输式的宣教方式，激励创新主题、提升效果。见表 6-4。

表 6-4　外出讲座回访登记汇总表

医生外出讲座和咨询登记汇总						
序号	外出时间	外出医生	单位	咨询／讲座	满意	陪同营销人员	到场数
1		某某	XXXXXX	讲座	满意	某某	人
2		某某	XXXXXX	讲座	满意	某某	人
3		某某	XXXXXX	讲座	满意	某某	人

（三）满意度处理流程与管理制度

收集市场反馈资料，整理回访数据，以科学管理理论和方法为指导，进行满意度报告分析，以学科标准和技术规范改进提升检后质量控制，是终末质控的重要环节，再从理论上对健康管理专业知识进行提炼，制定标准化、精细化的质量管控标准，是顺应行业体制改革的前瞻性研究，也为行业增强竞争力、从容应对瞬息万变的市场竞争洪流发挥重要作用。

客户体检结束后采取纸质问卷、微信"问卷星"扫描二维码电子问卷调查、电话回访等方式进行满意度数据收集分析，对满意度问卷调查问题进行数据分析，定期跟踪回访，直至问题得到解决或彻底整改。具体维护如下。

（1）检后市场反馈。从市场、客户需求出发，维护客户关系，广泛收集客户意见，深入挖掘各类质控问题（表 6-5）。

表 6-5　检后市场反馈记录表

客户信息	回访内容	反馈内容	质控相关整改	整改后反馈（1个月后）	责任专员
基本信息					
基本信息					

（2）收集整理回访数据、完善标准化质控流程管理。按不满意率依次罗列不满意项目，筛选典型案例上报质控小组。头脑风暴法讨论并制定出整改反馈，待对策下放实施 1 个月后再针对此案例进行满意度回访调查，PDCA 持续质量改进。个人 / 团队 /VIP/ 满意度问卷见附录 7、附录 8 和附录 9。

（3）形成月报，每月定期发送邮件给各部门。

（四）检后月报及质量控制

不要将质量依赖于检验是著名质量管理专家戴明的经典名言。通过月报反馈，管理者站在顾客的角度，反思如何提高产品质量，流程中是否存在缺陷或系统上是否存在漏洞，见图 6-7。

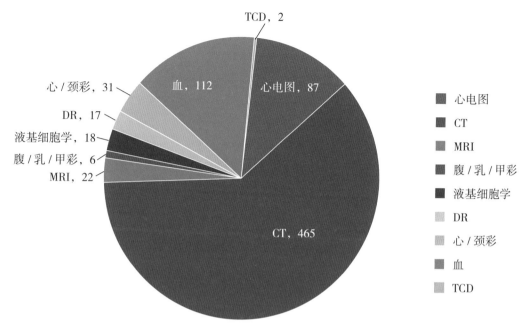

图6-7　异常通知报告领取情况示例

六、检后负责人岗位职责

（1）制订工作计划、具体工作及人力资源的安排协调，质量考核把关。

（2）紧密配合科室各部门，加强沟通，提供更多便捷高效的服务。

（3）从全局把握检后业务及流程，处理问题公平、公正，能够及时处理员工不能解决的问题。

（4）提升部门员工健康管理专科水平及综合协调处理能力。

（5）完成岗位服务培训和教学计划，制订岗位参观学习计划。

七、报告管理员岗位职责

（1）负责体检报告的归类、保管、发送工作。熟练掌握体检报告流程及单位情况，沟通能力强，有亲和力及责任心，工作细心，有较强的服务理念。

（2）积极配合客户及时便捷领取异常结果报告。

（3）处理各项日常事务，组织落实科室后勤保障工作。

（4）熟练掌握各单位报告走向，高效完成所有体检报告跟踪查询、分类整理任务。确保规定时间内出齐团队报告并及时通知配合单位领取报告。

（5）在体检报告的归类、保管工作中，避免体检报告出现污损、皱褶、遗失。

（6）个人体检报告按姓氏归类存放，资料柜应严格保管，以保证资料的安全。

（7）领取个人体检报告时，须验证"报告领取单"，并请领取者在"报告领取册"签字确认，同时核对报告是否准确，避免错发。

（8）团队体检报告应按单位名称归类存放，登记扫描，存放整齐有序。

（9）团队报告领取时应履行"团队报告领取"签认程序，注明领取报告的份数、时间，扫描更新签发状态，同时核对所发送的报告是否准确，避免错发。

（10）负责为不能到现场领取个人体检报告者提供快递服务。

（11）负责为不能到现场领取团队报告单位提供上门或快递服务。

八、质量控制员岗位职责

（1）拟定更新检后质控细则。

（2）负责对各环节质控要点落实监督，处理矛盾纠纷调节。

（3）对投诉反馈问题进行汇总归类，与各部门协调沟通，并将需讨论解决事项送报科室质控小组，最大限度降低出错率和投诉率。

九、回访、咨询安排与满意度调查员岗位职责

（1）负责汇总单位及个人体检情况，沟通协调能力强，对客户的质疑和单位的意见及时进行处理并反馈。

（2）对回访、问卷反映的问题进行汇总归类，反馈给各楼层，并将需讨论解决的事项送报科室质控小组。

（3）对异常结果客户下一阶段回访：体检后半年左右。

1）每月健康资讯电子期刊推送。

2）互动答疑。

3）定期复查提醒（健康小卫士，如时间到了通知复查及检前温馨提示）。

十、体检服务相关流程

见图 6-8 ～图 6-18。

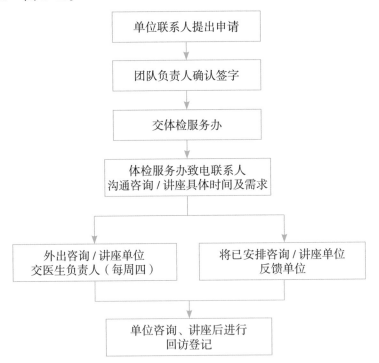

备注：1.临时增加或取消咨询／讲座单位需先与医生办协商。
　　　2.医生外出所得现金，需先交财务室进行登记交接。
　　　3.发送／交接文件模板见附件。

图 6-8　外出健康讲座咨询流程

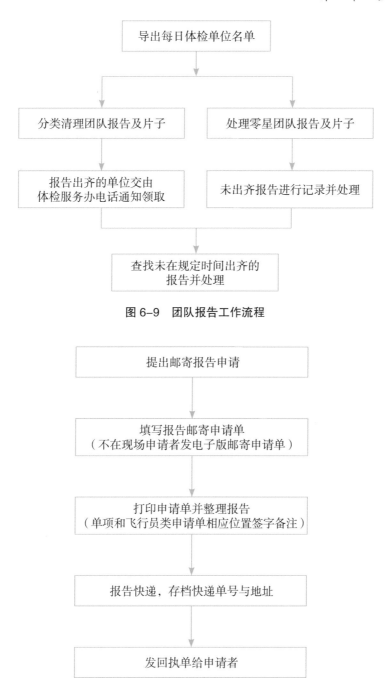

图 6-9　团队报告工作流程

备注：无法现场办理邮寄报告的客户，可向体检服务办公室提供QQ邮箱或发送至体检服务部邮箱，以便发送电子版申请快递模板办理邮寄报告。

图 6-10　报告邮寄办理流程

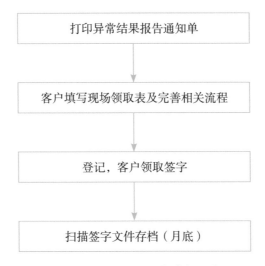

图 6-11 单位异常结果报告领取流程

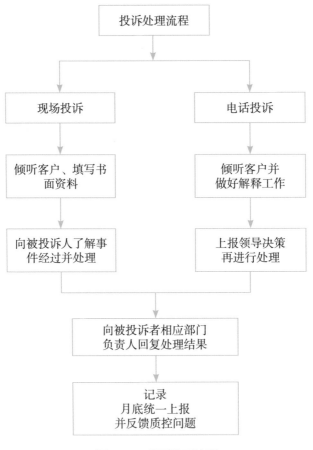

图 6-12 投诉处理流程

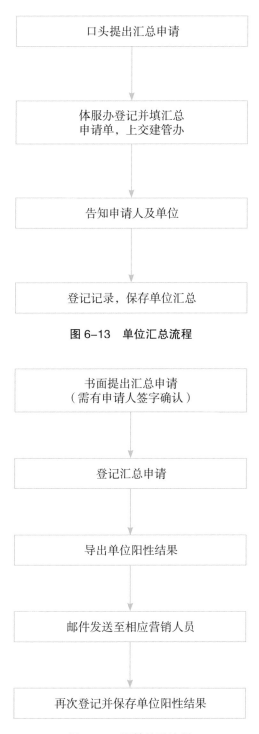

图 6-13　单位汇总流程

图 6-14　阳性结果流程

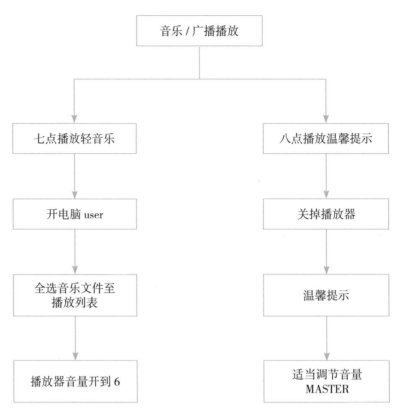

图 6-15　音乐播放流程

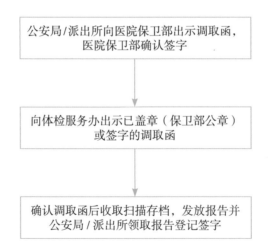

图 6-16　公安局 / 派出所调取体检客户报告流程

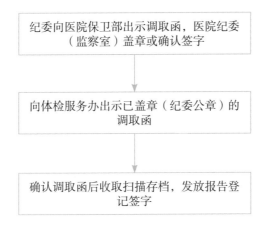

纪委向医院保卫部出示调取函，医院纪委（监察室）盖章或确认签字

↓

向体检服务办出示已盖章（纪委公章）的调取函

↓

确认调取函后收取扫描存档，发放报告登记签字

图 6-17　纪委调取体检客户报告流程

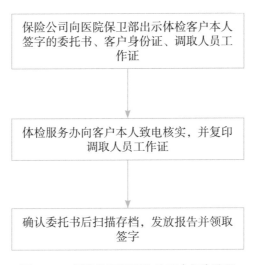

保险公司向医院保卫部出示体检客户本人签字的委托书、客户身份证、调取人员工作证

↓

体检服务办向客户本人致电核实，并复印调取人员工作证

↓

确认委托书后扫描存档，发放报告并领取签字

图 6-18　保险公司调取体检客户报告流程

十一、体检服务标准化服务语言

（一）拨打电话

（1）您好，我们这里是 XX 健康管理中心，请问您是 XX 老师吗？打扰您几分钟，贵单位的体检报告大部分已经出来了，请您在适合的时间来领取报告。请带上有效证件，谢谢！

（2）您好，这里是健康管理中心，请问您是 XX 老师吗？打扰您几分钟，您的体检结果有异常，请您本人或提供有效证件到我们健康管理中心服务部先来领取报告，再去门诊找医生做进一步的检查。

（二）接听电话

（1）如电话响了很久才接起时：对不起，让您久等了！

（2）您好，这里是健康管理中心，请问有什么可以为您服务的吗？

（3）如不能及时帮客户解决时：不好意思，这个查询需要一定时间，请您留下电话，稍后给您致电，可以吗？

（4）接听电话投诉。

1）您先不要激动，请慢慢说！

2）给您带来的不便，我们深感抱歉。同时也谢谢您给我们提出这么宝贵的意见，在以后的工作中我们一定会加倍努力，做到更好。再次感谢您的致电，再见！

3）这个事是我们没做好，给您造成的困扰，我们深表歉意，同时也希望得到你的谅解，我们整改处理后会再次向您反馈，谢谢。

（三）结束通话

XX 老师，打扰您了，再见！

（四）现场领取报告

（1）您好，请问有什么可以帮助您吗？

（2）请问您是单位体检，还是个人体检？

（3）（单位）：请问您是哪个单位，什么时候来做的体检？

（4）请您稍微坐等一下，我们正在帮您查询报告。

（5）麻烦您到这边来登记签字，谢谢！

（6）这是您们的体检报告，一共是 XX 份，请您再清点一下，请拿好，慢走！

（五）体检现场"满意度调查表"发放、收集

（1）客户等待体检或结束就餐、回收体检单时：您好，不好意思打扰你一下，我是健康管理中心的工作人员，我们现在在做一个满意度调查问卷，可否请您帮我填一下表的信息？所填信息我们都会保密。

（2）收表时：谢谢您对我们工作的支持，我们会针对您提出的宝贵意见，改进工作中的不足。再次谢谢您的配合。

第三节　健康体检保密和受检者隐私保护制度

尊重和维护受检者的隐私权是医务工作者应尽的义务。由于医疗工作的特殊性，在健康体检过程中的保密和保护受检者隐私显得特别重要。为落实健康体检保密和受检者隐私保护，维护受检者合法权益，根据《侵权责任法》《执业医师法》《医疗质量管理办法》《医疗安全核心制度要点》《医疗纠纷预防和处理条例》《医疗机构投诉处理办法》等有关法律法规规定，制定本制度。

一、客户的保密制度

体检机构对于体检对象的个人信息必须保密，从而涉及了保密问题。内容包括受检者的住址、电话号码、生活习惯、家庭情况等。

（1）保守党和国家机密，维护国家安全是每个工作人员的职责和应尽的义务。

（2）科干要以身作则，带头遵守和执行国家安全、保密法规和各项安全保密制度。

（3）成立科室保密小组，负责安全、保密教育，制定安全、保密措施，落实安全、保密责任制，并有权监督秘密文件和资料的使用、保管情况。

（4）严格遵守安全保密纪律，加强文件、资料的管理，防止丢失和泄密事件的发生。做好文件材料的保管、立卷、归档和安全、保密检查等工作。

（5）每季度或重大节日之前，都要进行一次安全保密检查，通过检查，及时发现问题，堵塞漏洞。

（6）节假日期间，凡存放保密文件材料的桌柜都要加固。平时下班、外出时对桌、柜、办公室都要加锁、关门。

（7）发现失密、泄密情况，除及时向上级领导报告外，要求立即进行追查，并视情节轻重，给予当事人必要的批评教育或纪律处分。

（8）中心保密范围：医院机要文件、印鉴、客户信息档案、客户个人健康档案、科研成果、正在研究的科研项目等。

（9）密级划分：根据国家和上级主管部门的规定分为：公开、内部、秘密。

（10）一切工作人员要严格遵守以下保密守则。

1）不该说的国家机密绝对不说，不该知道的国家机密绝对不问，不该看的国家机密绝对不看，不该记录的国家机密绝对不记录。

2）不准私自或者在无保密保障的情况下制作、收发、传递、复制、使用、存放、销毁属于国家机密的文件、资料和物品。

3）不准携带机密文件及资料逛市场、参观、游览、探亲访友以及进入其他公共场所或进入私宅，不准在公共场所谈论国家机密。

4）未经批准不准擅自翻印、复印、全文抄录机密文件。

5）不准长期私自存放或者私自销毁机密文件、资料。

6）不准在私人交往和通信中涉及国家机密。

7）不准使用无线话筒和在无保密措施的电话、电报、传真等设备中传输国家机密。

8）不得向主管机关隐瞒自己或者他人泄密（包括失密、泄密、窃密）行为。

二、客户的隐私保护

（1）受检者私人资料必须保密，任何人不得因私获取、利用受检者各类信息资料。

（2）体检的隐私暴露内容：受检者个人隐私暴露于体检机构，必须保护受检者隐私。体检所涉及的隐私有：①个人的基本资料，如年龄、身份证号、民族、宗教信仰等。②个人生理与病理资料，如身高、体重、女性三围、既往病史、身体生理缺陷、医学生理生化指标、健康总体状况的评估结果。③口述资料。体检过程中，受检者个人生活史、家庭生活、私生活、婚姻状况、心理特征的描述等。④特别声明。受检者特别声明不愿泄露的个人信息。

（3）隐私保护的主体和客体：隐私权的主体是受检者，隐私的保护主体是体检机构的全体工作人员。体检机构工作人员必须树立依法保护个人隐私的观念，理解对受检者隐私保护是体检机构的职业道德。

（4）隐私保护还体现在体检的整个过程中，必须尊重体检对象，对于客户的个人问题做到该问就问，不该问的绝对不问，可问可不问的尽量少问。在询问之前应征询受检者是否介意回答与体检相关的个人问题。

（5）受检者的尊严、文化、宗教背景应受到尊重。

1）不在公众场合或向无关人员谈论受检者的体检情况。

2）不在公众场合或向无关人员谈论受检者的生理缺陷。

3）不在公众场合或向无关人员谈论受检者的身世。

4）不在公众场合或向无关人员谈论受检者的生活。

5）不在公众场合或向无关人员谈论受检者与本次体检有关的特殊生活经历。

（6）在体检过程中医务人员应当将受检者的体检情况、健康风险等，在不对受检者造成精神、心理伤害的前提下，由主检医师选择适当的时机如实告诉受检者，特殊情况下应对受检者进行精神心理评估后告知。

（7）当医护人员在诊疗中发现受检者患有性病、传染性疾病等隐私性疾病时，应只向监护人（授权委托人）说明疾病性质及程度，未经监护人（授权委托人）同意，不要向他人泄露病情。在特殊情形下，如属国家规定必须向疾控中心上报的传染病，医生有义务遵守国家规定，及时上报。

（8）需暴露受检者身体部位为受检者做检查时，应事先征得受检者或监护人（授权委托人）的同意。应关门工作，实行一室一医一受检者制度（如为异性受检者，则需有护士在场）。

（9）男医生在为女性受检者检查胸、腹、外阴等隐私部位时，应有女护士或监护人在场。

（10）医护人员应为受检者保守秘密，未经受检者同意，不要向他人泄露体检情况。当受检者不愿与他人共同进行就诊、检查、操作及转运时，应尽量满足他们的需求。医护人员不要将应保密的内容张贴在体检室或其他地方。

（11）在做体检时，不得谈论与受检者无关的事或说笑，以免造成受检者的心理压力。

（12）除涉及对受检者实施体检活动的医务人员及医疗服务质量控制人员外，其他任何机构和个人不得擅自查阅该受检者的体检档案。

（13）体检结果书写完后应及时退出受检者体检界面以避免其他人看到，需受检者签字确认的知情同意书等纸质部分由健康管理中心统一保管。受检者需要时可凭相关证明复印。

（14）检验室应妥善保存各种实验记录、感染者实验记录档案，不得擅自修改和销毁。在对个别项目需要填写调查表时，应严格保管调查表，并设专人进行统一管理。在对检测项目涉及受检者姓名、疾病等个人隐私时应严格为受检者保密。不得向无关人员或单位提供任何检测情况或被检者个人情况。

（15）对违反隐私保密制度的员工必须严肃处理。

三、慢性乙型肝炎相关项目检测同意书

温馨提示：根据中华人民共和国人力资源和社会保障部、教育部、卫生部《关于进一步规范入学和就业体检项目维护乙肝表面抗原携带者入学和就业权利的通知》（人社部〔2010〕12号）规定：取消入学、就业体检中的乙肝项目检测，取消食品从业人员预防性健康体检的乙肝项目检测（除卫生部核准并予公布的特殊作业外）；开展乙肝项目

检测必须是受检者本人要求并签署《知情同意书》；有关乙肝检查报告密封交由受检者本人或指定人员。

本人已经明确知悉体检机构告知的上述法律规定，并承诺本次乙肝检测项目：HBsAg、乙肝五项（HBsAg、抗 –HBs、HBeAg、抗 –HBe、抗 –HBc）乙肝 DNA 是本人为自身健康需要而自愿申请检测，并非用于入职、入学、就业等事项所需。

申请人：　　　　　申请日期：

参考文献

［1］皮秀英. 健康管理中心存在的护理纠纷原因分析与防范措施 [J]. 中国医药指南，2011（23）：414–416.

［2］马建英. 健康体检护理投诉的原因分析及对策 [J]. 护理与康复，2012（8）：43–44.

［3］鲁萍，王宗梅. 对优化健康体检服务的思考 [J]. 中国误诊学杂志，2010（34）：262–264.

［4］张新宇，任建萍，朱依滢，等. 杭州市公立医院健康管理中心客户满意度调查 [J]. 中华医院管理杂志，2018，34（11）：965–968.

［5］李倩，陈光财. 加强细节护理管理在妇产科中对风险事件及护患纠纷的影响 [J]. 检验医学与临床，2017，14（2）：196–197.

［6］时振富，李桂玲，彭阳，等. 医院内医疗纠纷处理的难点与思考 [J]. 中华医院管理杂志，2007，23（4）：270–272.

［7］史超英，周晓丹，施洪，等. 军队医院健康管理中心客户关系管理信息化平台的构建研究 [J]. 中国数字医学，2019，14（11）：100–102.

［8］梁雪芹，慕艳丽. 全科护理意识在医院综合护理中的作用及对护患纠纷率的影响 [J]. 中国农村卫生，2017（22）：72.

［9］丁娥飞. 体检后重要疾病（指标）跟踪随访探索 [J]. 中国卫生标准管理，2018，9（13）：12–15.

［10］余苗文，王丽芝. 基于 QFD 的健康体检服务质量改进研究 [J]. 中国卫生事业管理，2018，35（6）：465–468.

［11］李虹. 体检机构做好检后服务的重要性 [J]. 甘肃科技，2017，33（2）：48–49.

［12］丁素英，李军，赵睿. 护理质量控制在健康管理中心工作中的应用探索 [J]. 中国卫生产业，2015，12（29）：184–186.

［13］冯静兰，施洪，周晓丹，等. "互联网＋健康体检"创新健康体检服务 [J]. 中国数字医学，2017，12（12）：91–92+32.

［14］裴莉，宗先旭. 优质服务在健康管理工作中的应用探讨 [J]. 心血管外科杂志（电子版），2017，6（1）：74–75.

［15］郭玲. 探析健康体检后回访 [J]. 大家健康（学术版），2015，9（19）：258.

［16］李晓林，张腾予. 讨论体检工作回访制度的意义 [J]. 临床医药文献电子杂志，

2015，2（28）：5941-5942.

［17］高文翠.检后随访在健康管理中心工作中的应用分析 [J]. 中国卫生标准管理，
2017，8（12）：35-36.

［18］袁红，万靖，唐小芸，等.影响健康体检护理质量控制的因素分析 [J]. 现代医院，
2015，15（9）：152-154.

［19］葛红芳.对健康体检人群实施延续护理的效果评价 [J]. 中外医学研究，2017，
15（34）：117-118.

［20］张颖，承晓梅，王曼，等.加强检后健康管理的实践 [J]. 解放军医院管理杂志，
2016，23（4）：347-348.

［21］Xu Li, Luo Qiang, Chen LZ, et al. Multidrug-resistant bacteria infection and nursing
quality man-agement application in the department of physical examination[J]. Pakistan
Journalof pharmaceutical sciences, 2017sep, 30（5）: 1911-1915.

［22］Asai, Satomi; Miyachi, Hayato. Good Practice of Clinical Physiology
Examination for Parasympathetic Team-Based Approach: Quality Practice In
Ultrasonographic Examination[J]. Rinshobyori. The Japanese journal of clinical pathology,
2015Jul, 63（7）847-854.

［23］Fitzgerald JT. Andemon RM, Funnell MM, et a1. The reliabilityand validity of a brief
Diabetes Knowledge Test[J]. Diabetes Care, 1998, 21（5）: 706-710.

［24］Xu Y, Wang L, He J, et a1. Prevalence and control of diabetes inChinese adults[J]. JAMA,
2013, 310（9）: 948-959.

［25］Ji LN, Lu JM, Guo XH, et al. Glycemic control among patientsin China with type 2
diabetes mellitus receiving oral drugs orinjectables[J]. BMC Public Health, 2013,
21（13）: 602.

［26］AYANIAN John Z, MARKEL Howard. Donabedian' s lasting frameworkfor health care
quality[J]. The New England Journal of Medicine, 2016, 375（3）: 205-207.

［27］高文翠.检后随访在健康管理中心工作中的应用分析 [J]. 中国卫生标准管理，
2017，8（12）：35-37.

［28］张颖，承晓梅，王曼，等.加强检后健康管理的实践 [J]. 解放军医院管理杂志，
2016，23（4）：347-348.

［29］陈丽，王雪莹，冷松.基于感知服务理论的医院健康管理中心检中服务质量提升
研究 [J]. 中华健康管理学杂志，2020（2）：154-159.

［30］吴晓琴.层级管理模式在健康管理中心护理管理中的应用分析 [J]. 中国农村卫生，
2020，12（7）：28-29.

［31］邓西平.健康管理中心护理工作中加强护理质量管理的价值及对漏诊率的影响
[J]. 临床医药实践，2020，29（3）：223-225.

［32］董玉福，赵为民.浅谈三甲中医院检后健康管理 [J]. 世界最新医学信息文摘，
2018，18（69）：211-212.

［33］张颖，周仲芳.浅谈健康体检检后服务 [J]. 现代医院，2016，16（12）：1864-

1865+1869.

［34］陈刚，高向阳. 关于健康管理（体检）机构建设与可持续发展的思考 [J]. 中华健康管理学杂志，2016，10（6）：483-485.

［35］姜淑芳，袁本敏，张中，等. 疗养院体检后续服务的探索 [J]. 解放军医院管理杂志，2014，21（2）：163-164.

［36］Strategic Planning for Evaluation and Assessment of Internal and External nursing quality control Performance[J]. Clinical Chemistry and Laboratory Medicine（CCLM），2017, 55（s2）.

第七章　护理科研

完成本章内容学习后，学员能：

1. 了解健康管理护理科研思维。
2. 熟悉临床科研的详细步骤。
3. 掌握文献查阅与科研设计方法。
4. 熟悉论文撰写的格式及注意事项。
5. 掌握对论文撰写的具体要求。
6. 熟悉课题申请书撰写的格式。
7. 掌握课题申请书撰写的内容。

第一节　健康管理护理科研工作的基本步骤

护理科研是推动护理学科发展、提高护理工作质量的重要手段。健康管理的护理人员需要树立科学思维的头脑，在实践中积极地发现问题、分析问题和解决问题，通过护理科研提高护理质量和服务水平。护理的科学研究方法和步骤同属于医学类范畴，基本步骤包括提出问题，文献查阅和评价，假设形成，研究设计，预试验，原始资料的收集整理，统计学分析，以及论文撰写。

一、提出研究问题

选题是研究工作的首要步骤和起点，选择一个合适的问题或研究课题，是科研工作全过程的第一阶段。如何发现和选择研究问题常是医护人员的难点，医学科研的选题多从临床经验和日常工作实践中发现问题，可以是个人的实践活动总结、文献研究结果的启发、研究者的个人兴趣等。医学研究方向涉及疾病的病因、危险因素、诊断、防治、预后等方面。针对护理研究的方向，可以选择的内容包括：①研究各临床科室专业问题。②比较两种或两种以上的护理方法。③评价新的治疗方法或护理模式。④健康教育和健康管理方面的问题。⑤发展测量工具等。

选题是研究工作的重要步骤，一个研究问题的产生，常需经过长期的观察和思考，下面通过介绍一些文献内容，根据其提出问题的背景，分析如何进行选题。

【例1】题目：我国53 316名专科护士职业发展情况调查研究

作者查阅文献发现随着各地专科护士培训的开展，我国专科护士人数不断增加，然而，由于目前尚未建立统一的专科护士管理和使用制度，很多医院存在"重培训轻使用"的现象，甚至出现培训与使用脱节，很大程度上影响了专科护士队伍的稳定和专科护理事业的发展。目前有关专科护士工作情况的全国多中心大样本的研究鲜有报告，遂确立本研究题目，通过对我国专科护士的工作情况、影响因素及支持需求进行了调研。

【例2】题目：基于知信行理论的延续性护理对冠心病患者服药依从性、生活质量及自我效能的影响

该文作者欲了解基于知信行理论的延续性护理对冠心病患者服药依从性、生活质量及自我效能的影响。选取某医院出院的103例冠心病患者，经简单随机化方式将其分为对照组和试验组，对照组出院后采用常规随访护理，试验组出院后在常规随访护理的基础上增加基于知信行理论的延续性护理，以知识、信念、行为理论为指导为患者提供出院后连续健康指导及康复护理。采用Morisky服药依从性（MMAS-8）量表、西雅图心绞痛量表（SAQ）自我效能感量表（GSES）等比较两组患者出院时、出院后3个月的服药依从性，生活质量和自我效能。

【例3】题目：基于症状群的健康管理模式对肺癌微创手术出院患者的护理效果

该文作者欲了解家庭支持护理体系对肺癌微创术后患者负性心理、疾病感知控制能力的影响。选取上海市胸科医院肺癌微创手术出院后患者为研究对象，按照干预方法分为对照组、试验组，干预时间1个月。对照组进行常规随访，试验组采用基于症状群管理的健康管理模式。干预前后采用安德森症状评估表（中文版）评估患者的症状群评分，比较症状群对患者日常生活的干扰及对生活质量的影响。

选题时需要注意以下几点事项。

（一）充分掌握研究课题的最新进展

对要研究的问题，一定先通过充分的文献检索资料查阅后，应用临床流行病学的评价标准，进行严格评价以掌握真实可靠的信息。从最新、最可靠的资料中掌握该研究方面的国内外研究现状，发掘自己要研究的课题以及亟待解决的关键问题，并从中获得如何解决问题的思路。

（二）研究的问题要明确具体

一个研究课题的确定，一定要有明确的研究目的和拟解决的具体问题，这就要涉及研究的科学假设。例如，诊断性试验的准确率将要提高到什么程度？治疗性试验采用何种具体的干预措施提高治愈率或降低病死率等，都要求明确。此外不可在一个研究课题中去解决多个或多方面的问题。

（三）研究的设计方案与方法要科学

研究课题必须要有科学的设计方案。要确立和选择好恰当的研究对象。若研究对象选择不当，可能导致本应获得良好研究结果的课题，却因研究对象设立失误而失去应有的科学价值。选择研究对象时，还应该根据课题的性质及其设计的要求，制定出合适的纳入标准及排除标准，确保研究对象组间的可比性。此外，应考虑有足够的合格研究对象的样本量，保证研究的统计效率。

（四）研究要有创新性和研究价值

科学性是基础，创新性则是重点。研究工作的本身是向新知识的深度进军，而不是做重复无效的劳动，所以一定要在科学性的基础上具有原创性，这样对临床实践才有真正的价值。此外，研究还应遵循国家的卫生工作方针政策，尽可能选择研究价值高、对

社会贡献价值大的研究方向。

（五）可行性

一个研究选题的确定，还要考虑实施过程中的可行性。重点要考虑研究人员的研究能力、研究经费、研究时间、实验仪器及设备等条件和要求是否满足研究的要求，研究对象是否有较好的依从性等，否则难以保证研究的顺利完成。

二、文献查阅与评价

医学文献是记录有医学相关知识或信息等载体的总称。当今社会是"知识爆炸"的时代，医学相关领域的文献源源不断涌现。在临床科研选题和提出科学假设的过程中，需要事先进行大量的文献复习，充分掌握国内外相关研究领域的历史、现状及存在的问题，帮助了解自己的研究与他人工作是否重复，启发自己的研究思路和方法，寻找相关的理论依据，从而帮助研究者提出立题依据，明确研究重点。此外，阅读文献时也需要带着问题，有针对性和批判性地进行文献评价。海量的医学文献存在质量参差不齐、研究证据级别不同等问题。因此，在阅读文献时还需要考虑研究结果是否真实可靠，有多大的临床意义和实用价值，以及其临床实践的可行性等问题。

（一）医学文献检索

文献检索分为手工检索和计算机检索。随着计算机技术和通信技术的迅猛发展，使得计算机文献检索得以广泛应用，由于其检索速度快、范围广、内容新、检索入口多、功能强且用户使用方便，已成为医护人员必须掌握的关键技能之一。

1. 医学文献的基本步骤

无论是人工检索还是计算机检索，都大致分为以下几大步骤：从分析检索题目入手，明确检索要求；进而选择检索工具，制定检索策略；最后选择检索途径，检索并获取原始文献。

（1）检索问题的提出：围绕研究目的，将特定的研究问题进行规范化和标准化，形成结构化检索问题，然后按照 PICOS 原则解析后，制定检索策略，进而选择检索数据库，系统检索文献。根据 PICOS 原则，检索问题一般可解析为以下 5 大要素。

"P"：为 patient（患者）或 population（群体）的缩写，表示他或他们患的是什么病、存在什么需要解决的临床问题。

"I"：为 intervention（干预措施）的缩写，表示针对患者存在的临床问题，拟探求的干预措施是什么。

"C"：为 comparison（比较）的缩写，表示设置的对照比较措施是什么，如安慰剂或其阳性对照等。

"O"：为 outcome（结果）的缩写，表示与干预措施相关的最终结局是什么，如不良事件发生率、病死率等。

"S"：为 study（研究类型）的缩写，表示具体的研究设计方案是什么，如原始研究类型主要包括随机对照临床试验、交叉试验、非随机同期对照试验、队列研究、前—后对照研究、病例对照研究、病例系列或报告等。

由于检索问题各具特点，检索者不一定将关注的问题均解析为上述 5 项，也许只需 2～3 项即可，但上述五要素的解析思路，有利于检索者形成一个完整的检索路径。

（2）制定检索策略：检索策略（search strategy）是指在解析相关问题的基础上，结合检索目的和信息需求，选择检索系统，确定检索词，构造检索式，从而制订出较为完善的检索计划或方案。

其中构造检索式需要使用检索系统规定或允许的符号（运算符）并用于连接已确定的检索词。检索系统中的运算符有位置运算符、逻辑运算符、限制运算符、截词符等。常使用的逻辑运算符有：①"AND"（逻辑"与"），其作用为缩小检索范围，提高查准率。②"OR"（逻辑"或"），其作用为扩大检索范围，提高查全率。③"NOT"（逻辑"非"），其作用为缩小检索范围，提高查准率。

（3）选择检索数据库、系统检索文献：选择检索数据库，确定检索方法。一般将那些文献类型全、数量大、时差短、途径多、著录标准的检索数据库作为首选。同时为提高检索效率，检索内容一般是先寻找可靠的三次文献，如指南、系统评价等，这些文献综合了大量相关的原始研究结果，且经过了加工和提炼。若无这样现成的文献，再寻找可靠的原始研究文献。

为了保证文献检索的查全率、查准率，检索时应注意以下几方面。①采用多种检索工具查寻：任何一种检索工具都未能实现生物医学杂志的全覆盖，且检索工具有综合性和专业性之分，专业覆盖面、文献收录类型、语种不同，建议根据检索主题进行选用。②与专业检索人员协作：文献检索专业人员业务熟练、检索效率高，但不熟悉临床专业知识，对各学科间存在的同义词、近义词的取舍有一定的难度，最好与临床医务人员协作、共同完成检索，可提高检索的敏感性和特异性。③正确选择检索词：选择检索词前应充分了解检索主题内容，根据规范化的检索语言如医学主题词表（MeSH）并结合能反映主题实质内容的词（如关键词）确定检索词，同时还要考虑同义词、同音词、多义词、近义词等，以避免漏检。

2. 常用的几种计算机检索数据库

（1）MEDLINE：MEDLINE 数据库是 MEDLARS 系统中最大和使用频率最高的数据库，也是检索世界生物医学文献资源最主要的数据库之一。该数据库包含三大检索工具的内容：美国（医学索引）《国际护理学引》和《牙科文献索引》，收录了 1950 年以来出版的近 5 000 种生物医学期刊的文献题录和文摘，涉及基础医学、临床医学、护理学、口腔医学、卫生保健及预防医学等学科领域。MEDLINE 的文献标引采用叙词法，其采用的《医学主题词表》与美国《医学索引》相同。常用的检索方法包括主题词检索、自由词检索、限制检索和著者检索等。

主题词检索：主题词（MeSH）检索最为常用，包括使用单个主题词检索、多个主题词检索和主题词组配副主题词检索。单个主题词检索是指在词表中查到最能表达检索课题意义的主题词，输入该词后即可获得所需文献。同时，采用主题词加权检索可增加命中文献的准确度，主题词扩展检索扩大了检索范围，可将主题词本身及其所有各级下位主题词标引的文献一并查出；多个主题词检索应用于课题比较复杂，有多个概念，需同时用两个或多个主题词才能满足检索的要求。此时需按检索要求运用逻辑运算符 AND、OR 和 NOT；主题词组配副主题词检索主要用于提高检索的查准率与缩小检索范围。副主题词可从副主题词表中选取，主题词可以和一个或多个副主题词组配。

自由词检索：MEDLINE 中的自由词来自标题、文摘、主题词片段、化学物质名称片段。MEDLINE 数据库所有文献题录的题目、文摘中的实体词都可用来检索。自由词检索也可采用单个或多个自由词检索。

限制检索：是指对检索课题进行某一方面的限定，如限定检出文献的语种、出版年限、特定期刊、文献类型、文摘等，旨在提高检索结果的准确性。

著者检索：根据著者姓名进行检索。

（2）EMBASE：EMBASE 为荷兰医学文摘（EM）的书目型数据库，EMBASE 相当于欧洲版的 MEDLINE，它和 MEDLINE 收录的杂志既有重叠，又有不同。该文献数据库的收录重点是药物和药学，与药物有关的内容超过 40%，同时也收录包括健康政策、药物和酒精依赖、心理学、法医学以及污染控制等医学相关领域。检索方法、检索途径与 EM 基本一致。

（3）中国生物医学文献数据库：中国生物医学文献数据库（CBM）是中国医学科学院医学信息研究所开发研制的综合性医学文献数据库。该数据库收录了 1978 年以来 1 600 多种中国生物医学期刊及汇编、会议论文的文献题录，范围涉及基础医学、临床医学、预防医学、药学、中医药学等生物医学相关领域。该文献数据库与 MEDLINE 光盘检索系统兼容，其检索运算符及功能也与 MEDLINE 光盘相似。检索系统具有主题词表、中英文主题词轮排表、分类表期刊表、索引词表、作者表等多种词表辅助检索功能，检索人口多，检索功能完备。

（4）中文生物医学期刊数据库：中文生物医学期刊数据库（Chinese Medical Current Contents，CMCC）是解放军医学图书馆研制开发的书目型中文生物医学文献数据库，也是目前检索国内生物医学文献常用的光盘数据库之一。CMCC 收录了 1994 年以来国内正式出版发行的生物医学期刊和一些自办发行的生物医学刊物 1 400 余种的文献题录和文摘。范围包括基础医学、临床医学、预防医学药学、医学生物学、中医药学、医院管理及医学信息等生物医学相关领域。

（5）中国期刊全文数据库：中国期刊全文数据库是中国知识基础设施工程（China National Knowledge Infrastructure，CNKI，http：//www. cnki. net/ index. htm）中最重要的数据库。CNKI 是目前全球最大的、连续动态更新的中国期刊全文数据库，收录了自 1994 年以来（部分可回溯至 1979 和创刊年）国内 8 200 多种重要期刊，内容覆盖自然科学、工程技术、农业、哲学、医学、人文社会科学等各个领域，全文文献总量 2 200 多万篇。该数据库集题录、文摘、全文文献信息于一体，实现一站式文献信息检索，具有知识分类导航、检索入口众多等功能。

（二）医学文献评价

由于现代医学技术的飞速发展和知识的不断更新，以及研究文献的质量参差不齐，查阅文献后，还需要对文献进行甄别和判断，因此，对文献的评价也是必不可少的。

1. 医学文献评价的范畴及内容

文献质量评价涉及两个方面的内容，即报告质量和方法学质量。其中报告质量是指文献报告内容的全面性和完整性，以及报告的规范符合程度。方法学质量是指文献制作过程中是否遵循科学标准、是否控制了混杂与偏倚，从而使研究结果达到真实可靠的程度。方法学质量是文献质量评价的核心内容。评价的主要内容包括真实性评价、重要性评价及适用性评价。

2.评价医学文献的原则

阅读医学文献的目的，主要是全面了解该文献中的研究目的、对象、研究方法、主要结果和重要结论等内容。而评价医学研究文献，则是要求评价者具备批判性思维并掌握一定的评价原则与方法。

（1）真实性评价原则：评价真实性的关键是考查研究过程中是否有效控制了混杂与偏倚对结果的影响。这些因素对结果的影响大小决定了真实性的程度。评价真实性时应综合考虑研究结果是来自何种设计方案、有无对照组以及设置是否恰当，研究对象的诊断标准是否可靠、纳入/排除标准如何、样本量是否足够，组间重要的基线状况是否可比，有无相关偏倚因素存在以及是否采取了相应的防止或处理的措施、依从性如何，对相应的试验观测指标及资料所采用的整理、统计分析方法是否恰当等。

（2）重要性评价原则：评价临床研究结果的重要性需要借助于一些定性或定量指标。定性指标包括事件的发生率，例如，病死率、生存率、治愈率、缓解率等。定量指标主要是计算组间的均数差值。重要性包括临床重要性与统计学意义两方面，两者应相互结合，做综合评价。当某种研究结果既有临床意义，又有统计学意义时，即能作出肯定性的结论；如仅有临床意义而无统计学意义时，不能盲目否定其临床价值，应计算Ⅱ型错误率或检验效能加以核实；若文献结果既无临床意义，又无统计学意义，则此类文献的重要性可忽略。

（3）适用性评价原则：适用性评价首先要明确目的，看是为了指导临床实践、教学，还是为临床科研所用。若欲将真实性好且有重要临床价值的研究结果在自己的临床科研或实践中应用，还需要结合患者的实际病情、现有医疗条件和知识技能水平，患者的接受程度，以及经济承受能力等，对其临床适用性展开综合评价。此外，由于社会环境、经济水平、医疗条件以及人种等地域的差异，针对不同国家或地区发表的研究文献，在评价适用性时，还应结合不同的国情、种族以及患者特点，对具体的问题做具体的分析，恰当地作出是否适用的决策。

三、假设形成

假设（hypothesis）是在提出研究问题和系统的文献查阅评价后，在研究前对要研究的问题提出的预期目的或预期结果。通过研究实施后获得的试验结果可以来验证或否定预期的假设，并对提出的问题进行解释和回答。假设通常根据相关理论推测而得，可以帮助提供研究方向、指导研究设计，例如，根据研究假设确定实施中的研究对象、方法和观察指标等。

四、科研设计

科研设计是科研工作中最重要的步骤。根据研究设计的基本原则和基本要求进行研究设计，是产出高质量研究证据的基础和保证。

（一）科研设计的基本原则与方法

1.随机化原则

随机化是临床科研的重要方法和基本原则之一。在科研设计中，随机化主要包含随机抽样和随机分组两个方面的内容。

随机抽样是指在临床科研工作中，由于人力、物力等限制，不可能把全部符合纳入标准的目标人群都纳入研究，只能按照研究的需要，抽取一定数量的目标人群作为研究对象。选择哪些目标人群作为研究对象，就需要采用随机化的抽样方法，使目标人群中的合格研究对象，具有同等被选择的机会参与研究，以代表目标人群的总体状况，避免选择偏倚。

随机分组是指将所有待抽取的样本应用随机化方法进行分组，使样本中的所有研究对象都有同等的机会进入试验组或对照组，从而接受相应的处理。特别是研究对象被分层后的随机分组，能使组间已知或未知的影响因素达到基本一致，从而增强组间的可比性。

2. 对照的原则

根据临床试验设计方案的类别以及临床研究课题性质要求的不同，在设计对照组时，可分别采取不同的适合于本课题的对照形式，这里介绍几种临床研究设计中常见的对照类型。

（1）同期随机对照：这种对照组的设计，通过随机分配可以避免人为或未知因素的影响，使对照组和试验组都有可能获得真实的试验观测结果，有利于获得真实的研究结论（证据）。这种对照组有以下特点：对照组研究对象的诊断标准、纳入和排除标准与试验组一致；对照组与试验组中的研究对象都是同期随机分组的；对照组和试验组的干预是同期进行的；对照组与试验组的受试对象所接受的干预试验，是在同一环境下进行的；除干预因素不同外，对照组与试验组其他均一致。

（2）自身对照：指将一组研究对象分为前后两个阶段，分别施加不同的干预措施，比较前后两个阶段、两种处理效应的差异。通常在前一个阶段结束后应有一段时间间隔，即"洗脱期"，目的是避免前一阶段的处理效应对后一阶段产生影响。自身对照主要适用于慢性反复发作性疾病的治疗性研究，主要考虑因病程长、病情变化不大，可以分阶段处理和观察。

（3）交叉对照：指将两组研究对象分别分两个阶段进行试验，两组的两阶段顺序不同。第一组先用 A 措施，经过洗脱期后再用 B 措施；另一组先用 B 措施，经过洗脱期后再用 A 措施，最后比较 A、B 两种措施的效应是否存在差异。交叉对照保证每个研究对象都接受有效治疗的处理，可以消除个体差异，节约样本量，主要用于慢性复发性疾病。

（4）配对对照：临床试验中，某些因素对研究结果可能产生混杂效应，影响结果的真实性。为了消除混杂因素的影响，为每一个研究对象选配一个或多个混杂因素（如年龄、性别等）相同或相当的对照，保证组间的均衡性，避免已知混杂因素对结果的干扰。如按性别相同、年龄相差小于 3 岁的原则，1∶1 配对选取对照者。

（5）非随机同期对照：指有同期对照，但试验组与对照组未严格按照随机化原则进行分组。例如，在多中心临床试验中，将某医院的研究对象全部作为试验组，而另一家医院的对象全部作为对照组。非随机同期对照的设计虽然较简便易行，但由于是非随机分配，可能因选择偏倚导致基线不一致，不具有可比性。

（6）历史对照：指将接受新的干预措施组作为试验组，过去接受旧干预措施的作为对照组，比较两组干预效应的差异。历史对照属于非随机、非同期对照。历史对照的优势是节约时间和经费，但往往既往研究的试验条件、对象和环境等与现阶段的研究条件不一致，可比性差。

3. 盲法的原则

盲法的主要目的是使研究的观测执行者和受试者均不知道接受试验的组别和干预措施的具体内容，使受试者所反映的或观测记录到的临床现象和资料以及分析的结果，都不受主观意愿所左右，能完全真实地记录客观的状况，保证研究结果的真实性。

4. 基线可比性

由于临床研究中研究对象个体的多样性和复杂性，组间的临床基线应该尽量设计得相对一致，不应出现显著的差异性，这样才能保证组间的可比性。

（二）科研设计的主要类型

临床研究的方法根据是否属于原始研究分为一次研究和二次研究，一次研究主要包含描述性研究、分析性研究、实验性研究，二次研究主要有系统综述和 Meta 分析。作为研究者，应当根据研究的目的和研究内容选择恰当的研究方法和设计类型。本节中主要介绍一次研究。

1. 描述性研究

描述性研究主要包括历史或常规资料的收集和分析、病例调查、横断面研究、纵向研究和生态学研究。主要用于描述疾病或健康状态在人群中的分布及其特征，进行社区诊断，或者描述分析相关因素与疾病或健康状态之间的联系，为进一步研究疾病病因、危险因素提供线索，为评价疾病控制或促进健康的干预措施效果提供信息。描述性研究资料收集较容易，易于实施，可为深入研究提供线索，但在因果关系论证上比分析性研究要差。

（1）病例报告：是对单个病例或 10 个以内的病例的详细临床报告，包括临床表现、治疗和结局等，主要是对病因、治疗及其效果的分析和分享。病例报告是发现和研究新发病例、罕见病及药物不良反应的重要方式。

（2）横断面研究：又称现况研究，是在某一特定时间内采用抽样或普查的方法收集特定人群中疾病或健康状况及相关因素资料，用来描述疾病或健康状况在不同特征人群中的分布，观察某些因素与疾病之间的关联。

（3）纵向研究：是对一组人群进行前瞻性的定期随访，观察疾病或某种特征及相关因素在人群或个体中随时间变化的情况。它能观察到各变量随时间的动态变化情况，能显示某些暴露与结局之间的时间先后顺序，比横断面研究更有说服力。

（4）生态学研究：指研究的观察和分析单位是某个人群而非个体。暴露和疾病的测量是人群中所有个体的平均测量，暴露与疾病之间的联系是群体的联系，不能反映个体水平的联系。

2. 分析性研究

分析性研究是病因学研究的重要方法，主要包括病例—对照研究和队列研究。随着方法学研究的深入，目前还发展了很多新的分析性研究的方法，如单纯病例研究，巢式病例—对照研究，病例队列研究和病例交叉研究。本节主要介绍常见的病例—对照研究和队列研究。

（1）病例—对照研究：是指选择一组患有某种疾病的患者作为病例组，与病例具有可比性但未患有该病的人作为对照组，通过询问、体检检查或实验室检查等，收集既往可能的危险因素的暴露情况，测量并比较病例组和暴露组中各暴露因素的暴露比例，通过统计学检验，推断暴露因素与疾病之间是否存在关联以及关联大小的一种研究方法。病例—对照研究需要设计对照，在因果关系顺序上属于回顾性的研究，可用于疾病病因或危险因素的初步筛选，为进一步的研究提供线索和参考。

（2）队列研究：是指将一组特定的人群按照是否暴露于某种待研究的危险因素，或根据其暴露程度的不同分为不同的亚组，随访一段时间后，观察出现某种结局的情况，比较不同暴露组间结局的差异，从而判断暴露因子与结局之间有无因果关联以及关联大小的一种观察性研究方法。根据收集暴露因素和结局的时间情况可分为历史性队列研究、前瞻性队列研究和双向性队列研究。队列研究也需要设计对照组，是由"因"及"果"的研究顺序，能够证明暴露与结局的因果联系，因而验证病因假设的能力强于病例—对照研究和横断面研究。主要用于病例假设，评价预防治疗效果和疾病自然史的观察。

3. 实验性研究

医学研究主要分为观察和实验两类，前面的描述性研究和分析性研究均属于观察类研究，研究者未主动对研究对象采取干预措施的情况下去认识现象和分析原因。实验研究则需要人为地主动采用干预的措施或方法。实验性研究属于前瞻性研究类型，需要严格进行随机分组，保证有基线可比的对照组，并有明确的干预措施。根据干预和分组的单位情况，可以分为以个体为单位的实验研究和以群体为单位的实验研究。临床上常见的临床试验即是以个体为单位的实验研究，主要用于评估新药或者新疗法对某种疾病的疗效和不良反应。以群体为单位的实验研究，主要见于社区试验或以社区为基础的公共卫生试验，用于评价群体的干预措施效果或评价医疗保健服务的质量和效益。

（三）科研设计的主要内容

1. 研究对象

研究对象的来源要明确，必须按规定的条件严格进行选择，有专门的纳入和排除标准。研究设计中的研究对象是能代表研究总体的样本，从样本的结果可推论总体的结论。因此，任何一项研究都必须有明确的研究对象选择标准和足够的样本数量，保证研究结果的代表性和可重复性。

2. 设立对照组

设立对照的目的是为了排除与研究无关的外变量因素的影响。对照组和试验组应在尽可能相同的条件下进行观察，使结果具有可比性。

3. 随机分组

在研究对象确定好以后，采用随机的方法，将研究对象以同等的机会分配进入试验组或者对照组中。通过随机分组，提高组间的均衡性，减少非研究因素的干扰。

4. 确定观察或试验方法

若是观察性研究，则需要设计观察的具体方法，如随访的时间、随访的形式、资料记录的方法等；若是实验性研究，则需要明确不同组别的试验措施和干预方法，保证组内干预方法的一致。

5. 确定观察指标

观察指标是在研究中用来反映或说明研究目的的某些现象和测量标志，也是确定收集数据的途径。指标的选择要求可测量、稳定、客观性和特异性好。指标的测量方法应该是得到公认，或参考相关指南共识，或引用的高质量研究文献的方法。

五、预试验

预试验是指在正式开始研究工作之前，按研究设计内容，先做一个小样本量的试验。目的是为了发现课题设计中有无需要调整或修订的地方，以保证正式实施时的顺利，同时也帮助摸清研究实验条件。一般在大规模或大样本的研究开始前进行预试验。预试验也可用于对研究工具和自设问卷信度和效度的测定。

六、原始资料的收集和整理

通过各种测量、调查、观察或检测方法直接收集到的资料，称为原始资料，也叫第一手资料。原始资料记录必须真实、可靠并完整保存，以便于在资料整理后，能顺利开展下一步的资料分析和统计工作。为保证研究资料的质量，需要采用科学的方法和技术去收集资料。资料收集的方法主要有研究中使用的观察法、调查法、实验室检测和辅助检查方法等。

观察法适合于不易测量的研究对象，无法直接访问或不便访谈，如婴儿、精神病患者。问卷调查法是研究者将所需的信息以问卷或表格的方式表达出来，通过询问研究对象或让其自己填写而获得资料的方法，可采用公认的量表或自行设计的问卷进行收集。使用问卷调查法收集资料时，经常会用到一些公认的量表。如研究急诊护士的焦虑状态，可选用焦虑自评量表。在使用公认的量表时，应考虑量表的来源、使用方法、评分标准、在国内外的使用情况、信度和效度指标等问题。自行设计问卷时应考虑问卷的内容、问题的类型、排列顺序、指导语等方面的问题。自行设计的问卷在开展大规模调查或正式实施前，应先进行信度和效度的分析。

七、统计分析

选择恰当的统计方法是帮助获得真实、可靠的研究结果的基础。统计方法的选择要综合考虑研究目的、研究类型、研究方法以及数据的特征性质等因素。统计分析内容既包括对数据特征的描述，也要有针对不同类型数据和研究目的所选用的具体统计推断方法。针对研究数据出现的特殊情况，要有明确的处理说明，例如，缺失数据是如何处理和分析的，研究对象出现失访或退出又是如何处理和分析数据的。

八、论文的撰写

见本章第二节。

第二节 科研论文的撰写

科研论文的撰写是科研工作中的重要环节，是对研究成果的总结归纳。科研论文要客观、真实地反映事物的本质和内部规律性，同时还应遵守科学性、创新性、规范性和实用性等原则。

科研论文按照体裁不同，可分为论著、文献综述、述评、病例报告、经验介绍等类型，鉴于篇幅限制和普适性，本节重点介绍论著的写作方法。一篇完整的论著的书写格式包括题目、作者、摘要、关键词、前言、对象与方法、结果、讨论、结论、致谢、参考文献等。以下论文写作格式逐一介绍各部分的写作方法。

一、题目

论文的题目，是用最精练、最准确的文字对文章的主要内容和中心思想的概括。论文的题目要求准确、贴切，能准确表达文章的主题思想和内涵，如实地反映研究的范围。此外，题目还要简洁、明了，即用最少的文字，表达最多、最有价值的信息。一般中文题目以 20 个汉字以内为宜，太长可考虑使用副标题。要新颖，有特色，突出研究的学术性和创新性，让读者产生阅读的兴趣。论文的题目切忌文题不符、笼统拖沓或过于怪癖、用词不规范。

二、作者署名

作者是指在科研选题制定研究方案、论文整体构思、执笔撰写等方面做出主要贡献，并对论文享有著作权的人。署名作者一般应是参与了选题和设计或资料的分析和解释者；参与了撰写或修改论文中关键的内容者；对编辑部的修改意见进行核修，在学术界进行答辩，并最终同意该论文发表者。

论文署名的意义在于尊重作者对论文拥有的著作权、对研究成果的首发权和知识产权，还体现作者对论文要担负的学术和法律责任。署名应该确实体现作者的实际贡献与责任。作者署名要用真实姓名，并要写明作者的工作单位、通信地址、电话和电子邮箱等联系方式。

三、摘要与关键词

（一）摘要

摘要是对论文内容的高度概括和浓缩。论著的摘要主要是结构式摘要类型。结构式摘要的结构形式相对固定，包含"目的、方法、结果、结论"4 个要素。结构式摘要的字数一般控制在 200 ～ 300 字。此外，国际上有些医学期刊对摘要的书写格式和内容有不同要求，常包括目的、设计、场所、对象、干预措施、测量、结果和结论。

摘要一般采用第三人称，文字不分段落；不进行讨论，不写主观的推断和意见；不使用图表，字数要适当，篇幅适中，不要与文中内容有太多重复。

【例1】题目：疑似及确诊新型冠状病毒肺炎患者呼吸机使用的感染防控管理

摘要　该文总结了我院对疑似及确诊新型冠状病毒肺炎患者使用呼吸机的感染防控管理，包括呼吸机使用前的准备、呼吸机使用过程中的管理以及呼吸机使用后的终末消毒，旨在探讨新型冠状病毒肺炎患者使用呼吸机时，院内感染防控管理的方法和经验。

【例2】题目：护理质量管理在健康体检中心护理工作中的效果观察

摘要　目的：研究健康体检中心护理中实施护理质量管理的临床价值。方法：纳入于本院（2017 年 10 月至 2018 年 10 月）进行健康体检人员（$N=80$）作为研究对象，以随机表为基准，分为实验组（$N=40$，实施护理质量管理）和对照组（$N=40$，实施常规管理），对 80 例体检者的满意度评估。满意度评分：实验组满意度高于对照组，$P < 0.05$。结论：健康体检中心护理中实施护理质量管理的临床价值显著，可明显改善患者对体检中心工作满意度评分、服务态度评分，值得借鉴。

（二）关键词

关键词是论文中最能反映主题信息的特征词汇、词组或短语。它是从题目、摘要或正文中提取论文的主题内容，是通用性较强的语句，是为标引或检索文献而设的一种人工语言，便于编制索引和咨询检索。

目前医学期刊中标列的关键词有叙词和自由词两种形式。前者是规范化处理的主题词，表达同一主题含义，在任何情况下都具有完全一致的字面形式。后者为非规范化主题词，是主题词的基础，具有灵活性和广泛性，表达同一主题含义时可使用多种字面形式。我国医学期刊大多采用美国国立医学图书馆出版发行的《Index Medicus》中所列的主题词（MeSH）。每篇文献关键词数量一般为 3～8 个。关键词要求尽量选用"MeSH"中的主题词。论文中如有英文摘要，其英文关键词的数量与词汇应与中文关键词保持一致。

四、前言

前言的内容涉及本研究的范围、概念和研究假设等，主要介绍研究背景、国内外研究现状和存在问题，说明开展本研究的依据，拟解决的问题以及研究的目的和意义。前言主要回答"研究什么"与"为什么研究"的问题。

前言的写作要紧扣主题，突出重点，让读者明白和了解研究的中心内容和研究意义。前言中不要详述同行熟知的基本理论和实验方法内容，需提及他人的研究成果和基本原理时，以参考引文的形式标出文献即可。评价要恰如其分、实事求是，避免将结论纳入前言。同时要避免过于简单，又要避免冗长繁杂，尽可能避免"未见报道""首次报道""达到国际先进水平"和"填补国内空白"等自我评语。前言文字的长短一般以 200～400 字为宜。

五、材料与方法

材料与方法部分体现了该研究论文的科学性和可靠性。这部分内容需要说明研究所用的材料、研究对象、实验方法和基本步骤，回答"怎样做"的问题。不仅让读者了解研究的可信性，也为其他研究者重复该研究或解决相同的临床问题提供详细的参考。

若是以动物为受试对象，该部分"材料与方法"的写作要求包括交待实验条件和实验方法。实验条件包括实验动物的来源、种系、健康状况、分组方法、标本制备过程、实验环境和饲养条件等。实验方法包括所用的仪器设备、试剂和操作方法等。对于动物实验研究，还应交代该项研究是否获得了医学论文委员会的审查。

若是以人为研究对象，尤其在临床研究中，通常是以患者或健康人为调查对象，该部分的标题通常以"对象与方法"表示。

（一）研究对象

研究对象的选择应具有代表性。首先需要介绍研究对象的来源，例如，是从社区中随机选择的，还是来自医院的病例。其次，需说明抽样的方法，是随机抽样还是多阶段分层抽样，或其他类型的抽样方法。另外，诊断标准及纳入和排除标准要明确。研究对象若是患者，则必须说明该疾病的诊断标准，以及纳入标准和排除的具体标准。最后，还应介绍研究的样本量和分组的方法。同动物实验一样，需要考虑伦理学的问题，介绍该研究是否通过了医学理论委员会的审查，是否让研究对象签署了知情同意书。

（二）研究设计

方法中需说明采用的研究设计方案。例如，开展流行病学调查时使用的"横断面研究"，进行病因学研究时使用的"病例—对照研究"或"队列研究"，开展临床试验时采用的"随机对照试验"或"交叉对照试验"等。

（三）实验的干预措施

临床研究中涉及的诊断、治疗或预防性干预措施效果评价实验中，对试验组或对照组给予的干预措施，在此部分应进行详细交待。

（四）测量指标及判断结果的标准

对受试对象实施干预措施后，会产生不同的效应，如有效、无效、药物不良反应、恶化等，有关效应的测量指标和判断结果的标准在论文中要有交待。在疾病预后的观察研究中，也应有痊愈、致残及死亡等指标的诊断标准与方法。涉及有关实验室和特殊检查的指标与方法，要注明所应用的试剂、来源、质量标准、批号，实验仪器的名称、来源、型号、标准，实验的操作法、精确度等。属特殊检查的图像性资料，也应注明检查方法和结果判断及其一致性检验的方法，以确定资料的可靠程度。

（五）统计分析方法

对研究中涉及的资料整理和分析，需要详细介绍不同类型数据所采用的描述方法，以及具体的统计分析方法，包括变量的定义与赋值，使用的统计学软件的名称和版本等。

六、结果

结果是研究成果的总结和归纳，是结论的依据，重点回答"发现了什么"。它反映了研究水平的高低和价值。该部分内容的撰写需要注意以下几个方面。

首先重点要突出。一项研究可能会产出多个方面的结果。但通常一篇论文只有一个主题，除了主题内容外，也会产生其他方面的内容。因此，报告结果时，要紧扣主题，重点陈述主要的研究结果，不需要对每个方面的内容进行阐述。

其次数据要真实。研究结果必须以事实为根据，无论结果是阳性还是阴性，都应如实呈现。既不能对观察到的结果进行随意取舍，也不能不加整理归纳地全盘端出。数据整理好后，还需要进行统计学分析处理，给出统计描述和统计推断的结果，如标准差、标准误，统计检验量和相应的 P 值。

再次结果描述层次要清楚，尽量使用图或表格展示结果。表达结果时要有逻辑顺序，分段进行陈述。撰写结果时，建议文字和图、表同时使用。图表的应用可以使数据和资料的表达更清楚明了，但要注意避免内容重复。

最后结果部分是研究结果的展现，陈列现象和数据，不需要进行讨论和分析，也不要引用参考文献。

七、讨论

讨论是对研究结果的分析、推论、解释和预测，阐明研究内容的内部联系和发展规律，是全篇文章的精华所在，也能充分体现研究的学术水平和价值。

讨论部分通常包括：进一步深入阐述研究中的主要发现，说明和解释其理论依据；与国内外相关研究的结果进行比较，分析其异同点，解释可能的原因，提出自己的观点、见解和建议；对本研究的局限性和优点进行客观真实的评价和分析；下一步有待解决或深入探讨的问题，以及今后的研究方向或设想。

撰写讨论部分的内容时，要避免简单重复结果中的内容。注意要以研究结果为依据，有凭有证，不肆意推断，不乱下结论。论证时要符合逻辑，详略得当，突出新的发现，客观公正地阐述自己的见解。不要怕提出本研究的局限性。引用文献要尽量精而全，但也不要过度罗列。

八、结论

结论是对整篇文章的综合分析，提炼出典型的论据，构成若干概念和判断。结论的措辞要严谨、表达要准确，要突出新见解，做出有依据的评价。

九、致谢

致谢是对课题研究或论文撰写过程中给予指导和帮助的单位和个人表达谢意。这些单位或个人不符合作者署名的原则和条件，但对其付出的帮助或贡献给予肯定。并非每篇文章都必须有致谢部分。

十、参考文献

参考文献的主要作用是指导论文的立意，旁证论文的观点，提示信息的来源。通过引用参考文献，可以为作者的论点提供可靠依据，也是尊重别人工作的体现。引用高影响力的参考文献也可以部分反映该论文的研究质量和水平。

引用的参考文献最好是作者亲自阅读过的最新（近 5 年）公开发表的文献，应以原著为主，最好不引用未发表的论文及资料、转载的或内部的资料。所列参考文献必需采用统一的书写格式和标注方法，并在论文正文中，按其出现的先后次序进行标注。

不同的学术期刊对参考文献的书写格式均有明确的规定，按照国际标准化组织（ISO）和我国的国家标准（GB）规定，目前国内医学期刊通常采用国际上生物医学期刊广泛接受的温哥华格式。下面为期刊论文和书籍作为参考文献的格式及例子。

期刊的书写格式为：作者.文题.刊名.出版年份，卷次（期号）：起止页。

【例 1】罗颖，王桂杰，李彩红.健康体检护理质量管理中的重点难点问题分析与对策 [J].护理实践与研究，2019，16（20）：145-146.

书籍的书写格式为：作者.书名.版次（第 1 版可省略）.出版地：出版社，出版年份.起止页。

【例 2】温贤秀.优质护理临床实践 [M].上海：上海科学技术出版社，2012.

第三节　课题申请书的撰写

课题申请书，即研究计划书，不仅是研究者展现科研思想的主要形式，也是申请科研项目必备的文字材料。课题申请书中需要科学严谨地将自己的科研设想、国内外研究现状、研究思路、科研工作能力和技术水平等充分表达出来，才能得到同行专家及相关主管部门的认可，才可能获得研究经费的资助。

撰写课题申请书前，需要明确研究目的，严格遵循临床研究的基本原则，注重研究的代表性、真实性和可比性，同时也要考虑研究的可行性。一份完整的课题申请书通常包括题目、内容摘要、研究目的和目标、立项依据、研究内容、研究方法、可行性分析、创新性、年度计划和预期结果、研究基础和工作条件、经费预算等内容。下面简要介绍申请书的撰写方法。

一、题目

课题申请书的题目是对研究内容的高度概括，是吸引读者眼球的第一道关口。题目一般应包括研究问题的基本要素，即研究对象、研究类型和研究目的。题目要能够准确地反映研究者研究的主要问题，最好能突出重要性和新颖性。题目要简洁明了，字数不易过长，必要时可以设置副标题。

二、内容摘要

内容摘要是整个课题申请书各项内容的概括介绍。包括简要的研究背景介绍，当前该研究领域的现状和不足，既往的研究基础或者预实验的结果，本次研究的主要目标或假设，本次研究的主要方案和内容，指明研究的重要意义和价值。评审专家一般先通过摘要来了解研究的全貌。摘要写得好，才能吸引评审者继续读下去。根据不同申请书的要求，摘要一般不超过500字。通常在完成整个课题申请书的撰写后，再来撰写摘要，保证摘要能准确、精炼地反映整个申请书的内容。

三、研究目的和目标

研究目的即陈述为什么要开展这项研究，说明其研究的意义和价值。研究目标是研究要达到的明确预定的结果，是对本项研究要解决的问题的具体描述。研究目标是具体的、可量化和考评的。研究目的通常只有一个，但可以设立几个具体的研究目标。需要注意的是，研究目标不易过大过多，要保证在现有的研究技术和条件下能够完成，研究目标之间应该有内在联系。

四、立项依据

立论依据实际上可看作是一篇小综述，着重说明研究立项的背景和依据。通常要包括研究的意义、国内外研究现状和当前存在的问题、本研究的创新点及主要参考文献。

临床研究的意义在于解决临床实践中遇到的问题。因此，立项依据应首先说明本次研究是临床实践中亟待解决的重要问题，包括预防、诊断、治疗、预后及康复等方面的问题，说明该问题的普遍性、重要性和迫切性。

另外，通过充分的文献查阅和评价，详细阐明该课题的研究背景、国内外该研究领域的现状和水平，最新的技术成就以及当前国内外研究的动向和趋势等。在现有研究的基础上，说明目前还存在哪些未解决或不清楚的问题，找出该领域的空白点以及研究的焦点、难点和技术关键，确立本课题的切入点，说明本课题的创新点，从而形成清晰严密、合乎逻辑的研究假说，为开展该项研究奠定充分的立项依据。

最后，提出本研究问题解决后，将会产生哪些具体的获益。例如，研究结果是否可增加疾病的诊断准确率，提升治疗、预防和康复效果，改善患者预后，降低发病率和死亡率等；或是从更深远的意义而言，使患者的家庭或整个社会获益。

立项依据后面需列出主要参考文献。文献数目不宜过多，一般控制在10～20篇为宜。应引用3～5年内的新近文献，尤其要注意是否有当年发表的相关研究进展的文章。文献应涵盖国内外的文献。在引用文献时，应按期刊杂志中参考文献的格式和要求，以供评审专家查找。

五、研究内容

研究内容是对研究目的具体阐述，根据每一个研究目标来具体确定要研究的内容。对于目标而言，研究内容更加具体详实。研究内容一般包括研究的范围、内容和考核指标。要求具体、完整反映出研究者拟做哪些工作且紧扣研究目标。此部分要阐明的内容包括从哪几方面来研究论证提出的问题，从哪些范围、什么角度和水平来开展研究，每个方面的计划选择何种可供考核的指标等。

六、研究方法

研究方法，也称为研究方案，要说明研究的对象、研究类型、资料收集的方法和内容、统计分析的方法、质量控制及技术路线等，即采用哪些具体的措施和方法来保证研究内容的实施和完成。研究方法应包括以下的内容。

（一）研究类型

研究类型是研究设计的基础，先明确拟采用描述性研究、分析性研究，还是实验性研究。进而具体到是横断面研究、病例—对照研究、队列研究还是临床试验。研究类型将为后面进行研究对象的选择、设置对照和资料收集等提供依据。

（二）研究对象

研究对象包括目标人群、样本人群、纳入排除标准以及样本量的计算等内容。

目标人群是指研究对象来自什么地区，是来源于社区还是医院，是患者还是健康人。目标人群的选择直接关系着样本的代表性问题。样本人群即我们要实际纳入的研究对象，对他们要有明确的入选标准和排除标准。对于研究对象是某种疾病的患者时，其疾病的诊断标准也应该有所说明，最好选择现有指南或临床公认的标准。研究对象的入选方法也应有说明，例如，是否随机入组，是否采用了某种特定的抽样方法。涉及需要进行匹配的研究对象纳入时，还应说明匹配的条件和比例，如按照性别相同、年龄相差小于5岁，进行1∶1的配比方法纳入对照。

（三）资料收集的方法和内容

资料收集的方法包括研究中使用的调查方法、实验室检查方法、辅助检查方法等。方法介绍要详细、具体、清晰，应使读者清楚研究者的技术水平。此外，还需要明确指出资料收集中涉及的具体指标。这些指标尽可能是客观、可测量、特异性好、稳定性高的指标。

（四）统计分析方法

统计方法部分通常需要给出样本量估算的方法，针对不同类型和特征的数据将采用何种具体的统计分析方法。应用一些较复杂的统计方法时，指标和数据是如何赋值或转换的。此外，还应说明资料分析所使用的软件名称和版本号。

（五）质量控制措施

通过质量控制，可帮助提高研究的科学性、可靠性和准确性。质量控制包括研究过程中的多个环节。例如，现场调查或临床研究中的质控涉及调查员的培训和考核、调查问卷和量表的信效度分析、调查资料的准确性和完整性评价；检测检查过程中涉及设备仪器的校准、盲法测定、不同检测者之间的质控等；数据收集整理过程中涉及对数据的真实性、准确性和完整性的质控，例如，原始数据录入计算机过程需要进行双人录入，并进行对比查错和逻辑查错等。

（六）技术路线

技术路线，即研究的流程，是通过文字、流程图等形式对研究步骤之间的内在逻辑关系和先后顺序的形象化的描述。由于流程图比文字说明更清晰明了，能快速描述逻辑研究的总体框架和过程，所以一般使用流程图较多。

（七）拟解决的关键问题

指在整个研究过程中的主要技术环节和核心技术问题。研究者需说明技术关键的主要技术特征和指标、控制条件和掌握程度、可能出现的问题及应对措施。关键问题不能太多，一般1～2条，要求准确、具体，紧紧围绕研究目标。

（八）可行性分析

可行性分析是对能够保证本研究内容和目标完成的说明。对研究中的技术路线、设备设施、研究人员实力、实施操作等方面进行可行性分析或自我评价。在这里可写明申请者的研究背景、研究经历及该项目组所具有的软、硬件条件，以表明申请者完成该研究项目的可行性。

（九）研究创新性

研究的创新性主要体现在研究的选题创新、研究方法或技术的创新、预期结果的临床价值创新等方面。创新性是在对既往研究进行充分分析的基础上提出的，着眼于与他人研究的主要不同之处。创新点不可过多，一般2～4条，否则会失去真实性或被认为实施困难。

（十）年度计划和预期结果

年度计划是对研究内容做一个阶段性的安排。一般以年度为单位，也可根据研究中有代表性的研究内容预期完成的时间来分割，如以3、6个月为一个工作单元。每个工作单元可以并列安排不同的研究任务。任务应明确、具体、可行，有可客观考核的指标。

预期研究结果是指研究可能的产出，是具体的量化指标。不同类型的研究可以有不同的预期结果。例如，基础或应用基础研究，可以侧重于在学术上预期解决什么问题，得到什么学术论点或技术成果，包括产出多少论文、专利、成果奖等；应用性研究课题，则侧重研究成果的推广应用前景及其可能产生的社会和经济效益。

七、研究基础和工作条件

研究基础主要介绍自己及项目组成员既往从事的与本课题相关的研究工作和已经取得的研究工作成绩，说明既往工作是否为本课题奠定了基础，或是已经进行了前期的预试验工作。

工作条件一般说明开展本课题已具备的实验条件，包括实验场地、实验仪器和设备、已具有的实验技术和能力等。此外，还应介绍课题申请者及主要研究成员的学历、研究工作简历、技术水平和科研能力、已发表的与本课题相关的研究成果、已获得的学术奖励情况及在本项目中承担的任务。

此部分书写时应注意充分客观地反映真实情况。

八、经费预算

经费预算是指完成本研究项目所需必要的经费支持。经费预算必须详尽、合理。申请额度应根据课题的实际需要，结合所申报基金的资助强度来确定。经费预算要详尽，应按要求写明经费的支出科目和支出理由、支出金额等。通常经费预算包括实验材料费、仪器设备费、测试化验加工费、会议差旅费、劳务费、项目管理费等。

参考文献

［1］肖顺贞.临床科研设计 [M].北京：北京大学医学出版社，2003.

［2］王家良.临床流行病学 [M].第4版.上海：上海科学技术出版社，2014.

［3］詹思延.临床流行病学 [M].第2版.北京：人民卫生出版社，2015.

［4］刘续宝，王素萍.临床流行病学与循证医学 [M].第4版.北京：人民卫生出版社，2013.

［5］丁严明，吴欣娟，肖艳艳,等.我国53 316名专科护士职业发展情况调查研究 [J].中华护理杂志，2020，55（2）：182-186.

［6］赵红霞，袁媛，郑鑫.基于知信行理论的延续性护理对冠心病患者服药依从性、生活质量及自我效能的影响 [J].中华健康管理学杂志，2020，14（4）：356-361.

［7］冯竞，葛岭，金凤霞，等.基于症状群的健康管理模式对肺癌微创手术出院患者的护理效果 [J].中华健康管理学杂志，2020，14（4）：345-349.

［8］高敏，石泽亚，韩小彤，等.疑似及确诊新型冠状病毒肺炎患者呼吸机使用的感染防控管理 [J].中华护理杂志，2020，55（z2）：779-781.

［9］池萍.护理质量管理在健康体检中心护理工作中的效果观察 [J].贵阳中医学院学报，2019，41（5）：49-50，84.

第八章 健康管理护理相关医院感染管理制度

学习目标

完成本章内容学习后，学员能：

1. 了解医院感染组织构架。

2. 掌握健康管理中心相关医院感染制度。

3. 掌握医务人员职业暴露流程。

第一节 健康管理中心医院感染管理规范基本制度

为了确保健康体检的质量及安全，按照卫生部《医院感染管理办法》《消毒管理办法》及北京市《医院感染管理办法实施细则》的有关规定，特制定健康管理中心医院感染管理规范。

（1）应设有专（兼）职人员负责医院感染的管理工作，其职责如下：

1）负责制定健康管理中心的医院感染管理制度，并进行监督检查和指导。

2）负责健康管理中心有关人员预防与控制医院感染及职业卫生安全防护知识和技能的培训。

3）对健康管理中心购入消毒药械、一次性使用医疗、卫生用品的相关证明进行审核，并对其存储、使用及用后处理进行监督检查。

4）负责健康管理中心工作人员锐器伤害处理的指导、随访和登记上报工作。

5）对健康管理中心传染病的医院感染控制工作提供指导。

6）协调健康管理中心医院感染的其他问题。

7）定期向主管领导汇报健康管理中心医院感染管理工作的落实情况及存在问题。

（2）工作人员应掌握健康管理中心医院感染管理制度，按时参加培训，认真执行无菌操作技术、清洁消毒隔离制度及职业防护制度等。一旦发现医院感染的情形，应及时上报专（兼）职管理人员，并配合做好有关工作。

（3）健康体检区域布局、流程合理，环境整洁，通风良好，达到《医院消毒卫生标准》中规定的要求，有污染时及时做好清洁消毒。

（4）采血室应光线充足，采血前后做好通风和物体表面的清洁消毒，环境卫生应达到《医院消毒卫生标准》中规定的Ⅲ类环境要求。

（5）采血时应做到一人一针一带一巾。采血前后应洗手或使用速干手消毒剂消毒双手。

（6）应当按照卫生部的《消毒管理办法》，严格执行医疗器械、器具的消毒工作技术规范，并达到以下要求。

1）进入人体组织、无菌器官的医疗器械、器具和物品必须达到灭菌水平。

2）接触完整皮肤、黏膜的医疗器械、器具和物品必须达到消毒水平。

3）各种用于注射、采血等有创操作的医疗器具必须一用一灭菌。

4）无菌物品一经打开，使用时间不能超过24小时。

（7）所使用的消毒药械、一次性医疗器械和器具应当符合国家有关规定。一次性使用的医疗用品不得重复使用。

（8）使用中的消毒剂、灭菌剂应进行化学和生物监测。化学监测：应根据消毒、灭菌剂的性能定期监测，如含氯消毒剂、过氧乙酸等应每日监测，对戊二醛的监测应每周不少于一次。生物监测：必要时进行。灭菌剂每月监测一次，不得检出任何微生物。

（9）对循环使用的消毒、灭菌物品进行消毒、灭菌效果及压力蒸汽灭菌监测，方法参照卫生部医院消毒供应中心清洗消毒灭菌效果监测标准WS310.3。

（10）手卫生应遵照卫生部《医务人员手卫生规范》WS/T310.3执行，重点要求如下。

1）洗手与卫生手消毒应遵循的原则：当手部有血液或其他体液等肉眼可见的污染时，应用洗手液和流动水洗手；手部没有肉眼可见的污染时，宜使用速干手消毒剂消毒双手代替洗手。

2）在下列情况下，应根据1）的原则选择洗手或使用速干手消毒剂：直接接触每位受检者前后；接触患者黏膜、破损皮肤前后；接触患者的血液、体液、排泄物等之后；进行无菌操作，接触清洁、无菌物品之前；摘手套后；在做侵入性检查前后。

3）在下列情况时应先洗手，然后进行卫生手消毒：接触患者的血液、体液、分泌物以及被传染性致病微生物污染的物品后；直接为传染病患者进行检查或处理传染病患者污物之后。

（11）按照《医疗废物管理条例》和《四川省医疗卫生机构医疗废物管理规定》要求，认真做好医疗废物的分类、收集、转运、贮存、交接等，并做好记录。在开展外出健康体检前，应制订现场清洁、消毒和检后医疗废物处理方案，并认真落实。

（12）传染病的医院感染管理应遵照《中华人民共和国传染病防治法》的规定执行，传染病流行期间应按当地卫生行政部门的相关规定执行。

第二节　健康管理中心医院感染管理组织构架及职责

一、健康管理中心医院感染一级管理小组（科主任、护士长）岗位职责

（1）科主任是科室医院感染第一责任人。

（2）定期督查科室医院感染二级管理小组工作。

（3）每半年召开一次健康管理中心医院感染三级人员会议，讨论医院感染监控及消毒隔离落实情况并提出相应的整改措施。若遇紧急突发事件随时召开会议，及时发现并解决有关科室医院感染管理方面的问题。

（4）每年至少参加1次省级或省级以上的医院感染管理及相关知识的继续教育培训。

二、健康管理中心医院感染二级管理小组（监控医生、监控护士）岗位职责

（1）根据本科室医院感染的特点，参与制定及修订健康管理中心医院感染管理制度，并监督落实。

（2）每年收集科室医院感染三级管理小组的年度计划，上报至分管领导，并与一级管理小组讨论制订年度计划。

（3）积极参加有关医院感染的培训学习，不断提高管理水平。

（4）负责科室人员的医院感染知识培训，培训对象包括全科职员、新员工、工勤人员。每季度对全科职员进行感染知识培训，并进行考核。

（5）负责本科室消毒灭菌制度、一次性使用无菌医疗用品管理制度、医务人员手卫生制度、健康体检传染病报告制度、医务人员职业安全防护管理制度、医疗废物处置管理制度等的落实。每周至少进行一次医院感染质量检查，并采取有效防治措施。

（6）对医院感染散发病例，填写《中华人民共和国传染病报告卡》，交至医院预防保健科。对法定传染病要根据我国传染病防治法规定时限报告。

（7）有突发公共卫生事件发生时，按《突发公共卫生事件应急处置预案》负责上报及科内消毒隔离措施工作的组织和落实。

（8）监控护士应对紫外线灯管的清洁、保养进行监督。每半年对使用中的消毒液、空气、物表、工作人员手进行环境卫生学监测，将监测结果以书面形式整理备查。如有异常情况应随时上报。

1）监控护士负责《医疗废物院内转移联单》的检查及保管工作。

2）监控医生、监控护士及时填写医院感染记录登记本。

三、医院感染三级管理小组（各诊断室管理人）岗位职责

（1）应掌握科室医院感染管理制度，按时参加培训、考核，认真执行消毒创度、一次性使用无菌医疗用品管理制度、医务人员手卫生制度、健康体传染病报告制度、医务人员职业安全防护管理制度、医疗废物处置管理制度等。

（2）按照医院要求进行医院感染的报告，一旦发生可疑医院感染爆发，应及时上报科室医院感染二级管理小组人员，并配合做好相关工作。

第三节　健康管理中心环境清洁消毒管理制度

环境清洁消毒是健康管理中心及其工作人员对诊疗区域的空气、环境和物表（包括诊疗器械、医疗设备、办公用品、床单元等）表面，以及地面等实施清洁消毒，结合科室实际情况制定环境清洁消毒管理制度，以防控与环境相关感染的发生和传播，推动环境清洁消毒管理。

一、诊疗用品的清洁与消毒

（1）重复使用的器械、器具和物品：如窥鼻器、鼻镜、喉镜、治疗碗等，应遵循规

定进行清洗、消毒或灭菌，并及时做好记录、见表8-1。

表8-1　健康管理中心无菌物品消毒签收表

楼层：　　　　　诊室：　　　　　　　　　　　　年　　　　　月

日期	窥鼻器	治疗碗	咽喉镜	枪状镊	收走签字	返回数量	送回签字

（2）接触完整皮肤的医疗器械、器具及物品，如听诊器、心电图导联、血压计袖带等应保持清洁，遇污染时应及时清洁与消毒。

二、床单元的清洁与消毒

（1）床单元应每周1次进行清洁与消毒，遇污染时应及时清洁与消毒。

（2）一次性床单或无菌治疗巾等直接接触客户的床上用品，应一人一更换。

三、物体表面、地面的清洁与消毒

（1）物体表面，地面（包括仪器设备等的表面）应每天湿式清洁，保持干燥；遇污染时应及时清洁与消毒，并做好记录。擦拭物体表面的布巾，洁污区域之间应更换，用后集中清洗、消毒，干燥保存。

（2）空气：应保持通风良好，发生呼吸道传染病时应及时进行空气消毒。检查室应每日开窗通风至少2次，侵入性检查室每日空气消毒至少1次，见图8-1（见附录11）。

健康管理中心环境清洁消毒记录（中度危险区域）

楼层：　　　　　　　诊室：　　　　　　　　　　　　　　　年　　月

范围	空气	医疗设备表面、办公座椅、床头柜、高频接触物表等		地面		超声设备主机、探头（禁用酒精）、连接线及声透镜		签名
方法	空气消毒机、84消毒液喷洒、紫外线消毒	日常清洁 +500 mg/L 有效氯或酒精擦拭 ≥ 30 分钟		日常清洁 +500 mg/L 有效氯擦拭 ≥ 30 分钟		清水 +0.8 季铵盐擦拭		
频次	1 次 / 日	2 次 / 日		2 次 / 日		2 次 / 日		
日期	时间	时间	时间	时间	时间	时间	时间	

图 8-1　环境清洁消毒

四、检查室的清洁消毒管理

（1）检查室布局合理，清洁区、污染区分区明确，标志清楚；设流动洗手设备；室内严禁闲杂人员入内，尽量做到一人一诊室，以减少污染机会。

（2）进入检查室人员必须着工作服，衣帽整齐，凡私人物品不得带进检查室。

（3）检查室环境物表每日应清洁、消毒至少 1 次，保证其空气平均菌落数不得超过 5 cfu/ 皿，物体表面平均菌落数不得超过 10 cfu/cm^2。

（4）检查室物表日常清洁消毒工作应采取湿拭方法，保持室内湿度。如遇污染，根据污染危险度可增加消毒剂浓度、清洁 / 消毒频率。每次清洁消毒处理后及时填写《健康管理中心环境清洁消毒记录表》。

（5）检查室空气消毒，可使用紫外线照射或空气消毒机，每日消毒至少 1 次，每次不少于 60 分钟，消毒后及时记录。

（6）科室护士长（或医院感染负责专人）每周应对检查室环境物表清洁消毒效果进行督查，并按时填写《科室清洁 / 消毒监督检查记录表》。

（7）根据医院感染控制中心制定的《环境卫生学监测项目》，做好检查室环境物表清洁消毒效果监测，空气培养及物表消毒效果监测每季度一次。

五、卫生间的清洁与消毒管理

（1）卫生间由指定工人每天进行冲洗、打扫及消毒工作，及时清理手纸，冲洗便池，保持地面干净，无积水、无污渍、无异味；墙壁无污迹，无毛发；便池或坐便器无粪便、无尿垢。坐便器做到每天一清洗一消毒（用清水冲洗后用500 mg/L含氯消毒剂进行浸泡、喷洒或擦洗消毒，最后再用清水冲净），每日至少2次，不得检出致病菌。洗手盆随时清洗消毒，保持清洁。洗手液、消毒液应符合国家有关卫生要求。保证擦手纸的供应。

（2）定期对垃圾桶、垃圾箱内外表面进行消毒灭菌。垃圾桶内的垃圾不能超过3/4。

六、隔帘、窗帘等的清洗消毒

（1）加强隔帘、窗帘的维护与使用管理，保证清洁，防止交叉感染发生。

（2）隔帘、窗帘至少每季度清洗消毒一次，若被客户的血液、体液或排泄物等污染时，应及时清洗消毒，并保留清洗消毒记录备查，见图8-2。

健康管理中心窗帘清洗消毒记录

楼层：　　楼　　　　　　　　　　　　　　　　　　　　　　　　　　　　　　　年

	第一季度	第二季度	第三季度	第四季度
取下人员				
安装人员				
记录人员				

图8-2　窗帘清洗消毒

（3）隔帘、窗帘的拆卸和安装由物业公司负责，清洗消毒由洗涤中心负责，操作过程中注意爱护公物，防止损坏。

第四节　手卫生制度

根据《医务人员手卫生规范》等标准和规范的要求，制定健康管理中心管理制度，全面推动手卫生的实施。

（1）手卫生包括洗手、卫生手消毒和外科手消毒。

（2）手卫生设施要求：①侵入性检查、密切接触性检查诊室均应设置流动水洗手，配备洗手液、擦手纸。②其他诊室应配备合格的速干手消毒剂。

（3）医务人员应掌握手卫生知识和正确的手卫生方法，保障洗手消毒的效果。健康管理中心医院感染监督员定期开展覆盖全体医务人员的手卫生宣传教育、培训、实时监测并对培训效果进行考核。

（4）建立并实施科学规范的手卫生监测、评估、干预和反馈机制。

1）每月开展院科两级手卫生依从性检查并对手卫生依从性调查结果进行评估、分析和反馈。

2）每季度对侵入性检查、密切接触性检查的工作人员进行消毒效果的监测，当怀疑科室感染暴发与医务人员手卫生有关时，应及时进行监测，并进行相应致病性微生物的监测（见附录 12，图 8-3）。

3）手消毒效果应达到如下的相应卫生要求：卫生手消毒，监测的细菌菌落总数应 $\leq 10 \, cfu/cm^2$。外科手消毒，监测的细菌菌落总数应 $\leq 5 \, cfu/cm^2$。

健康管理中心医务人员手卫生依从性观察表

部门：_____　观察日期：_____　观察起止时间：_____　观察者：_____

对象类型			对象类型			对象类型		
编码			编码			编码		
观察数量			观察数量			观察数量		
时机	手卫生指征	措施	时机	手卫生指征	措施	时机	手卫生指征	措施
1	□接触患者前 □操作之前 □体液暴露后 □接触患者后 □接触物品后	□擦手 □洗手 ○未做 ○手套	1	□接触患者前 □操作之前 □体液暴露后 □接触患者后 □接触物品后	□擦手 □洗手 ○未做 ○手套	1	□接触患者前 □操作之前 □体液暴露后 □接触患者后 □接触物品后	□擦手 □洗手 ○未做 ○手套

对象类型	分为以下四类（编码）	
	1. 护士　　　2. 工勤人员　　　3. 医师　　　4. 技师	
数量	进入观察员观察范围并被观察记录的同一对象类型（同一编码）的被观察对象数量	
时机	需要进行手卫生的次数，至少有一个指征	
指征	引发手卫生行为的原因，一次出现多个指征时，所有的指征都应被记录	
	接触客户前	体液暴露后：体液暴露风险出现之后
	操作之前：清洁、无菌操作之前	接触客户后
		接触物品后：接触客户周围的环境物品之后
（手卫生）措施	手卫生指征出现后被观察者的反应；可以是积极的反应（擦手和洗手），抑或是消极的反应（未做处理）	
	擦手：用含酒精的快速手消剂擦手 洗手：用肥皂或皂液和流动水洗手	未做：未进行任何手卫生措施 手套：当医务人员戴手套而没有进行手卫生措施时，记录手套的使用

建议：1.项目开始前，可向科主任和护士长介绍本项目的要求。2.观察时间为 20 ± 10 分钟。3.观察员最多可以同时观察 3 名医务人员。4.每列可记录多个相同类型的医务人员的手卫生情况，也可以在一列内仅记录一名医务人员的手卫生情况。5.一旦观察到应进行手卫生的指征时，根据观察到的行为在相应的方框标记，观察的所有指征，无论采取未采取手卫生，均应记录。

手卫生措施过度，即未观察到手卫生指征即进行手卫生措施。

图 8-3　医务人员手卫生依从性观察

第五节　安全注射管理制度

安全注射管理制度是医疗机构及医务人员在诊疗活动中，为有效防控因注射导致的感染风险所采取的，对接受注射者无害、使实施注射操作的医务人员不暴露于可避免的风险，以及注射后医疗废物不对环境和他人造成危害的临床注射活动的管理制度。

（1）临床各专业制定并实施相关安全注射技术规范和操作流程；安全注射管理的责任部门为医务部、护理部。医院感控中心负责督导；各部门加强对医务人员的安全注射相关知识与技能培训；严格实施无菌技术操作。

（2）诊疗活动中使用的一次性使用注射用具应当一人一针一管一用一废弃；使用的可复用注射用具应当一人一针一管一用一清洗灭菌；杜绝注射用具及注射药品的共用、复用等不规范使用。

（3）加强对注射前准备、实施注射操作和注射操作完成后医疗废物等的全过程风险管理、监测与控制，强化对注射全过程中各相关操作者行为的监督管理。

（4）科室配备数量充足、符合规范的个人防护用品和锐器盒；医院感染控制中心指导、监督医务人员和相关工作人员正确处置使用后的注射器具。

第六节　诊疗器械/物品清洗消毒和（或）灭菌的管理制度

诊疗器械/物品清洗消毒和（或）灭菌的管理制度是对临床使用的诊疗器械和物品正确地实施清洁消毒和（或）灭菌处置的管理规范。诊疗器械/物品的清洁、消毒和灭菌是预防和控制院内感染，保障医疗质量的关键手段之一。

（1）根据所使用可复用诊疗器械/物品的感染风险分级，选择适宜的消毒灭菌再处理方式，包括但不限于：各种形式的清洁、低水平消毒、中水平消毒、高水平消毒和（或）灭菌等；相关操作人员应当做好职业防护。

（2）在实施消毒灭菌处置前应当对污染的器械/物品进行彻底清洗。但针对被病毒、气性坏疽及突发不明原因传染病病原体污染的诊疗器械、器具和物品，在灭菌处置前应当先消毒。

（3）建立针对内镜、外来器械、植入物等的清洗消毒灭菌管理规范和相应标准操作规程，做好清洗消毒灭菌质量监测和反馈。

（4）诊疗活动中使用的一次性使用诊疗器械/物品符合使用管理规定，在有效期内使用且不得重复使用。

（5）医疗机构使用的消毒灭菌产品应当符合相应生产与使用管理规定，按照批准使用的范围、方法和注意事项使用。

（6）器械／物品清洗、消毒、灭菌程序符合标准或技术规范的规定，做好过程和结果监测，建立并执行质量追溯机制和相应的应急预案。对经清洗消毒灭菌的器械／物品应当采取集中供应的管理方式。

第七节　医疗废物的回收标准及处理操作标准

一、医疗废物产生地收集点

（1）健康管理（体检）中心应设立垃圾处置室，暂存医疗废弃物。

（2）收集点应设立醒目标识，有医疗废物分类收集方法的示意图或者文字说明（图8-4）。

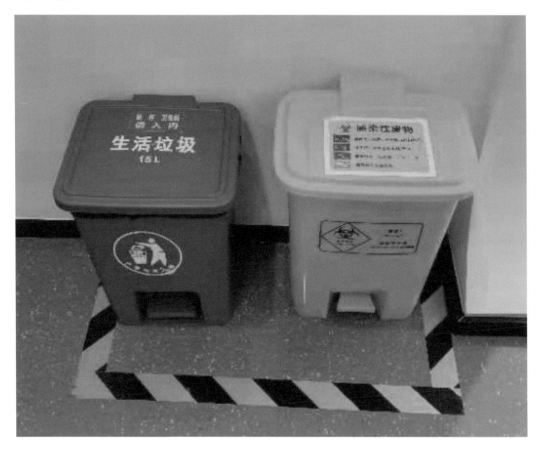

图8-4　医疗废物和生活垃圾分类

（3）禁止医疗废物在非收集点倾倒、丢弃或混入生活垃圾。

二、分类收集（图 8-5）

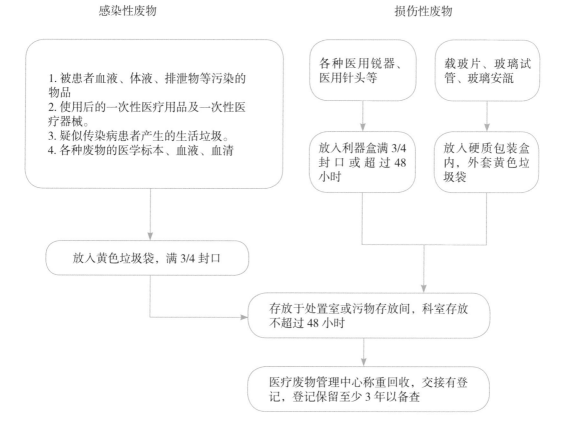

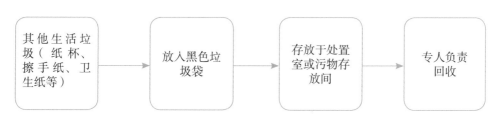

图 8-5　医疗垃圾分类

（1）感染性废物应立即丢弃至黄色医疗废物专用包装袋内；损伤性医疗废物应立即丢弃至黄色医疗废物专用锐器盒内，见图 8-6。

（2）在盛装前，应对包装袋或锐器盒进行认真检查，确保无破损、无渗漏和其他缺陷。

（3）锐器盒放置点应便于就近丢弃。

（4）放入包装袋或者锐器盒内的感染性废物、损伤性废物不得取出。

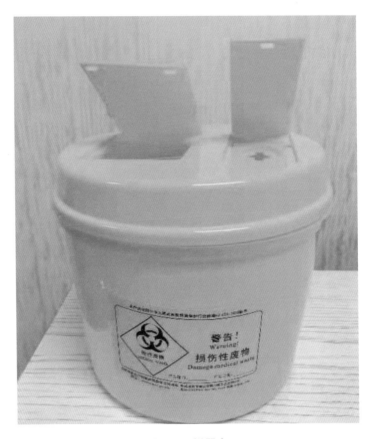

图 8-6　锐器盒

三、转运

（1）盛装的医疗废物达到包装物或者容器的 3/4 时，医务人员应当使用有效的封口方式，包装袋可采用"鹅颈结"，确保封口紧实、严密。

（2）封口后若发现包装物或者容器的外表面被感染性废物污染，应增加一层包装并再次封口。

（3）科室运送人员（保洁）需进行适当防护，包括工作衣、口罩、手套。

（4）科室运送人员（保洁）每天从医疗废物产生地点将分类的医疗废物打包送至垃圾处置室，装入黄色塑料转运箱，加盖上扣，运送时间应避开人流高峰。

（5）医院内转运人员在转运医疗废物前，应当检查转运箱是否破损、泄露，有破损的转运箱严禁使用。

（6）转运人员应防止包装物或容器破损和医疗废物的流失、泄漏和扩散，并防止医疗废物直接接触身体。

四、交接

医院内转运人员在回收医疗废物时必须填写《医疗废物（感染性、损伤性）交接登记表》，记录内容包括日期、时间、科室、废物数量及重量，并与科室工作人员分别签名，见图 8-7。登记表至少保留 3 年以备查。

医疗废物（感染性、损伤性）交接登记表

科室名称：

日期	感染性废物		损伤性废物			交出人签名	接收人签名
	箱数（个）	重量（kg）	箱数（个）	锐器盒（个）	重量（kg）		

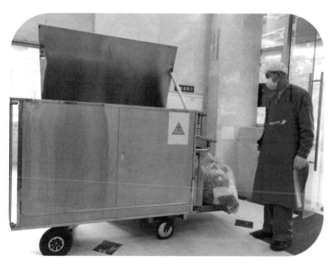
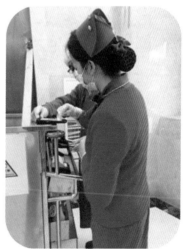

图 8-7 医疗废物称重、签字

五、暂存

（1）科室医疗废物不得露天存放，避免阳光直射，存放时间不得超过 24 小时。科室垃圾处置室必须与生活垃圾存放地、医疗区、餐厅和人员活动密集区分开，具有防雨

淋装置，并应有良好的照明设备和通风条件，以及防鼠、防蚊蝇，张贴"生物危险"和
"禁止吸烟、饮食"的警示标志。每日工作结束后消毒工作场所。

（2）应将所收集的废物按类别堆放，见表8-2。

表 8-2　医疗废物的分类

感染性废物	损伤性废物	非感染性废物
一次性使用医疗用品及医疗器械	医用锐器及针头	其他生活垃圾
1. 棉签、纱布、手套、窥阴器、治疗巾、压舌板、舌纱、一次性压脉带等一次性医疗器械 2. 疑似传染病患者产生的生活垃圾 3. 各种废物的医学标本、血液、血清	1. 能够刺伤或者割伤人体的废弃的医用锐器 2. 医用针头（采血针） 3. 载玻片 4. 玻璃试管 5. 玻璃安瓿	纸杯、擦手纸、卫生纸、废弃办公用品或生活用品等

第八节　医务人员职业暴露预防指南

为保障医务人员的职业安全，降低诊疗过程中的职业暴露风险，参考《医院隔离技术规范》和《医务人员血源性病原体职业暴露预防与控制最佳实践》制定本指南。根据各科室实际条件，指南各条款附执行等级，各等级及其意义见表8-3。

表 8-3　医务人员职业暴露等级

执行等级	等级名称	意义
Ⅰ级	必须执行	现有条件可以满足，要求医务人员必须遵照执行
Ⅱ级	推荐执行	现有条件可以满足部分需求，推荐有条件的科室医务人员执行
Ⅲ级	可执行	暂不具备该条件，有待进一步改进和完善

一、管理控制措施

（1）制定医务人员预防职业暴露指南。医院感染管理办公室将根据国家相关规定和指南，以及最近研究进展，结合我院实际情况制定预防医务人员职业暴露指南，并及时更新。（Ⅰ）

（2）教育培训。医院教育培训部分和医院感染管理办公室每年应对各类医务人员进行职业安全相关培训，重点应针对新进人员、实习人员、进修人员，以及低年资工作人员。（Ⅰ）

（3）评估患者病情，减少不必要的锐器使用。医务人员应合理评估患者的病情，选

择合理的诊疗方式，优先选择非侵袭性或无须使用锐器完成的诊疗方式。（Ⅰ）

（4）改善锐器操作场所工作条件。包括操作室的光线充足、防护用品常规存储、便利的手卫生设施、合理排班以缓解工作压力、消毒供应中心尽量配备自动清洗设备等。（Ⅰ）

二、使用安全器具

建议医务人员在诊疗操作时使用安全器具（即具有刺伤防护装置设计的锐器），包括安全设计的采血针、注射器、蝶翼针、无针输液系统、钝头针等。（Ⅲ）

三、医务人员行为控制措施

（一）规范、合理地使用锐器盒

（1）遵照锐器盒的使用说明，正确组装锐器盒，严禁开盖使用，标识清晰。（Ⅰ）

（2）根据工作场所使用的锐器尺寸，选择大小合适的锐器盒。（Ⅱ）

（3）所有医务人员使用锐器时均要携带锐器盒至操作地点。（Ⅱ）

（4）每个抢救车、治疗车均应配备锐器盒。（Ⅰ）

（5）使用托盘或者托架携带锐器盒，禁止把锐器盒口对着本人或他人身体。（Ⅰ）

（6）锐器盒应放置于触手可及的位置，高度应低于操作时的视平面，不应有任何的遮挡物影响视线和使用。（Ⅰ）

（7）锐器盒内容物不应超过其容量的 2/3。（Ⅰ）

（8）用后的锐器盒在转运或丢弃时应关闭，防止内容物泄露。（Ⅰ）

（9）用后的锐器盒应存放在制定地点，防止遗失。（Ⅰ）

（10）严禁清空或清洗重复使用锐器盒。（Ⅰ）

（二）妥善地处理针头

（1）丢弃针头前不要弯曲、折断、手工操作或拔除针头，不要剪断针头紧密相连的导管。如必须进行以上操作建议使用持针钳等工具辅助，不可徒手操作。（Ⅰ）

（2）避免双手回套针帽，如果必须回套针帽应使用单手技术或固定装置。（Ⅰ）

（三）外科操作行为控制

（1）使用非锐器替代品替代传统锐器，减少锐器的使用。在不影响医疗质量的前提下，优先选择电刀、超声刀替代传统手术刀；吻合器、缝合器、钝头缝合针、皮肤粘合胶等替代缝合针。（Ⅱ）

（2）采用间接传递方式传递锐利手术器械，避免直接手对手传递。可通过设置手术器械中立区以及通过托盘传递等间接传递方式，避免注意力不集中导致的锐器伤。（Ⅰ）

（3）当患者血源性传播疾病检查结果非正常（阳性、未做检查、检查结果未出）时，或操作者手部有皮损时，应通过佩戴双层手套降低内层手套破损的风险。（Ⅰ）

四、个人防护用品及其使用

（1）操作场所内应配备充足、需要的个人防护用品，防护用品应在有效期内使用。（Ⅰ）

（2）常见个人防护用品使用条件及使用方法如下：见表8-4。（Ⅰ）

表8-4　个人防护用品及其使用

个人防护用品	使用条件
口罩	（1）一般诊疗活动，可戴纱布口罩或外科口罩 （2）手术室工作或护理免疫功能低下患者、进行体腔穿刺等操作时应戴外科口罩 （3）接触经空气传播或近距离接触经飞沫传播的呼吸道传染病患者时，应戴医用防护口罩
护目镜 防护面罩	（1）在进行诊疗、护理操作，可能发生患者血液、体液、分泌物等喷溅时 （2）近距离接触经飞沫传播的传染病患者时 （3）为呼吸道传染病患者进行气管切开、气管插管等近距离操作，可能发生患者血液、体液、分泌物喷溅时，应使用全面型防护面罩
手套	（1）接触患者的血液、体液、分泌物、排泄物、呕吐物及污染物品时，应戴清洁手套 （2）进行手术等无菌操作、接触患者破损皮肤、黏膜时，应戴无菌手套
隔离衣	（1）接触经接触传播的感染性疾病患者如传染病患者、多重耐药菌感染患者等时 （2）对患者实行保护性隔离时，如大面积烧伤患者、骨髓移植患者等患者的诊疗、护理时 （3）可能受到患者血液、体液、分泌物、排泄物喷溅时
防护服	（1）临床医务人员在接触甲类或按甲类传染病管理的传染病患者时 （2）接触经空气传播或飞沫传播的传染病患者，可能受到患者血液、体液、分泌物、排泄物喷溅时
防水鞋套	在引发公共卫生关注的传染病防治时，参照当时最新的规范或指南要求选择使用
防水围裙	（1）可能受到患者的血液、体液、分泌物及其他污染物质喷溅，进行复用医疗器械的清洗时，应穿防水围裙 （2）重复使用的围裙，每班使用后应及时清洗与消毒。遇有破损或渗透时，应及时更换 （3）一次性使用围裙应一次性使用，受到明显污染时应及时更换
帽子	（1）进入污染区和洁净环境前、进行无菌操作等时应戴帽子 （2）被患者血液、体液污染时，应立即更换 （3）布制帽子应保持清洁，每次或每天更换与清洁；一次性帽子应一次性使用

（3）个人防护用品穿脱流程，见图8-8。

个人防护装备穿戴流程

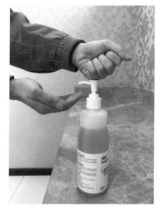

1. 手消毒

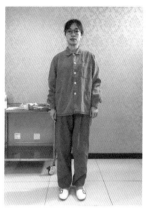

2. 更换洗手衣

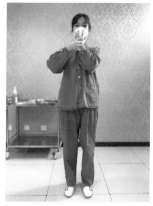

3. 戴一次性防护口罩

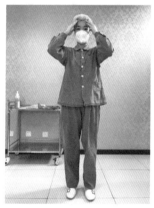

4. 戴一次性医用帽子

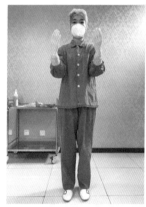

5. 戴内层橡胶手套

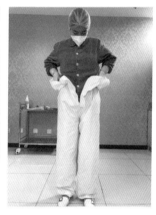

6. 穿一次性医用防护服

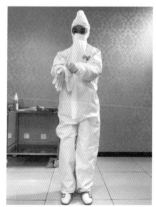

7. 戴外层橡胶手套

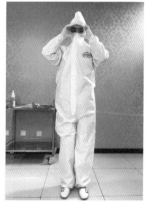

8. 戴护目镜

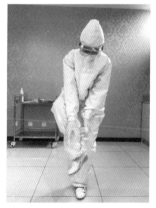

9. 穿外层防护鞋套

（1）穿戴防护装备

图 8-8

个人防护用品脱卸流程

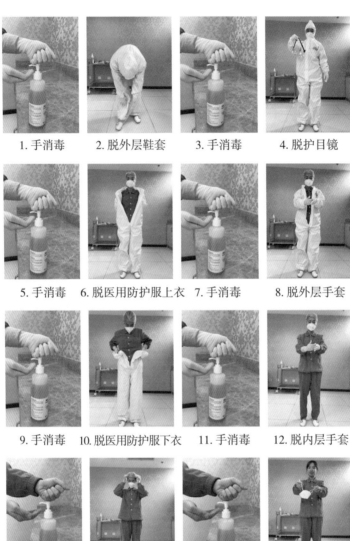

1. 手消毒　　2. 脱外层鞋套　　3. 手消毒　　4. 脱护目镜

5. 手消毒　　6. 脱医用防护服上衣　　7. 手消毒　　8. 脱外层手套

9. 手消毒　　10. 脱医用防护服下衣　　11. 手消毒　　12. 脱内层手套

13. 手消毒　　14. 脱一次性帽子　　15. 手消毒　　16. 脱一次性口罩

（2）脱防护用品

图8-8　个人穿、脱防护用品

五、工作场所提醒

（1）应在工作场所设置内部提醒或识别措施，在保护患者隐私的前提下，及时将高危患者告知所有医务人员，增强医务人员防护意识，执行防护措施。（Ⅰ）

（2）建立伙伴工作机制，即由高年资医务人员带领或指导低年资医务人员熟悉其岗位工作，在实际工作中增强职业安全意识，规范职业安全行为。（Ⅱ）

六、疫苗接种

接种乙肝疫苗。未接种以及未按照免疫程序进行完全接种的医务人员，应进行 3 针完全接种。接种疫苗后应监测其 HBsAb 水平，确保具有保护效果。（Ⅰ）

第九节　血源性职业暴露处理流程

一、血液、体液暴露部位紧急处理

医务人员皮肤暴露于患者血液或体液后，用皂液（或肥皂）和流动水清洗；黏膜暴露于患者血液或体液后，用生理盐水或流动水反复冲洗 5 分钟以上。

二、损伤部位紧急处理

在损伤部位旁边自近心端向远心端轻轻挤压，但禁止挤压伤口，尽可能挤出损伤后的血液，用流动水冲洗 5 分钟以上；再用医用消毒剂进行消毒处理；严重者进行损伤部位包扎。

三、了解暴露源血源性疾病患病情况，报告科室负责人（图 8-9）

发生职业暴露的医务人员应立即追溯暴露源患者血源性疾病（如 HIV、HBV、HCV、梅毒等）患病情况，并将职业暴露情况和暴露源情况及时汇报科室负责人（科主任或护士长）。填写《医务人员血源性传播疾病职业暴露登记表》，并由科室负责人签字。

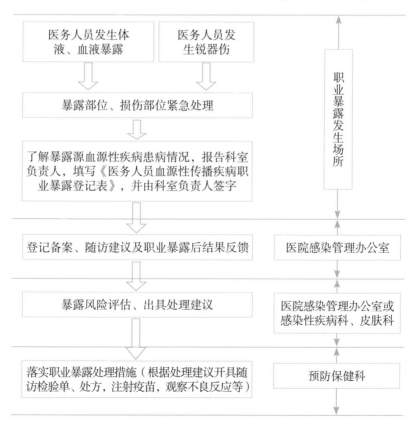

图 8-9　医务人员血源性疾病职业暴露常规情况处理流程

247

四、登记备案

发生职业暴露的医务人员持科室负责人签字确认的《医务人员血源性传播疾病职业暴露登记表》，到医院感染办公室进行详细登记备案，并根据情况做出常规的处理建议，见图 8-10（见附录 13）。

医务人员血源性传播疾病职业暴露登记表

当事人：_____　发生时间：____年___月___日___时___分
本人联系电话（手机）：_____；
1. 事故发生部门：_____；　　2. 本人工作部门：_____；
3. 职业类型：_____；　　　　4. 暴露地点：_____；

5. 可否识别暴露源：　□是　　　　□否 6. 暴露的血液 / 体液种类： 　　　　□血液　　□痰液　　□脑脊液　　□胸膜液　　□尿液 　　　　□羊水　　□唾液　　□腹膜液　　□呕吐物　　□其他_____ 7. 暴露源的病原体：□无病原体　□乙肝　□艾滋病　□梅毒　□不清楚　□其他_____ 8. 填写暴露源血源性传播疾病检查结果	

9. 血液 / 体液暴露部位为（检查所有适用的项目）
　　　　□无损的皮肤　　□眼　　□口腔
　　　　□受损的皮肤　　□鼻　　□其他_____
10. 血液 / 体液暴露时间：□< 5；□ 5 ～ 15 秒；□ 15 秒～ 1 小时；□> 1 小时；□其他
11. 血液 / 体液暴露量：□少量（< 5 mL）　　□中量（< 50 mL）　　□大量（> 50 mL）

12. 引起损伤的器械名称：_____　　13. 损伤部位：_____
14. 器械是否受污染：□受污染　　□无污染　　□未知
15. 损伤程度：□表面—少量出血或无出血　　□中度皮肤刺穿，有出血
　　　　　　　□严重—深度刺入 / 切割，大量出血　　□其他

16. 在暴露之前医务工作者是否接种过乙肝疫苗：
　　　　□接种过 1 次　　□接种过 2 次　　□接种过 3 次　　□未接种　　□不确定
17. 最近一次血源性传播疾病血清学检查结果：

18. 描述暴露过程（不少于 20 字）：

　　科主任或护士长确认签字：　　　　　　　　　　日期：

图 8-10　医务人员血源性传播疾病职业暴露登记

第十节　健康管理中心医院感染防控培训以及考核制度

一、目的

使健康管理中心在岗卫生人员、医务人员熟悉与理解医院感染防控相关法律、法规、标准，掌握手卫生、消毒、隔离、防护等感控基本知识和技能，不断提高医疗救治技术，做好自身防护，防控院内感染。

（1）加强感染控制知识的学习，促进感染制度的落实。

（2）有效预防和控制医院感染的发生，保障患者和医护人员健康。

（3）提高医护人员预防意识。

二、培训对象

（1）健康管理中心所有员工。

（2）工勤人员：保洁工人、运送工人、后勤人员等。

（3）医院感染重点诊室：有侵入性、密切接触性检查科室。

三、培训内容

医院感染管理的新进展，《医院消毒技术规范》《医院感染管理规范》《消毒管理办法》和国家相关标准和法规，医院感染的发病机制、临床表现、诊断治疗与预防措施；预防和控制医院感染的目的和意义、医院废物管理、锐器伤及血液体液传播疾病的预防；医院感染诊断标准、无菌技术操作、本院各科室部门医院感染的特点、管理要点及控制措施；消毒灭菌新进展、消毒灭菌隔离知识、医院感染流行、爆发流行的预防与控制。

四、培训方式

（1）全中心 PPT 集中授课，全部在岗人员必须参加。

（2）向各部门发放有关预防、控制医院感染的学习材料（例如，微信群，时常发送一些与医院感染相关的知识文章以及网络视频）。

（3）点对点专题培训。

（4）座谈方式（感控专职人员主动到各部门进行沟通座谈，解决各部门医院感染方面的困惑）。

（5）操作演练与带教结合培训（现场演示指导，如洗手）。

（6）对中心保洁工人、运送工人、后勤人员的培训采取院科二级培训，感控中心进行国家医疗废物分类管理、环境物表消毒等相关知识集中培训。后勤部门或清洁公司进行具体流程及管理规定培训。

（7）对新上岗人员、进修生、实习生等由感控专职的老师进行岗前集中培训，考试合格方可上岗。

五、考核方式

（1）集中讲授培训：集中多媒体课堂讲授时，随机抽取工作人员随堂回答问题，并记录，作为考核成绩。

（2）现场技能培训考核：主要是通过提问的方式和现场操作演示进行考核，有不合格者，现场继续培训直到合格为止。

（3）以书面形式答考卷，从题库中随机抽取考试题100题，满分100分，60分为及格，不合格以及缺考人员进行补考，并保存试卷。

参考文献

［1］黄亮，张冬梅，张继荣，等.安徽省基层医疗卫生机构医疗废物管理评价［J］.南京医科大学学报（社会科学版），2019，19（3）：214-217.

［2］赵菊红，刘冰艳，苏宝艳.风险管理在临床护理管理中的应用价值［J］.中国妇幼健康研究，2017，28（3）：265-266.

［3］邓祎萍.医院感染管理中区域院感防控管理模式的应用［J］.中医药管理杂志，2020，28（16）：166-167.

［4］徐凌艳，张曙光，王桂芳.区域院感防控管理模式在医院感染管理中的应用探索［J］.滨州医学院学报，2017，40（4）：306-308.

［5］潘素云.医院医务人员手卫生现状及院感管理［J］.实用临床护理学电子杂志，2017，2（29）：152+157.

［6］何任红，姚艳，韦婉丹，等.微格教学法在护理大专生临床实习操作技能培训中的应用效果［J］.现代医学与健康研究电子杂志，2017，1（4）：117-118.

［7］刘江丽，姜萌.医院后勤社会化后导入PDCA循环管理对院感控制的影响［J］.临床医药文献电子杂志，2017，4（49）：9686.

［8］吴娟环，卢兰芬，李旭衡，等.基层医院多重耐药菌分析及院感防控［J］.中国实用医药，2017，12（17）：147-148.

［9］Suzana de Albuquerque Paiva, Jacqueline de Oliveira Moreira, Francisco Rezende Silveira. Feelings and Senses Given to the Music Present at the Hospital during Hemodynamic Procedures: Cardiac Catheterization and Coronary Angioplasty[J]. Open Journal of Medical Psychology, 2017, 6 (1).

［10］薛长梅.院感专业培训在医院感染管理中的应用探讨［J］.临床医药文献电子杂志，2017，4（44）：8707.

［11］曾艳，赖永继.新型冠状病毒肺炎定点医院库房院感风险管控探索——基于雷神山医院的案例分析［J］.中国社会医学杂志，2020，37（4）：361-363.

［12］孙云，蒋田华，焦秀萍，等.健康管理中心同质化应用研究［J］.黑龙江医药科学，2020，43（4）：60-62+65.

［13］方浩.探析加强院感监控护士培训对医院感染管理质量的影响［J］.医学食疗与健康，2020，18（17）：197+218.

［14］管爽，张静，李慧丰，等.细节护理在健康管理中心查体中的应用效果［J］.中西医结合心血管病电子杂志，2020，8（22）：72+75.

［15］李慧丰，李亚娇，管爽，等.程序化护理在健康管理中心护理工作中的应用效果［J］.中西医结合心血管病电子杂志，2020，8（22）：77+88.

［16］张爱玉 . 探讨健康管理中心实施护理健康教育的作用 [J]. 中国农村卫生，2020，12（14）：73.

［17］陆青，黄玉萍，江金香，等 . 多元化护理创新服务在健康管理中心的应用 [J]. 中医药管理杂志，2020，38（14）：195-196.

［18］顾霄燕 . 医护全员参与院感防控模式在医院感染管理中的应用价值评估 [J]. 中国社区医师，2020，36（18）：191-192.

［19］Symbolic Interaction; Report Summarizes Symbolic Interaction Study Findings from University of Ottawa ("sensory Ordering" In Nurses' Clinical Decision-making: Making Visible Senses, Sensing, and "sensory Work" In the Hospital) [J]. Science Letter, 2020.

［20］Montgomery Catherine M, ChisholmAlison, ParkinStephen, Locock Louise. Wild data: how front-line hospital staff make sense of patients' experiences[J]. Sociology of health & illness, 2020.

［21］周亚霖，秦静，孙倩，等 . 山东省三甲医院医护人员院感暴发应急能力及影响因素分析 [J]. 中国卫生事业管理，2020，37（5）：352-355+384.

［22］刘赟，范良梅 . 以院感科为中心的医院感染防控网络构建 [J]. 中医药管理杂志，2020，28（9）：50-51.

［23］刘向芳，黄丽萍，王璐，等 . 浅谈传染病医院院感防控知识的培训方法与效果 [J]. 实用临床护理学电子杂志，2020，5（20）：163-164.

［24］孙云雪 . 健康管理中心护理工作中护理质量管理的实施及意义探究 [J]. 实用临床护理学电子杂志，2020，5（20）：149+198.

［25］洪观菊 . 县级医院感染管理中三级院感质控小组的作用分析 [J]. 人人健康，2020（9）：116.

［26］陈雪君 . 细节护理在健康管理中心护理服务中的临床效果评价 [J]. 临床医药文献电子杂志，2020，7（35）：99.

［27］秦苗苗，陈文凤，彭晓江，等 . 健康管理中心组建体检质量控制小组的方法与效果 [J]. 当代临床医刊，2020，33（2）：145-146.

［28］陈晓英，董宝蓉，严丽珍 . 优质护理内涵视角下的健康管理路径在健康管理中心的应用分析 [J]. 实用临床护理学电子杂志，2020，5（17）：162-163.

［29］吴晓琴 . 层级管理模式在健康管理中心护理管理中的应用分析 [J]. 中国农村卫生，2020，12（7）：28-29.

［30］王艳青 . 设立院感监控护士对医院感染管理质量的影响 [J]. 临床医药文献电子杂志，2020，7（23）：190.

［31］冯静静，冯春霞，陈聪 . 院感专业培训对医院感染管理效果的影响 [J]. 中华灾害救援医学，2020，8（3）：144-146.

［32］邓西平 . 健康管理中心护理工作中加强护理质量管理的价值及对漏诊率的影响 [J]. 临床医药实践，2020，29（3）：223-225.

［33］Vincenza Benigno, Chiara Fante. Hospital School Teachers' Sense of Stress and Gratification: An Investigation of the Italian Context[J]. Continuity in Education, 2020, 1(1).

［34］Finch Emma, Foster Michele, Fleming Jennifer. Disrupted biographies: making sense of minor stroke after hospital discharge[J]. Disability and rehabilitation, 2020.

［35］Puja Jain. Christian Medical College and Hospital: Serving with a Sense of Calling[J]. South Asian Journal of Business and Management Cases, 2020, 9（2）.

［36］王文革. 院感专业培训在医院感染管理中的应用研究 [J]. 人人健康，2019（24）：292.

［37］崔善. 医护一体院感防控模式在医院感染管理中的应用价值 [J]. 世界最新医学信息文摘，2019，19（A2）：267+269.

［38］张晖. 加强护理部门的管理在医院院感科日常工作中的重要作用[J]. 中国卫生产业，2019，16（35）：78-79+82.

［39］Béatrice Schaad, Céline Bourquin, Francesco Panese, Friedrich Stiefel. How physicians make sense of their experience of being involved in hospital users' complaints and the associated mediation[J]. Béatrice Schaad; Céline Bourquin; Francesco Panese; Friedrich Stiefel, 2019, 19（1）.

［40］Leadership Succession Preparedness and Sense of Urgency in Canadian Hospital Pharmacy[J]. The Canadian Journal of Hospital Pharmacy, 2019, 72（2）.

［41］林珍薇. 基层医院加强护理管理对提升院感防控水平的研究 [J]. 中医药管理杂志，2019，27（21）：231-233.

［42］Katherine Binhammer. Changing Sentiments and the Magdalen Hospital: Luxury, Virtue and the Senses in Eighteenth-Century Culture by Mary Peace（review）[J]. Eighteenth-Century Fiction, 2019, 32（1）.

［43］管乐敏，王怀兰. 加强院感监控护士培训对医院感染管理质量的影响 [J]. 世界最新医学信息文摘，2019，19（74）：249+253.

［44］Dumont Zack, Mac Kinnon Neil J, Mueller William, Babcock Kelly, Sobotka Jenelle. Leadership Succession Preparedness and Sense of Urgency in Canadian Hospital Pharmacy[J]. The Canadian journal of hospital pharmacy, 2019, 72（2）.

［45］Lee Kyoung Sook, Jang Insil. Effects of sense of humor and optimism on the nursing performance of the clinical nurse in the advanced general hospital[J]. Journal of Digital Convergence, 2019, 17（7）.

［46］杨登会. 探讨加强院感监控护士培训对医院感染管理质量的影 [J]. 饮食科学，2019（14）：229.

［47］马晓梅. 加强院感监控护士培训对医院感染管理质量的影响观察 [J]. 中西医结合心血管病电子杂志，2019，7（19）：146+148.

［48］许华柱. 医院后勤院感风险管控探索 [J]. 中国医院建筑与装备，2019，20（6）：81-82.

［49］Jeffrey Geller. The Rise and Demise of America's Psychiatric Hospitals: a Tale of Dollars Trumping Sense[J]. Psychiatrics News, 2019, 54（6）.

［50］Schaad Béatrice, Bourquin Céline, Panese Francesco, Stiefel Friedrich. How physicians make sense of their experience of being involved in hospital users' complaints and the associated mediation[J]. BMC health services research, 2019, 19（1）.

［51］Nursing students' sense perception of communication in psychiatric hospital[J]. Revista Brasileira de Enfermagem, 2018, 71 (suppl. 5).

［52］Farideh Rostami, Aliasghar Nadi, Ghasem Abedi, Mohammad Moosazadeh, Ehsan Abedini, Fatemeh Khosravi Shadmani, Kamyar Mansori. Relationship between the patients' sense of security and the gap in the quality of services in hospitals of Sari city, Iran[J]. Cu kurova Medical Journal, 2018 (4).

［53］侯凤珍.医院罐具使用中的院感危险因素及改进措施 [J]. 内蒙古中医药，2018，37（12）：104+117.

［54］彭春燕.严格落实门诊输液院感控制操作规程对医院交叉感染的影响及其对策 [J]. 抗感染药学，2018，15（9）：1531-1534.

［55］吴琴.加强院感监控护士培训对医院感染管理质量的影响 [J]. 世界最新医学信息文摘，2018，18（85）：205+207.

［56］唐莉莉，李崇英.院感质控小组在基层医院感染管理工作中的作用 [J]. 名医，2018（9）：255.

［57］弓瑾，陈颖鑫.某三甲医院院感管理风险评估分析 [J]. 中国卫生产业，2018，15（26）：53-54.

［58］张崇荣，于宝华，王海静，等.医院工作人员院感监督对患者医院感染的影响 [J]. 中华医院感染学杂志，2018，28（17）：2693-2695.

［59］R.Blaauw, R. Dolman, M.Senekal, J. Visser. Diagnostic criteria for adult hospital malnutrition: Making sense of it all[J]. Clinical Nutrition, 2018, 37 (Supl. 1).

［60］李珂，杨颖，李会芳.医护一体院感防控模式在医院感染管理中的应用价值评估 [J]. 中国医药指南，2018，16（24）：293-294.

［61］Ligia Patricia Arroyo - Marl é s, Maryory Guevara - Lozano, Beatriz P é rez - Giraldo, Beatriz S á nchez - Herrera. Commitment and a sense of humanity for the adaptation of patients during hospital care[J]. Journal of Nursing Management, 2018, 26 (5).

［62］方杰，戴金华，竺展坤，等.浅谈 JCI 标准下医院基建改造中的院感风险评估及改进措施 [A]. 中国医学装备协会、《中国医学装备》杂志社 . 中国医学装备大会暨第27届学术与技术交流年会论文汇编 [C]. 中国医学装备协会、《中国医学装备》杂志社：《中国医学装备》杂志社，2018：3.

［63］高爽.基层医院院感管理现状调查及对策 [J]. 中国卫生产业，2018，15（20）：80-81.

［64］曹雪芹.基层医院院感管理存在的问题与对策 [J]. 中国卫生产业，2018，15（19）：76-77.

［65］Azevedo Albert Lengruberde, Ara ú joS í lvia Teresa Carvalho de, Silva Paulo Sergio da, Oliveira Rosane Mara Pontes de, Dutra Virginia Faria Damasio. Nursing students' sense perception of communication in psychiatric hospital[J]. Revistabrasileira de enfermagem, 2018, 71 (suppl 5).

［66］方杰，戴金华，竺展坤，等.浅谈 JCI 标准下医院基建改造中的院感风险评估及改进措施 [J]. 城市建筑，2018（14）：71-73.

［67］杨柳 . 在医院院感科日常工作中加强护理管理的效果分析 [J]. 世界最新医学信息文摘，2018，18（27）：134+137.

［68］张磊 . 二级院感质控小组在县级医院感染管理工作中作用的探讨 [J]. 临床医药文献电子杂志，2018，5（25）：178-179.

［69］夏秋华 . 院感专业培训在医院感染管理中的应用 [J]. 临床医药文献电子杂志，2018，5（15）：186.

［70］A sense Tribute to the San Jose's Hospital Neurology Service[J].Acta Neurológica Colombiana, 2017, 33（3）.

［71］达古拉 . 加强护理部门的管理在医院院感科日常工作中的重要作用 [J]. 世界最新医学信息文摘，2017，17（A4）：275.

［72］Arroyo-Marlés Ligia Patricia, Guevara-Lozano Maryory, Pérez-GiraldoBeatriz, Sánchez-Herrera Beatriz.Commitment and a sense of humanity for the adaptation of patients during hospital care[J]. Journal of nursing management, 2017.

［73］陈红琴，王裕珍 . 基层医院院感管理现状调查及对策 [J]. 智慧健康，2017，3（20）：34-37.

［74］毛坚丽，阎庆娟，马光红，等 . 医护一体院感防控模式在医院感染管理中的应用价值评估 [J]. 中国实用医药，2017，12（30）：192-193.

［75］叶小英 . 基层医院医务人员手卫生现状及院感管理探究 [J]. 影像研究与医学应用，2017，1（14）：204-205.

［76］苏晓红，石榴 . 设立院感监控护士对医院感染管理质量的影响 [J]. 实用妇科内分泌杂志（电子版），2017，4（26）：40+43.

［77］徐凌艳，张曙光，王桂芳 . 区域院感防控管理模式在医院感染管理中的应用探索 [J]. 滨州医学院学报，2017，40（4）：306-308.

［78］潘素云 . 医院医务人员手卫生现状及院感管理 [J]. 实用临床护理学电子杂志，2017，2（29）：152+157.

［79］刘江丽，姜萌 . 医院后勤社会化后导入 PDCA 循环管理对院感控制的影响 [J]. 临床医药文献电子杂志，2017，4（49）：9686.

［80］吴娟环，卢兰芬，李旭衡，等 . 基层医院多重耐药菌分析及院感防控 [J]. 中国实用医药，2017，12（17）：147-148.

［81］Suzana de Albuquerque Paiva, Jacqueline de Oliveira Moreira, Francisco Rezende Silveira. Feelings and Senses Given to the Music Present at the Hospital during Hemodynamic Procedures: Cardiac Catheterization and Coronary Angioplasty[J]. Open Journal of Medical Psychology, 2017, 6（1）.

［82］薛长梅 . 院感专业培训在医院感染管理中的应用探讨 [J]. 临床医药文献电子杂志，2017，4（44）：8707.

［83］郑建斌 . 从院感控制管理角度浅谈医院布局规划与建筑设计 [J]. 建材与装饰，2017（17）：99-100.

［84］刘媛，医院院感相关重要病原体的快速诊断方法和致病机制研究 . 四川省，中国人民解放军成都军区总医院，2017-04-25.

［85］S.Paiva, F. Rezende, J. Moreira. Music orchestrating health feelings and senses given to the music present at the hospital during hemodynamic procedures: Cardiac catheterization and coronary angioplasty[J]. European Psychiatry, 2017, 41.

［86］胡清泉，韩辉，刘文娟，等 .117 所三级综合医院院感工作评价结果与分析 [J]. 中国卫生质量管理，2017，24（2）：18-20.

［87］伍湘蕾 . 基层医院加强护理管理对提升院感防控水平的研究 [J]. 中国卫生产业，2017，14（8）：183-184.

［88］董业丛 . 医院感染质控小组在新生儿科院感防控中的应用[J]. 中国卫生标准管理，2017，8（4）：130-131.

［89］樊胜彬 . 基层医院医务人员手卫生现状及院感管理探究 [J]. 中国医疗设备，2016，31（S1）：68-69.

［90］蔡庆连，林梅清，卓雪芳，等 . 某医院 ICU 院感目标性监测结果分析 [J]. 海峡预防医学杂志，2016，22（6）：59-61.

［91］Peace Mary. Changing Sentiments and the Magdalen Hospital: Luxury, Virtue and the Senses in Eighteenth-Century Culture[M]. Taylor and Francis: 2016-11-25.

［92］Mary Peace. Changing Sentiments and the Magdalen Hospital: Luxury, Virtue and the Senses in Eighteenth-Century Culture[M]. Taylor and Francis: 2016-11-25.

［93］方冬香 . 设立院感监控护士对医院感染管理质量的影响 [J]. 健康之路，2016，15（11）：282-283.

［94］邵永惠，邵泽勇，薛痕，等 . 在医院等级评审中院感管理工作的实践与体会 [J]. 中国社区医师，2016，32（26）：196-197.

［95］Melanie Morris, Manuela Quaresma, Janne Pitkäniemi, Eva Morris, Bernard Rachet, Michel P Coleman. Do cancer survival statistics for every hospital make sense? [J]. The Lancet Oncology, 2016, 17 (9).

［96］林斐 . 护士在医院院感控制工作中存在的缺陷分析与对策 [J]. 中医药管理杂志，2016，24（11）：79-80.

［97］应爱芳，金文扬，施欢欢 .《急救护理模拟案例手册》在实习护士培训中的应用 [J]. 医院管理论坛，2017，34（5）：55-57.

［98］郑建斌 . 从院感控制管理角度浅谈医院布局规划与建筑设计 [J]. 建材与装饰，2017（17）：99-100.

［99］刘媛，医院院感相关重要病原体的快速诊断方法和致病机制研究 [M]. 四川：中国人民解放军成都军区总医院，2017-04-25.

［100］S.Paiva, F. Rezende, J. Moreira. Music orchestrating health feelings and senses given to the music present at the hospital during hemodynamic procedures: Cardiac catheterization and coronary angioplasty[J]. European Psychiatry, 2017, 41.

［101］胡清泉，韩辉，刘文娟，等 .117 所三级综合医院院感工作评价结果与分析 [J]. 中国卫生质量管理，2017，24（2）：18-20.

第九章　健康管理中心消防安全管理

（学）（习）（目）（标）

完成本章内容学习后，学员能：
1. 了解健康管理中心消防安全管理构架。
2. 熟悉消防安全管理制度。
3. 掌握消防安全知识与逃生技能。

第一节　健康管理中心消防安全管理组织构架

健康管理中心消防管理构架见图9-1。

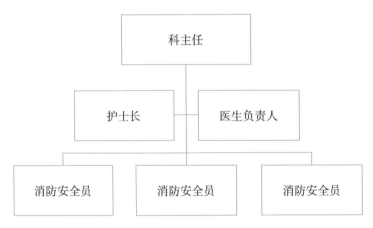

图 9-1　消防安全管理组织构架

第二节　健康管理中心消防安全管理制度

一、消防安全承诺

为确保消防安全，严防火灾事故发生，坚持"预防为主、防消结合"的方针，健康管理中心承诺依法履行以下职责：

（1）按照《中华人民共和国消防法》和《机关、团体、企业、事业单位消防安全管

256

理规定》等法律法规的要求，制定、完善、落实各项消防安全制度，严格遵守消防安全操作规程，并在重点位置设置警示标志。

（2）严格落实逐级消防安全责任制，明确各级岗位消防安全职责，确定各级、各岗位消防安全责任人，层层签订责任状，做到分工明确、责任到人，确保各项防火安全措施落实到位。

（3）制订消防教育培训计划，开展形式多样的消防安全教育，具备"四个能力"：检查发现和整改火灾隐患能力、扑救初期火灾能力、引导人员疏散逃生能力，自我宣传教育培训能力的建设要求。

（4）加强对现有消防设施、器材的维护，确保外观无破损，保障疏散通道、安全出口、消防车通道畅通，并设置符合国家规定的消防安全疏散指示标志和应急照明设施。

（5）科室"三提示"：提示科室内火灾危险性；提示科室内安全逃生路线、安全出口的具体位置，遇到火灾等紧急情况如何逃生、自救；提示科室内灭火器、逃生设备器材具体放置位置和使用方法。

（6）严格按照消防安全检查规定的内容及频次，对科室重点位置进行巡查并做好记录；落实值班夜查制度，确保24小时在岗在位。

（7）结合科室实际制定并完善消防应急预案，定期组织员工进行消防演练。

（8）大力开展消防安全宣传教育活动，组织全体医护员工对消防进行系统学习，提高法律意识和消防安全知识。

（9）对公安机关消防机构监督检查及本科室自查中发现的火灾隐患，明确专人负责，积极投入资金，组织人力物力，严格按要求落实整改，并采取有效措施，确保不发生火灾事故。

（10）发生火灾事故，依法承担行政责任和刑事责任。

二、消防安全责任人职责

（1）科主任为健康管理中心消防安全责任人。落实健康管理中心消防安全制度措施，承担消防安全责任。

（2）贯彻执行消防法规，保障健康管理中心消防安全符合医院管理要求，建立健康管理中心消防档案，确定科室消防安全重点位置，掌握健康管理中心消防安全基本情况。

（3）建立健全科室消防安全工作机制，把消防安全整治工作作为重要工作来抓，并列入科室重要议事日程，明确健康管理中心消防安全"第一责任人"的责任，对科室核心成员实行"一岗双责"制，建立健全消防安全分工负责制、消防安全责任追究制、消防安全教育培训制、消防安全情况汇报制、消防安全巡查制、消防安全检查制和消防安全工作例会制等，坚持将消防安全措施落在实处。

（4）经常开展健康管理中心消防安全宣传、教育、培训工作，努力提升科室"四个能力"建设，提高职工消防意识，为科室的消防安全工作提供支持与保障。

（5）将消防安全与科室的教学、科研、管理等活动相结合，并组织、参与、实施消防安全各项管理活动。

（6）确定逐级消防安全责任，落实安全管理措施，实施消防安全定人、定点管理，明确健康管理中心消防安全员。

（7）建立健康管理中心消防安全值班、巡逻、检查、整改制度；定期进行消防安全检查。加强对重点位置的消防安全巡查，发现问题及时整改，确保万无一失。

（8）加强诊断室内消防安全管理，按消防要求保证消防安全出口、消防通道畅通。

（9）加强诊断室内电器设备管理，安全用电，防止电器火灾。

（10）加强诊断室内易燃易爆危险品管理，严禁通道内吸烟和明火作业。

（11）落实健康管理中心消防安全演练，掌握扑灭初起火灾、引导人员疏散、自救逃生知识和技能。

（12）组织制定符合本科室实际的扑灭初起火灾和应急疏散预案，并实施演练。

（13）对科室职工进行消防安全宣传、教育、培训，提高本科室员工维护消防安全通道畅通、保护消防设施、报告火警、启动火灾预案、组织初起灭火能力、实施人员疏散等工作的责任意识。

（14）组织科室防火检查，落实火灾隐患整改，及时处理科室涉及消防安全的问题，做好科室各项消防安全管理记录。

三、消防安全员职责

（1）协助健康管理中心消防安全责任人工作。

（2）组织制订健康管理中心消防安全工作计划，制定科室灭火和应急疏散预案。

（3）组织实施日常消防安全管理工作，健全科室各项消防安全管理记录。

（4）落实健康管理中心消防安全各项制度，督促科室各项消防安全措施的落实。

（5）组织科室实施日常消防巡查、检查和火灾隐患整改的落实。

（6）维护科室消防设施、灭火器材和消防安全标志的完好、不挪用、不丢失。

（7）确保科室疏散通道和安全出口畅通。

（8）组织科室职工开展消防知识、技能的宣传教育和培训，组织扑灭初起灭火和应急疏散预案的演练。

（9）组织科室义务消防队开展工作，督促健康管理中心消防安全员参加医院组织的消防安全各项活动。

（10）落实科室各项消防安全管理工作。

四、消防安全宣传教育和培训制度

（1）通过多种形式开展经常性的消防安全宣传与培训。

（2）通过举办消防安全文化活动等形式，对医护人员及客户进行宣传防火、灭火和应急逃生等常识培训。

（3）每年定期组织本科室员工开展消防安全培训。

（4）消防安全责任人、消防安全管理人应参加医院组织的专门培训，并负责对本科室人员进行培训。

（5）对新上岗医护人员、实习生、进修生等进行岗前消防培训，按照"谁使用、谁管理、谁教育、谁培训"原则，达到"四懂、四会"要求。

1）四懂：懂火灾的危险性；懂预防措施；懂火灾扑救方法；懂火场逃生自救。

2）四会：会报火警119；会使用消防器材；会扑救初起火灾；会组织人员疏散逃生。

（6）消防培训应包括下列内容：①有关消防法规、消防安全管理制度、保证消防安全规程等。②相关岗位的火灾危险性和防火措施。③消防灭火器材的性能、使用方法和操作规程。④报火警、扑救初起火灾、应急疏散和自救逃生的知识、技能。⑤本科室安全疏散路线，引导人员疏散的程序和方法等。⑥灭火和应急疏散预案的内容、流程、处理措施。

（7）宣传教育、培训情况等应做好记录存档。

五、消防设施与器材管理制度

（1）健康管理中心消防安全责任人要按照"谁主管，谁负责"的原则，认真落实消防设施、消防器材管理责任制。对各自责任区内的消防设施、器材按要求实行定点、定位、专人负责巡视检查和管理，见图9-2。

（2）加强健康管理中心消防设施、灭火器材的日常管理，保证消防设施、灭火器材配置齐全、不丢失、不移位。

（3）楼道、室内各种设置，不得遮挡、影响防火门、室内消火栓，灭火剂喷头、机械排烟口和送风口、自然排烟窗、火灾探测器、手动火灾报警按钮、声光报警装置等消防设施的正常使用。

（4）健康管理中心灭火器、消防设施应当定期巡视检查位置设定、标识完整，并保留记录。

（5）健康管理中心防火门、锁须按照消防设施管理制度和要求标准，定期检查，并做好记录，存档备查。

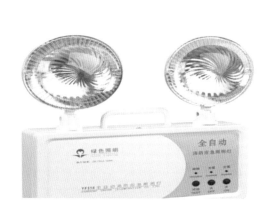
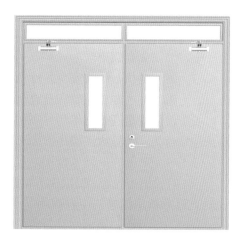
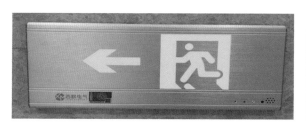
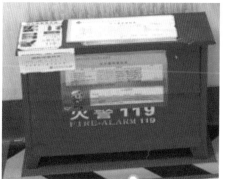

图9-2 消防设施器材

六、消防安全检查制度

科室每月须组织进行一次消防安全大检查，落实科室消防安全责任人责任。科室消防安全检查，重点对健康管理中心消防安全制度落实情况以及科室辖区范围内的各类消防安全设施进行检查和落实，并做好记录。重点有以下内容。

（1）健康管理中心消防安全责任人，消防安全管理人员工作落实情况。

（2）健康管理中心消防安全制度落实情况。

（3）健康管理中心消防安全教育宣传制度落实情况。

（4）健康管理中心消防安全培训制度落实情况。

（5）健康管理中心消防安全"四个能力"建设情况。

（6）火灾隐患整改及防范措施落实情况。

（7）健康管理中心消防安全巡查、检查各文件记录情况。

1）用火、用电有无违章情况。

2）科室诊断室、办公室等是否有擅自变更用途的情况。

3）安全疏散通道、疏散指示标志、应急照明和安全出口情况。

4）消防设施，灭火器材、消防安全标志设置和有效性。

5）易燃易爆危险物品和场所防火防爆措施的落实情况。

6）科室库房以及其他重要物资的防火安全措施执行情况。

7）科室各诊断室、办公室钥匙集中管理是否落实。

8）防火巡查执行情况。

七、消防安全巡查制度

（1）科室对执行消防安全制度及落实消防安全管理措施的情况进行巡查，确定巡查人员、巡查内容、巡查位置和巡查频次。

（2）消防安全巡查应填写巡查记录，巡查人员应在记录上签名。巡查中应及时纠正违法违章行为，消除火灾隐患，无法整改的应立即报告，并记录存档。

（3）科室日间应对辖区范围内定期进行消防安全巡查。

（4）防火巡查内容：①用火、用电有无违章情况。②安全出口、疏散通道是否畅通。③安全疏散指示标志、应急照明是否完好。④消防设施、器材、消防安全标志是否在位、完整。⑤常闭式防火门是否关闭严密。⑥易燃易爆危险物品管理是否到位。⑦严禁吸烟是否落实。⑧科室房间内是否出现室温增高、异常响声、异味气体、烟雾等现象。⑨其他消防安全情况。

八、火灾隐患整改制度

（1）对存在的火灾隐患，应当场改正，及时予以治理和清除。

（2）对不能当场改正的火灾隐患，及时将火灾隐患向医院消防安全管理部门书面报告，并提出整改方案，协助方案落实。

（3）对随时可能引发火灾的隐患或重大隐患，应停止危险部位范围内的各类活动，立即进行整改。

（4）消防安全隐患整改期间，健康管理中心消防安全责任人应落实消防安全防范措施，严防死守，直至消防安全隐患消除。

（5）对医院检查或抽查发现的火灾隐患，要指定专人、限时、按标准落实整改。整改完毕后，写出隐患整改报告，报医院保卫处签字存档备案。

（6）对检查发现的火灾隐患要认真填写检查记录。

（7）火灾隐患整改完毕，要申请院保卫处组织进行检查验收。

（8）对本科室无力进行整改的火灾隐患，要及时上报主管领导和保卫部门。

（9）对火灾隐患整改失职渎职行为，将根据情节给予经济处罚和责任追究。

第三节　消防培训方案

一、概述

保障客户的安全是健康管理中心服务的重要内容，做好消防安全工作是确保客户生命和财产安全以及各项工作完成的基础。每年定期对员工进行消防安全培训，加强消防安全知识的学习，增强安全防范意识，并向客户宣传消防安全常识，呼吁客户共建良好消防安全环境，将火灾事故发生的概率降到最低。好的消防安全环境是健康管理中心核心竞争力，也是获取经济效益的前提。消防安全演练与模拟逃生，提高员工处理应急事故的能力不容忽视，见图9-3。

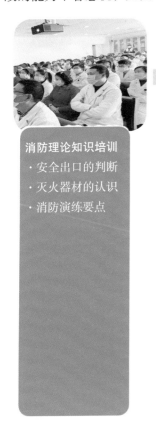

消防理论知识培训
- 安全出口的判断
- 灭火器材的认识
- 消防演练要点

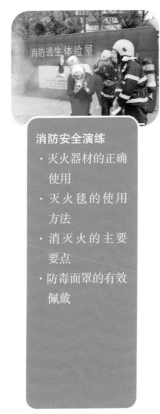

消防安全演练
- 灭火器材的正确使用
- 灭火毯的使用方法
- 消灭火的主要要点
- 防毒面罩的有效佩戴

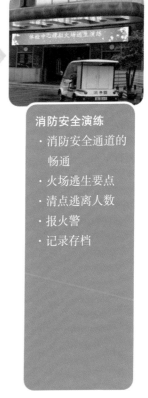

消防安全演练
- 消防安全通道的畅通
- 火场逃生要点
- 清点逃离人数
- 报火警
- 记录存档

图9-3　消防培训流程

二、消防安全理论培训

（一）健康管理中心火灾潜在危险性

（1）每天密集流动人员数量较多，人员构成较复杂，不易管理。

（2）需大量使用酒精、氧气等医疗易燃必需品。

（3）部分客户或清洁工人缺乏消防意识，在走廊楼道内吸烟或放置清洁推车挡住部门出风口。

（4）大型设备、大功率电器的使用。

（二）健康管理中心防火要求

（1）大型仪器设备要求。对于新建三甲医院，其耐火等级至少要达到二级以上，CT室要单独设置在一个房间，室内要保持较低的温度。库房和采血室也要独立设置，保持通风。采血时需乙醚消毒，但乙醚属于易燃物质，且蒸汽密度较空气密度大，这些房间的设计布局应靠近健康管理中心消防安全门，以防发生火灾时能快速撤离。

（2）消防安全疏散要求。要构建良好的消防安全环境，需加强对消防安全管理，消防安全门严禁上锁。消防安全通道需时刻保持畅通无阻，忌乱堆杂物。消防安全照明灯需保证火灾发生时能正常照明。此外，考虑部分患者行动困难且健康管理中心人员密集，安全疏散出口应采用无门槛设计并且至少有2个安全出口。

（3）消防设施和大功率电器要求。健康管理中心的仪器设备比较多，需严格按照规范要求进行安装，忌乱搭乱牵线和插座插用电器过多，以免造成插座、插头啮合不良发热失火。同时专人管理并定期请专业电工、消防员进行安全隐患排查，做到防患于未然。

（三）健康管理中心火场逃生注意事项

1.掌握逃生路线

健康管理中心诊断室较多，每位员工都必须熟练掌握诊室布局结构和逃生路径，特别是安全出口和疏散通道，确保在火灾发生时临危不乱，有序安全逃生。火灾发生时保持冷静寻找绿色安全指示灯出口方向，指导客户尽快撤离，不要盲目跟随人流，避免发生踩踏事件，见图9-4。

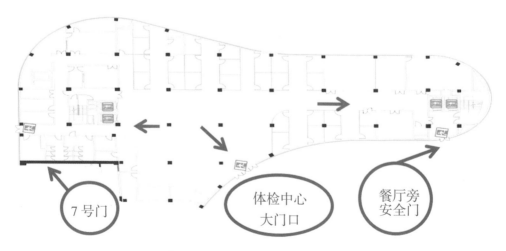

图9-4　健康管理中心逃生路线图

2.掌握逃生要点

（1）火场逃生要迅速，动作越快越好，但是，千万不要轻易乘坐电梯。因为发生火灾后，电梯都会断电，反而处于更危险的境地，给救援工作增加难度。另外，电梯口直通大楼各层，火场上烟气涌入电梯井极易形成"烟囱效应"，人在电梯里随时会被浓烟毒气熏呛而窒息，见图9-5。

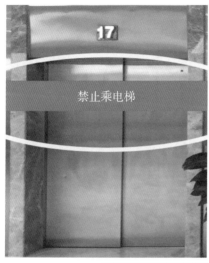
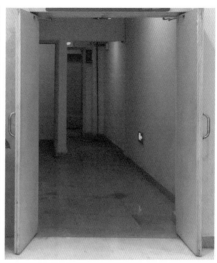
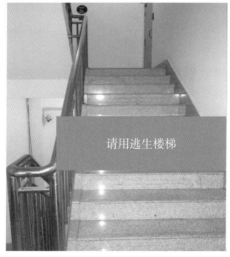

图9-5 健康管理中心逃生通道

（2）逃生过程中，先用手背接触房门，如果房门变热，门不能打开。如门打开烟和火会冲进房间。如果门不热，可以通过正常途径逃生。

（3）如果处于3层楼以下，火势凶猛可迅速将床单撕成布条、拧结成绳，一端紧栓在牢固的门窗框架或其他重物上顺着滑下。如以上条件无法满足时，可用水打湿布条，一条捂住口鼻帮助呼吸，其余塞住门缝，以减缓浓烟蔓延室内速度，然后挥动颜色鲜艳的布条向窗外大声呼救。

（4）如若火势太大被困其中无法逃生，可通过敲击墙体、电筒照明、挥动鲜艳布条在显眼处等示意消防员，以便于消防员能在短时间内找到受困人员，及时展开营救。在撤离过程中，如果发现自己或他人身上已经着火，一定不要惊跑。惊跑和用手拍打很容易形成风势，只会使火势更加严重。处于这种情况下，要快速脱掉衣服并且就地打滚，使火苗被压灭。如果附近有水源可以及时跳进水中。身处险境，应尽快撤离，不要因为顾及贵重物品，而浪费了最佳逃生时间。已经逃离险境的人员，切莫重返险地。见图9-6。

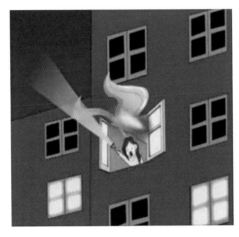
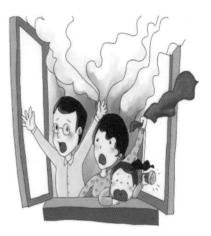

图9-6　被困人员如何报火警

（5）言简意赅报火警：报警时要说明火灾发生的详细地址（如街道门排号标志性的建筑物等）、火势大小、着火物类别、有无人员被困，留下联系方式，并派人员到路口接应消防车，见图9-7。

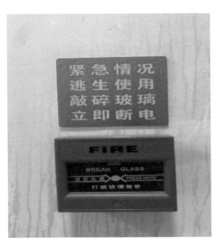
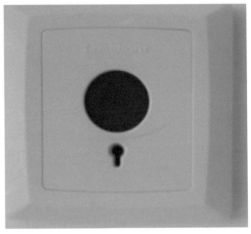

图9-7　健康管理中心报火警简易方式

三、消防演练与模拟逃生培训

消防演练是消防培训的重要部分，尤其是实战模拟消防演练，既能提高员工的消防能力，又能提升员工的消防应急水平。健康管理中心应每年一次进行消防演练与模拟火场逃生。通过消防演练与模拟火场逃生，增强员工消防安全意识、自主灭火动手能力与逃生技能。

（一）演练与逃生准备工作

在科室现场演练时，按照科室特点和预案要求来布置现场，最大限度地模拟火灾现场进行演练和疏散。

（1）与医院消防中心确定消防演练时间、培训内容、消防演练流程安排（精确到具体理论知识的具体分钟数、休息分钟数、模拟逃生分钟数、灭火器使用演练分钟数）。

（2）制定消防培训策划案，将消防培训消息及流程细节上报科主任并传达至每一位员工，做好演练时在场客户的通知传达工作，防止造成客户恐慌导致客户碰撞伤害的发生。

（3）落实消防演练细节，确保消防安全通道的畅通无阻，确保逃生时消防安全照明灯的正常照明，确保消防广播音质正常（尽量做到模拟逼真），确保监控中心的全程有人监控，防止踩踏事件发生。确保培训理论知识的话筒、电脑、投影仪的音质正常等，见图9-8。

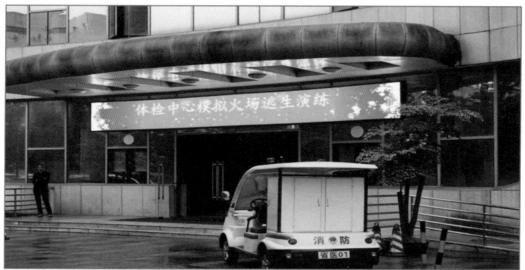

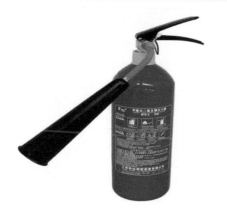
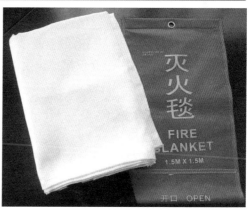

图9-8　消防人员与器材准备图

（4）制作签到表，表格有参与理论知识培训签到表和参与消防演练模拟火场逃生签到表，各部门负责人确定参与人员、培训时间等，见图9-9。孕妇及身体不适者可不参与消防培训，但要求掌握消防培训理论知识。

四川省人民医院体检中心消防演练与听课签到表

部门：二楼医生组 / 护理组 / 实习组　　　　　　时间：

部门参会统计：

值班 / 休假人员	实际参会人数	其他

参会人员签到：

姓名	参会签到或备注	姓名	参会签到或备注	姓名	参会签到或备注

图 9-9　消防演练与培训签到

（5）确定消防演练与火场逃生的摄像人员，公众号及新闻稿及时推送，加大宣传力度。

（二）医院消防中心

确保消防灭火器均在有效期内且数量充足；确保消防理论知识培训的准备；确保模拟火灾发生时消防中心人员有效营救"被困人员"（安排扮演被困人员 2 名），确保"被困人员"头戴防火面罩；确保模拟逃生巡逻车与救援车的到达，见图 9-10。

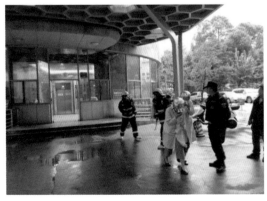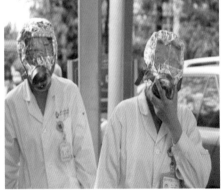

图 9-10　消防演练救出"被困人员"

（三）健康管理中心负责人与消防安全员

依据各部门签到人数清点逃生人数与被困人数，并迅速报予消防人员，同时将伤者立即送至急救中心。

（四）演练与逃生的资料规范记录存档

医院"三甲"复审，消防资料是必报和必查的项目。消防安全各类记录需用专用文件盒存档，用文件夹分类放置及保存，文案要求字体统一，且归类存放电子版和纸质版的消防安全隐患、消防安全检查、消防安全会议、消防安全演练及火场逃生记录、消防应急预案、签到表、现场照片、学习课件、听课学习视频。见表9-1（见附录14）～表9-6。

表 9-1　健康管理中心安全自查表

检查科室：　　科室地址：　　　　检查部门：　　　　房间数量：
检查人员签字：　　　　　　检查日期：　　年　　月　　日

序号	消防安全检查内容	确认打勾	发现问题	处理意见
1	科室消防安全责任人的安全职责是否明确			
2	科室消防安全管理人是否明确，并报保卫处消防部门备案			
3	科室消防安全管理制度是否健全			
4	科室消防安全宣传、教育、培训工作是否开展，是否记录完整			
5	科室消防安全例会是否定期召开，记录完整			
6	科室每日消防巡查是否落实并记录，科室消防安全管理人员是否签字			
7	科室每月消防安全检查是否完成，科室消防安全责任人是否签字			
8	科室消防安全隐患是否有记录，消防安全责任人是否签字			
9	科室消防安全隐患整改责任人是否明确，消防安全隐患整改是否完成			
10	科室疏散通道、安全出口是否畅通			
11	科室疏散标识、应急照明设施是否完好			
12	科室禁火部位标志及管理措施是否符合要求			
13	科室室内消火栓箱、火器位置醒目无遮挡，完整好用，并有明显标志			
14	科室防火门、锁是否正常			
15	科室有无配备防烟面具、手电等设施			
16	科室初期火灾和应急疏散预案是否建立			
17	科室消防档案是否齐全			

表 9-2　健康管理中心消防安全会议记录示例

会议日期：　　　　　　　会议地点：　　　　　　主讲人 / 记录人：

会议主题	健康管理中心模拟火场逃生具体事宜
参会人员	部门负责人与消防安全员
会议内容	每人清楚了解模拟火场逃生演练的具体事宜； 重新清点各部门医生与护士人数（特别是孕妇人数）； 细化演练当天各自负责事务（讲课 / 逃生拍照留底，确认演练当天下午的消防安全门完好且打开，确认演练过程中所有灯具关闭）； 确认消防通道的畅通无阻

表 9-3　健康管理中心消防安全检查记录

检查部门	消防检查发现问题	检查处理	后续跟踪反馈记录	检查人	检查时间
1 楼	消防应急灯是否异常； 灭火器是否在有效期； 消防应急用品是否均在有效期且数量正确； 消防喷淋是否被遮盖； 消防安全通道是否畅通； 消防安全门是否被上锁； 安全出口指示灯是否正常照明	打消防电话 4333 处理消防应急灯、安全出口指示灯、更换灭火器； 补齐消防应急用品； 保证消防喷淋正常使用； 清理消防通道，防止被占用	是否处理完毕发现问题； 是否需要几天后处理并记录		
2 楼					
3 楼					

表 9-4　健康管理中心消防隐患整改记录

检查部门	消防检查发现隐患	处理措施	后续跟踪反馈记录	检查人	检查时间
1 楼	诊断室内线路是否乱搭乱建； 诊断室内插线板是否老旧； 大型仪器设备附近是否备齐消防灭火器材； 诊断室更改检查用途后是否影响消防喷淋正常使用； 大型工程动工后是否请专业消防人员排查隐患； 消防安全逃生门是否被外来车辆挡住； 消防防火隔烟门是否损坏而影响隔热隔烟效果 诊室内是否违规使用电器（如诊断室内用电磁炉煮火锅等）	打电工组电话整改理顺线路；领取新插线板及时更换； 请消防专业人士核实大型仪器设备旁是否备齐对应灭火器材； 不定期请消防保证消防喷淋正常使用； 清理消防通道,防止被占用; 消防安全门破旧应及时更换； 加强巡查及消防安全教育宣传	大型粉刷等动工后再次请专业消防安全人员巡视是否存在隐患。 是否还需整改		
2 楼					
3 楼					

表 9-5　健康管理中心消防演练记录示例

参与消防演练人数：　　　消防演练日期：　　　演练记录人：

消防演练前讲课内容	消防实战演练内容	消防演练应急事件预案
基础消防灭火器材的使用； 如何判断灭火器材是否在有效期内； 基本安全指示灯的识别； 火灾发生时如何第一时间快速有效通知群众； 应急灯、面罩、灭火毯等灭火器材的认识； 掌握健康管理中心的逃生路线； 逃生时的要点； 报火警要点	演练前与消防部门、各部门负责人、在场客户的沟通协调； 根据所在位置能快速选择正确逃生路线； 逃生过程中能通过安全出口指示灯判断路线； 灭火器材的使用及掌握； 逃生过程中禁止乘坐电梯； 逃生出去后有序清点人数	当逃生过程中发生踩踏事件，及时阻止维持秩序，呼吁大众匍匐前进，将踩踏事件造成的损伤降到最低。 当逃生过程中发现工作人员被困电梯，立即通知消防营救部门，同时告知被困电梯内工作人员。 当逃生过程中被困火场，利用身边可用的湿毛巾捂住口鼻，逃离到火势相对较小的位置进行呼救，争取时间等待救援到来

表 9-6　健康管理中心消防安全员的消防安全和教育培训记录示例

培训日期	2016 年 6 月 24 日	2017 年 6 月 25 日	2018 年 11 月 23 日	2019 年 4 月 29 日	2019 年 9 月 9 日	2019 年 11 月 8 日
培训内容	1. 火灾的危害性及特点； 2. 当火灾发生时，逃离时护理要点； 3. 预防火灾的措施； 4. 医院火灾的危险性； 5. 发生事故的主要原因； 6. 灭火的方法； 7. 如何使用干冰灭火器； 8. 医院治安注意	1. 什么是高层建筑火灾； 2. 高层建筑火灾特点； 3. 高层建筑火场怎样逃生； 4. 高层建筑火场逃生护理要点； 5. 防火措施； 6. 公共场合安全防范	1. 医院存在的火灾隐患； 2. 医院职工及科室为何要开展常态化消防培训； 3. 医院开展消防工作"四个能力"建设； 4. 医院熟知各岗位火灾发生后的应急处置流程； 5. 消防安全三级责任制； 6. 医院常见火灾隐患； 7. 医院日常消防检查内容； 8. 医院火灾隐患的排查； 9. 医院熟知起火后应急灭火的原则； 10. 医院熟知各岗位火灾发生后的应急处置流程	1. 火灾案例； 2. 我国公共消防安全领域的风险和短板； 3.《消防安全责任制实施办法》； 4. 社会单位四个能力建设； 5. 建筑消防设施； 6. 高层建筑逃生	1. 如何做好医院消防安全管理工作（思想重视、责任落实、措施到位） 2. 消防安全生产责任制度； 3. 如何做好医疗机构消防安全； 4. 消防安全重点单位消防宣传培训教育； 5. 消防安全重点单位灭火应急预案制定和演练； 6. 医疗机构火灾危险性； 7. 报警四个要素； 8. 逃生防烟方法	1. 气溶胶灭火器；部门逃生往哪个方向跑； 2. 公安消防局指定居家防火"五件宝"； 3. 模拟烟雾逃生体验感受； 4. 消防灭火演练

（五）组织消防演练的趣味竞技

以多样化活动形式普及消防安全知识，提高消防安全意识，强化消防安全责任，如趣味竞技消防中心组织进行小型的消防比赛，以组为单位（每组5人，共8组），通过计算总成绩确定比赛名次。一等奖：1个组，二等奖：2个组，三等奖：3个组，优秀奖：2个组。成绩优胜者给予奖励，奖品可结合消防用物准备，如灭火毯、车载灭火器等，使培训演练中的竞赛氛围和趣味性更浓，提高消防全员参与的积极性与主动性。

参考文献

［1］I Wahyuni，Wahyuni I, Ismail N, Izziah I. Hospital fire safety improvement effort (study case Rumah Sakit Ibu dan Anak，Banda Aceh) [J]. IOP Conference Series: Materials Science and Engineering, 2020, 933（1）.

［2］Amanda Pelliccione. 2015 Fire and Life Safety Study: Fire and life safety in hospitals, health care facilities[J]. Consulting–Specifying Engineer, 2015.

［3］Amanda Pelliccione. 2016 FIRE AND LIFE SAFETY STUDY: Fire, life safety in hospitals, health care facilities[J]. Consulting–Specifying Engineer, 2017, 54（7）.

［4］Anonymous. Fire, life safety in hospitals, health care facilities[J]. Consulting–Specifying Engineer, 2019, 56（9）.

［5］Anonymous, Anonymous. Operating on medical and hospital projects: fire/life safety and HVAC[J]. Consulting–Specifying Engineer, 2016.

［6］Engineering–Safety Engineering; Recent Findings in Safety Engineering Described by Researchers from Queensland University of Technology (Implementation of best practices for emergency response and recovery at a large hospital: A fire emergency case study) [J]. Journal of Engineering, 2017.

［7］Sharma Rashmi, Bakshi Harsh, Banerjee Anupam. Fire Safety Hazards: How Safe Are Our Hospitals? [J]. Indian journal of community medicine: official publication of Indian Association of Preventive & Social Medicine, 2020, 45（1）.

［8］Rashmi Sharma, Harsh Bakshi, Anupam Banerjee. Fire safety hazards: How safe are our hospitals? [J]. Indian Journal of Community Medicine, 2020, 45（1）.

［9］Wanjeri Joseph K, Kinoti Mary, Olewe Tom H A M.Risk factors for burn injuries and fire safety awareness among patients hospitalized at a public hospital in Nairobi, Kenya: A case control study[J]. Burns: journal of the International Society for Burn Injuries, 2018, 44（4）.

［10］Joseph K. Wanjeri, Mary Kinoti, Tom H. A. M. Olewe. Risk factors for burn injuries and fire safety awareness among patients hospitalized at a public hospital in Nairobi, Kenya: A case control study[J]. Burns, 2018, 44（4）.

［11］Jitendra Singh. Fire & Life Safety in Hospitals[J]. Fire Engineer, 2017, 42（2）.

［12］Lee Young Sam. A Study on the Consciousness Survey of Geriatric Hospital Workers for Fire Safety[J]. Journal of the Korea Safety Management and Science, 2016, 18（3）.

［13］Amanda Pelliccione. 2015 Fire and Life Safety Study: Fire and life safety in hospitals, health care facilities[J]. Consulting-Specifying Engineer, 2015.

［14］Lee Young Sam. A Study on the Effective Method of Fire Safety Management of Geriatric Hospitals[J]. Journal of the Korea Safety Management and Science, 2016, 18（1）.

［15］Kiurski, Tom. Hospital Fire Safety: RACE for the Extinguisher and PASS on It! [J]. Fire Engineering, 2008, 161（7）.

［16］Archnet IJAR. HEALTH CARE ARCHITECTURE IN SÃO PAULO, BRAZIL: EVALUATING ACCESSIBILITY AND FIRE SAFETY IN LARGE HOSPITALS (Sheila Walbe Ornstein, Rosaria Ono, Maria Elisabete Lopes, Monteiro, R. Z., Gill, A. A., and Machry, H. S.) [J]. International Journal of Architectural Research: ArchNet-IJAR, 2013, 1（1）.

［17］Hospitals, FDA share surgical fire safety strategies[J]. Health devices, 2012, 41（10）.

［18］EH&E; Whitepaper Shows Hospitals How to Investigate, Resolve Fire Wall Breaches to Advance Life Safety in Healthcare[J]. Computers, Networks & Communications, 2015.

［19］Medicare and Medicaid Programs; Regulatory Provisions To Promote Program Efficiency, Transparency, and Burden Reduction; Fire Safety Requirements for Certain Dialysis Facilities, Hospital and Critical Access Hospital (CAH) Changes To Promote Innovation, Flexibility, and Improvement in Patient Care[J]. The Federal Register / FIND, 2019, 84（189）.

［20］Beranek Joe.Hot new options for hospital fire safety[J]. Occupational health & safety (Waco, Tex.), 2005, 74（11）.

［21］洪洋，周一思，李凯.网格化管理在医院消防安全管理中的应用及思考[J].中国医药导报，2020，17（32）：188-192.

［22］龚娜，孔建芬，金德义.抗击新型冠状病毒期间医院消防管理难点及解决方案[J].中国医院建筑与装备，2020，21（10）：69-70.

［23］宋辉.医院高层病房楼消防安全问题以及管理措施[J].消防界（电子版），2020，6（18）：68-69.

［24］张琦.三甲医院的消防安全培训[J].消防界（电子版），2020，6（16）：77-78.

［25］倪勇.公立综合性医院消防安全管理探究[J].今日消防，2020，5（8）：76-77.

［26］李达.医院消防管理标准化建设的发展思考[J].现代医院，2020，20（8）：1174-1175.

［27］文贻军.医院消防安全监督管理工作研究[J].办公室业务，2020（15）：37-38.

［28］张勃，王志东.新时期医院消防安全管理现状及应对措施探究[J].新西部，2020（17）：68+48.

［29］郝淮生.综合性医院消防安全管理中存在问题的探讨[J].管理观察，2020（16）：189-190.

［30］谢婧瑶.浅析医院火灾特点以及消防安全对策[J].今日消防，2020，5（5）：114-115.

［31］黄小龙.浅谈医疗建筑中消防应急照明和疏散指示系统——以福清市医院新院二期为例[J].福建建材，2020（4）：77-78+16.

［32］郝婵媛.大型医院建筑的消防安全管理与应急研究［J］.今日消防，2020，5（3）：33-34.

［33］张红立，马一可.医院消防档案的建管用策略浅论［J］.中国继续医学教育，2020，12（8）：74-76.

［34］查红海.综合性医院的消防安全管理现状及应对举措［J］.今日消防，2020，5（2）：33+35.

［35］孙金华.大型医院消防安全管理对策［J］.城市建设理论研究（电子版），2020（4）：63-64.

［36］苗钧.新形势下的医院安保与消防工作研究［J］.消防界（电子版），2020，6（2）：57.

［37］高鹏.医院高层病房楼消防安全管理的策略分析［J］.建材与装饰，2019（34）：190-191.

［38］张利均.医院消防安全管理探究［J］.消防界（电子版），2019，5（19）：66-67.

［39］焦洋，黄桂添.加强医院消防安全管理的实践与探讨［J］.中国医院建筑与装备，2019，20（9）：71-72.

［40］姜葛君.大型医院消防安全管理对策［J］.今日消防，2019，4（9）：34-35.

［41］尤作尊.浅谈医院消防安全管理存在的问题与应对措施［J］.世界最新医学信息文摘，2019，19（72）：253-254.

［42］关艾.医院消防安全隐患及对策［J］.消防界（电子版），2019，5（16）：51-52.

［43］褚锴，徐建国.初探医院消防安全管理面临的问题及预防措施［J］.中国卫生产业，2019，16（19）：55-56.

［44］苟文安.浅谈医院消防安全隐患及对策［J］.消防界（电子版），2019，5（12）：55-56.

［45］叶树雨.医院火灾危险性和消防安全管理［J］.消防界（电子版），2019，5（10）：40.

［46］王春.浅谈风貌建筑中医院消防安全工作——以天津市第一工人疗养院为例［J］.今日消防，2019，4（5）：16-17.

［47］侯昌铭.我国医院高层建筑在新形势下常见消防安全隐患及治理对策分析［J］.今日消防，2019，4（5）：46-47.

［48］崔纪民，王春艳，叶龙星.如何做好新阶段医院消防安全工作［J］.中国卫生产业，2019，16（10）：53-54.

［49］徐东.关于医院消防安全管理工作的探讨［J］.消防界（电子版），2019，5（6）：49.

［50］吕冀.医院消防管理工作探析［J］.消防界（电子版），2019，5（5）：62.

［51］王建国，车永茂，陈亮，等.PDCA循环在消防安全管理中的应用［J］.江苏卫生事业管理，2019，30（1）：92-94.

［52］王炳晖，宋志辉.新冠肺炎疫情期间医疗单位的消防安全管理探讨［J］.消防界（电子版），2020，6（4）：66-67.

［53］桂朝伟，牛军浩，邓春雷，等.基于物联网的医院消防安全管理［J］.中国医院建

筑与装备，2020，21（1）：26-28.

［54］尤作尊.浅谈医院消防安全管理存在的问题与应对措施[J].世界最新医学信息文摘，
2019，19（72）：253-254.

［55］李达.口腔医院消防管理有效机制的探索与实践[A].中华口腔医学会口腔医疗服
务分会.2019年中华口腔医学会口腔医疗服务分会第十三次全国口腔医院管理
学术会议论文汇编[C].中华口腔医学会口腔医疗服务分会：中华口腔医学会，
2019：5.

［56］姜葛君.医院消防安全管理面临的问题及预防措施探讨[J].科技创新导报，
2018，15（22）：168+170.

［57］邢冬铭.温州地区公立综合性医院消防安全管理研究[D].长春工业大学，2018.

［58］姚露涵.沈阳市仓储物流消防安全管理问题与对策研究[D].大连理工大学，2018.

［59］王剑胜.浅谈医院的防火措施及消防安全管理[J].科学中国人，2017（17）：76-
77.

［60］李巍.医院消防安全管理面临的问题及预防措施[J].世界最新医学信息文摘，
2017，17（6）：165-166.

［61］叶松成.温州市瓯海区社区消防安全管理研究[D].福建农林大学，2016.

［62］李亚东.医院消防安全管理现状及对策[J].中国新技术新产品，2016（19）：
188+11.

［63］王黎，吕政飞，罗乐.大中型医院后勤维保工作消防安全现状及对策[J].山西建筑，
2016，42（29）：239-240.

［64］邹鸣.综合性医院消防安全管理的相关探讨[J].科技视界，2014（28）：334+341.

［65］赵乐营.加强科室消防安全管理，确保职工及患者的生命和财产安全——商丘市
第一人民医院建立科室定期召开"消防安全教育"主题晨会制度[J].决策探索（下
半月），2014（2）：6.

［66］赵登武，谭明树.大型医院消防安全管理对策[J].消防技术与产品信息，2013(12)：
63-65.

［67］冯小山.大型综合性医院消防安全管理现状问题与对策（综述）[J].现代医院，
2011，11（5）：1-4.

附　录

附录 1　健康管理中心护理管理质量评价标准

健康管理中心护理管理质量评价标准				
受检部门：	□楼层检查□片区检查□护理部检查		日期	
项目	质量标准	分值	检查结果	说明及异常处理措施
结构 15 分	**制度职责** 有健康管理中心护理工作制度及工作流程	1		
	有常用技术操作标准	1		
	有突发事件的应急预案	1		
	有护理各岗位人员工作职责	1		
	人力资源 至少具有 10 名注册护士	1		
	护士中具有大专及以上学历者 ≥ 40%	1		
	护理人员经过健康管理专科知识的培训	1		
	护士长具有护士及以上专业技术职务任职资格及 5 年以上专业护理工作经验	1		
	设施设备 各检查区域划分明确、布局合理，符合客户体检流程要求和医院感染管理需要	1		
	医疗设施设备配置符合国家相关要求	1		
	各专业检查室综合体检设备满足患者诊疗需要	1		
	体检区域建筑总面积不少于 400 平方米，每个独立的检查室使用面积不低于 6 平方米	1		
	有隐私保护制度，做到一受检者一室，检查时关门或有遮挡	1		
	体检机构内设置与体检人数相适应的候检、用餐区域，为受检者提供安全的随身物品存放、轮椅、饮用水等	2		

健康管理中心护理管理质量评价标准					
受检部门：		□楼层检查□片区检查□护理部检查		日期	
项目		质量标准	分值	检查结果	说明及异常处理措施
过程 30分	业务管理	科室内常规定期召开护理业务学习，并有学习记录，一年不少于4次。（培训课件、培训签到表）对护理人员进行健康管理专业知识技能培训、常用专科技术操作培训、定期操作技术培训考核，有记录	2		
		对护理人员进行医院感染管理及职业防护相关知识培训，有记录	1		
		告知客户检查项目目的及注意事项	1		
		有创检查征得患者同意并协助完善知情同意书	1		
		查看体检各环节是否对受检者实名信息确认	1		
		护理人员应配戴身份识别卡、工牌，举止得体，仪表规范，按照工作流程主动配合体检全程工作	2		
		隐私保护：对受检者建立电子健康档案并永久保存，受检者信息保护有信息安全制度，工作人员不得泄漏健康体检信息作为他用	2		
		为客户提供多种形式的健康指导	1		
		为客户提供便民服务，主动帮助客户协调解决体检相关问题，为老年人、孕妇、残疾人等特殊人群安排绿色通道服务	2		
		为客户提供预约体检服务	1		
	质量管理	体检过程中有效落实个人防护	1		
		有效落实消毒隔离等措施	1		
		按《医院诊疗器械消毒灭菌技术规范》要求，对相关器械进行回收、分类、清洗、保养及灭菌	2		

健康管理中心护理管理质量评价标准				
受检部门：	□楼层检查□片区检查□护理部检查		日期	
项目	质量标准	分值	检查结果	说明及异常处理措施
过程 30分	有效落实体检材料使用三级管理（医院、科主任、护士长、医师），有记录	1		
	体检材料的使用符合医院感染管理的有关要求	1		
	诊室消毒灭菌处理规范	1		
	医疗废物处理符合医院感染管理控制的要求	1		
	医疗设备、物资专人管理	1		
	专人负责设备维护保养，有记录	1		
	建立以科主任、护士长与具备资质的质量控制人员组成的质量与安全管理小组	2		
	质控小组成员分工及职责明确	1		
	进行客户满意度调查与分析改进	1		
	对客户回访进行统计分析与改进	1		
	运用管理工具开展质量管理与持续改进	1		
	加分项能常规开展健康风险问卷采集，并能对常见慢病开展疾病风险评估	加2分		
结果 5分	人员配备合理，客户回访开展率≥60%～80%（不含教学用）			
	客户对护理服务满意度≥85%～95%			
	医务人员手卫生正确率达400%			
总分	50分+加分项	应得总分：		
实得总分：				
得分百分比：				
接受检查者签名：				
注意： 1.能正确执行者于检查结果栏内用"P"表示；不符合要求在检查结果栏内用"O"表示；不涉及该项目，在检查结果栏内用"NA"表示				

健康管理中心护理管理质量评价标准				
受检部门：	□楼层检查□片区检查□护理部检查			日期
项目	质量标准	分值	检查结果	说明及异常处理措施
2. 应得总分 = 总分 – 未涉及项目，实得总分 = 涉及项目得分总和，得分百分率 = 实得总分 / 应×100%				
检查人：	护士长： 科护士长：		护理部	

附录2 心肺复苏基本生命支持术（单人）操作流程及质量标准

操作流程及质量标准			分值	评分标准
操作准备（10分）	操作人员：着装整齐		4	
	用物： （1）治疗盘内装开口器、口咽通气管、弯盘、纱布2块、手电筒 （2）记录单		6	缺一项扣1分
操作流程（65分）	评估判断	1. 评估现场环境安全	2	
		2. 拍打客户双肩，呼喊判断意识；同时呼救	4	一项不符合扣2分
	心脏按压	3. 检查脉搏：摸颈动脉搏动：气管侧2～3 cm、胸锁乳突肌前缘凹陷处；检查时间 < 10秒	4	一项不符合扣2分
		4. 客户去枕平卧于硬板床上（必要时垫复苏板）；去被，解开衣领，暴露胸部	4	一项不符合扣2分
		5. 按压部位：胸骨中下1/3处	4	
		6. 按压手法：一手掌根部放于按压部位，另一手平行重叠于此手背上，手指并拢，以掌根部接触按压部位；肩、肘、腕成一直线与胸骨垂直，借助上身力量垂直下压	4	一项不符合扣2分
		7. 按压深度：胸骨下陷≥ 5 cm	4	
		8. 按压速率：按压频率≥ 100次/分；按压与放松时间比为1：1	6	一项不符合扣3分
		9. 迅速放松使胸骨复原，放松时手掌根部不离开胸壁	3	

操作流程及质量标准			分值	评分标准
操作流程 （65分）	气道处理	10. 开放气道 （1）仰头举颏法：操作者站在客户右侧，左手置于客户前额上用力后压；右手示指和中指放于客户下颌骨下缘，将颏部向上向前抬起 （2）托颌法：操作者双手将客户下颌托起，使头后仰；下颌骨前移使气道打开（用于颈椎损伤或疑有颈椎损伤者）	6	一项不符合扣3分
		11. 观察口腔，清除异物及分泌物	3	
		12. 人工呼吸 （1）将纱布置于口部，捏鼻包嘴 （2）吹气2次，每次400～600 mL，持续1秒（可见胸廓抬起） （3）吹气频率10～12次/分 （4）吹气毕，放开鼻孔，让气体自然由口鼻逸出	12	一项不符合扣3分
	13.5个循环结束后判断呼吸、脉搏、意识等，观察时间＜10秒		4	
	14. 整理床单元，协助客户取舒适卧位		2	
	15. 整理用物；洗手；记录		3	一项不符合扣1分
质量评定 （20分）	操作熟练，方法正确，人工呼吸、心脏按压有效		5	
	按压：通气比例为30∶2，5个循环共按压150次，吹气10次		5	
	关爱客户，无创伤及并发症发生		5	
	用物齐备，处置规范		5	
理论提问 （5分）	1. 目的：实施基础生命支持技术建立循环、呼吸功能，保证重要脏器血液供应，尽快恢复心跳、呼吸，促进脑功能恢复 2. 注意事项 （1）胸外按压时要确保足够的频率及深度，尽可能减少胸外按压中断，每次按压后让胸廓充分回弹，保证心脏得到充分的血液回流 （2）按压时肩、肘、腕位于一条直线上，与客户身体长轴垂直，手掌根不离开胸壁 （3）人工呼吸时送气量不宜过大，避免过度通气及胃部胀气		5	目的回答错误扣2分；注意事项一项回答不全或错误扣1分
总分			100	

附录3 心肺复苏基本生命支持术（双人）操作流程及质量标准

操作流程及质量标准			分值	评分标准
操作准备（15分）	操作人员：着装整齐		5	
	用物：治疗盘内装开口器、口咽通气管、弯盘、纱布2块、手电筒，记录单		10	缺一项扣2分
操作流程（60分）	评估判断	1. 评估现场环境安全	2	
		2. 拍打客户双肩，呼喊判断意识，同时呼救	2	
	心脏按压	3. 检查脉搏：摸颈动脉搏动（气管侧2～3 cm、胸锁乳突肌前缘凹陷处）；检查时间＜10秒	4	一项不符合扣2分
		4. 客户去枕平卧于硬板床上（必要时垫复苏板）；去被，解开衣领，暴露胸部	4	一项不符合扣2分
		5. 确定按压部位：胸骨中下1/3处	2	
		6. 按压手法：一手掌根部放于按压部位，另一手平行重叠于此手背上，手指并拢，以掌根部接触按压部位；肩、肘、腕成一直线与胸骨垂直，借助上身力量垂直下压；术者按压开始的同时助手观察口腔、开放气道	6	一项不符合扣2分
		7. 按压深度：胸骨下陷≥5 cm。婴儿和儿童的按压幅度至少为胸部前后径的1/3（婴儿大约为4 cm，儿童大约为5 cm）	3	
		8. 按压速率：按压频率≥100次/分；按压与放松时间比为1：1	4	一项不符合扣2分
		9. 迅速放松使胸骨复原，放松时手掌根部不离开胸壁	2	
	气道处理	10. 助手开放气道 （1）仰头举颏法：操作者站在客户右侧，左手置于客户前额上用力后压；右手示指和中指放于客户下颌骨下缘，将颏部向上向前抬起 （2）托颌法：操作者双手将客户下颌托起，使头后仰；下颌骨前移使气道打开（用于颈椎损伤或疑有颈椎损伤者）	6	
		11. 助手观察口腔，清除异物及分泌物	2	

操作流程及质量标准			分值	评分标准
操作流程（60分）	气道处理	12. 助手用"EC"手法固定简易呼吸器面罩，使面罩和口鼻部皮肤紧贴；挤压球囊2次，每次400～600 mL，持续1秒，见胸廓抬起；挤压频率10～12次/分；挤压：放松呼吸时间比1：1。	8	一项不符合扣2分
		13. 5个循环结束后判断呼吸、脉搏、意识等，观察时间<10秒	2	
		14. 如呼吸心跳未恢复，心电监护提示室颤，立即准备除颤。除颤时，由术者评估皮肤；助手协助开机，选能量，充电，关机；术者完成除颤	8	
		15. 整理床单元，协助客户取舒适卧位	2	
		16. 整理用物；洗手；记录	3	一项不符合扣1分
质量评定（20分）		操作熟练，方法正确，人工呼吸、心脏按压有效	5	
		按压：通气比例为30：2，5个循环共按压150次，吹气10次	5	
		关爱客户，无创伤及并发症发生	5	
		用物齐备，处置规范	5	
理论提问（5分）		1. 目的：实施基础生命支持技术建立循环、呼吸功能，保证重要脏器血液供应，尽快恢复心跳、呼吸，促进脑功能恢复 2. 注意事项 （1）胸外按压时要确保足够的频率及深度，尽可能减少胸外按压中断，每次按压后让胸廓充分回弹，保证心脏得到充分的血液回流 （2）按压时肩、肘、腕位于一条直线上，与客户身体长轴垂直，手掌掌根不离开胸壁 （3）人工呼吸时送气量不宜过大，避免过度通气及胃部胀气	5	目的回答错误扣2分； 注意事项一项回答不全或错误扣1分
总分			100	

附录4 护理人员专科考评标准

考核项目	考评方式	考核标准	分值	得分
		姓名：　　　　年　月　日（标准分：现场检查、抽问＋理论考试：100分；操作实践：100分）		
专业素质	现场抽问	①熟悉科室环境、团队精神、纪律要求、制度职责、服务理念等。②上班不玩手机、电脑游戏，不扎堆聊天，不看电视及与专业无关的杂志、书刊等。③不迟到、不早退、不旷工，无纠纷、投诉。④未经护士长同意不私自调班。⑤工作责任心强，主要表现：耐心、细心、诚心。⑥慎独精神要求，包括无菌技术操作，不良事件及时上报等（一项不符合扣1分）	10	
仪表仪容	现场检查	①在岗仪表端庄，佩戴胸卡，准时上岗，衣帽整齐，穿工作鞋，不戴耳环、戒指、手镯，不着浓妆，头发不过肩，长发需戴发网，不留长指甲，不染指甲。②化淡妆，讲普通话。③服务态度热情、礼貌、积极主动、微笑服务（一项不符合扣1分）	5	
7S管理	现场检查	①抢救车、氧气枕等急救装置定位放置及其处于功能状的意义。②其他物品的定位放置。③负责管理的诊断室区域卫生干净、整洁，仪器设备干净，提前检查运行状态。④熟悉7S管理的意义，有良好的管理习惯（一项不符合扣2分）	10	
交接班的内涵	现场抽问	①对象：特殊客户，在检客户。②内容：导检指引，重点环节，安全隐患，仪器设备。③形式：每日定时集体交班，各岗位临时书面、口头交班。④交接班记录、学习记录是否完整（一项不符合扣1分）	5	
医院感染控制	现场检查	①针刺伤的预防、处理及上报。②一次性物品管理规定及使用原则。③医疗废物放置、运送、登记等管理规范。④体检过程中严格遵循手卫生相关要求，规范执行手清洁，重点强调操作间洗手。⑤特殊时期的防护装备是否齐全。⑥各项医院感染指标的检测记录（一项不符合扣5分）	10	
安全管理实施	现场检查	①客户身份确认的制度，两项以上的确认方法，核对时由客户或家属回复姓名或年龄。②体检过程中，如前台、采血室、超声检查室需仔细核对客户信息。③采血前指导客户正确的按压方法，讲解体检过程中的护理要点。④抢救药品须班班交接，专人、专柜保管，使用后及时补充。⑤危急值有记录、汇报、处理跟踪，要求并了解其相关正常值（一项不符合扣2分）	10	
护理应急处理	现场检查记录本、抽问	①不良事件管理要求（应急处理、汇报、记录、保留器具及药品）。②火灾应急：消防电话、设备等应急策略。③停电应急：客户、设备、环境等应急策略。④能及时识别及处理低血糖、晕针晕血。⑤掌握心肺复苏急救技术。⑥信息系统应急处理（一项不符合扣2分）	10	

姓名：			年　月　日（标准分：现场检查、抽问＋理论考试：100分；操作实践：100分）		
考核项目	考评方式		考核标准	分值	得分
护理重点专科知识	前台登记	现场检查	①如有正检单位，提前通知体检单位体检时间、体检护理要点。②每备一个单位体检信息，备单内容（包括体检项目、单位信息）准确无误。③登记信息准确无误。④增加体检项目、更改体检项目、记账／现金收费准确无误。⑤提前核实当日参加体检医生安排。⑥体检单回收信息准确无误。⑦应急方案准备内容准确无误。⑧早上轮流一人提前到岗。⑨登记驾照体检，耐心解释，确保后续工作安排无误（一项不符合扣1分）	10	
护理重点专科知识	采血岗位	现场检查	①提前通知当日体检各医技科室参检抽血医生，并清点到岗时间。②仔细核对客户静脉采血信息，采血管发放准确无误。③及时处理因检验科发生的问题报告。④采血室定期消毒，采血物品提前准备整齐。⑤保证采血室良好的检查秩序。⑥指导客户正确的按压方法及按压时间（一项不符合扣1分）	10	
	超声报告录入	现场检查	①清点当日超声医生到岗时间。②提前准备超声诊断室所用物品，保持整洁。③仔细核对客户超声检查信息及检查项目。④保证超声报告无错别字、与医生诊断内容一致。⑤协调、灵活处理客户与超声医生纠纷（一项不符合扣1分）	10	
	导检	现场检查	①负责监督所管通道及诊断室卫生、医生到岗情况。②合理协调、分流各诊断室体检人数。③导检过程中形象管理（避免在导检区域长时间打电话、打哈欠）。④不得擅自离岗，有事须向通道负责人请假或请人替岗。⑤通道协作精神，服从安排、团结协作。⑥指引客户高效完成体检（一项不符合扣1分）	10	
专科技能掌握	常用仪器使用	操作考核	①熟练掌握采血自动编号机的使用及故障维护流程。②熟练掌握超声机的使用、清洁，故障维护流程。③熟练掌握其他常用仪器的使用、清洁，故障维护流程（操作错误每项扣5分）	50	
	基本技能要求	操作考核	①熟练掌握医院放射影像系统、检验系统、超声系统的使用。②熟练掌握体检系统的使用。③一般检查（身高、体重、血压等）的准确测量。④动脉硬化、骨密度检查，^{13}C呼气试验，肝纤维化检测，肺功能、人体成分检测的操作。⑤无菌技术。⑥手卫生。⑦心肺复苏。⑧吸氧。⑨无菌采血技术。⑩静脉输液技术（操作错误每项扣5分）	50	
实得总分：		考核人员签名：			

附录5 健康管理中心护士上岗/轮岗/定岗培训（共同）培训效果评价记录表

日期时间	培训项目	培训内容	主讲人	学时	培训方式			考核方式			评价	
					讲授	示教	自学	考试	提问	考评	岗位能力	带教老师
	专业素质	入科介绍：环境、团队、纪录、制度、服务										
		沟通：客户、家属、医务人员之间有效沟通										
		慎独精神；无菌技术，不良事件的上报……										
	7S管理	7S管理：介绍抢救车等急救装置位置										
		7S管理：护士站、诊断室等物品的定位放置										
	医院感染控制	院感：手卫生，针刺伤的预防、处理及上报										
		院感：一次性物品的管理规定及使用原则										
		院感：医疗废物的放置、运送、登记等管理规范										
	交接班	交接班：重点环节、安全隐患										
		交接班：纠纷、特殊客户										
		每日定时集体交班，各岗位临时书面、口头交班										
	基础技能	无菌技术：采血的护理要点及其意义										
		静脉采血：技巧及方法，并发症的预防及处理										

续表

日期时间	培训项目	培训内容	主讲人	学时	培训方式			考核方式			评价	
					讲授	示教	自学	考试	提问	考评	岗位能力	带教老师
	基础技能	静脉输液：流程，技巧及方法，并发症的预防及处理										
		CPR：流程、技巧及方法，并发症的预防及处理										
		手卫生										
		吸氧：技巧及方法、并发症的预防及处理										
	护理安全管理	不良事件处理：上报流程，无惩罚上报意义内涵										
		不良事件处理：汇报、记录，保留器具、药品等										
		药品管理：抢救药等使用交接										
		危急值：记录、汇报、处理、了解其相关正常值										
	前台	如有正检单位，提前通知体检单位体检时间、体检护理要点										
		每备一个单位体检信息，备单内容（包括体检项目、单位信息）准确无误										
		登记信息准确无误，登记每人次										
		增加体检项目，更改体检项目，记账/现金收费准确无误										
		提前与营销部核实当日参加体检医生安排										
		体检单回收信息准确无误										
		应急方案准备内容准确无误										
		轮流一人提前到岗										
		登记驾照体检，耐心解释，确保后续工作安排无误										
	采血编号	提前通知当日体检各医技科室参检抽血医生，并清点到岗时间										

日期时间	培训项目	培训内容	主讲人	学时	培训方式			考核方式			评价	
					讲授	示教	自学	考试	提问	考评	岗位能力	带教老师
	采血编号	仔细核对客户静脉采血信息，采血管发放准确无误										
		及时处理因检验科发生的问题报告										
		采血室定期消毒，采血物品提前准备整齐										
		保证采血室良好的检查秩序、指导客户正确的按压方法及按压时间										
	超声录入	清点当日超声医生到岗时间										
		提前准备超声诊断室所用物品，保持整洁										
		仔细核对客户超声检查信息及检查项目										
		保证超声报告无错别字，与医生诊断内容一致										
		协调、灵活处理客户与超声医生纠纷										
	导检	负责监督所管通道及诊断室卫生、医生到岗情况										
		合理协调、分流各诊断室体检人数										
		导检过程中形象管理（避免在导检区域长时间打电话、打哈欠）										
		不得擅自离岗，有事须向通道负责人请假或请人替岗										
		通道协作精神，服从安排、团结协作、灵活周到										
		指引客户效率体检										
	常用仪器的使用	采血自动编号机的使用及故障维护流程										

日期时间	培训项目	培训内容	主讲人	学时	培训方式			考核方式			评价	
					讲授	示教	自学	考试	提问	考评	岗位能力	带教老师
	常用仪器的使用	超声机的使用、清洁，故障维护流程										
		其他常用仪器的使用、清洁，故障维护流程										
	专科技能	医院放射影像系统、检验系统、超声系统的使用										
		体检系统的使用										
		一般检查（身高、体重、血压等）的测量										
		动脉硬化、骨密度、^{13}C呼气试验、肝纤维化检测、肺功能、人体成分检测的操作										
	护理应急处理	信息系统：SOP、常见故障处理、维护求助										
		低血糖及晕血										
		凝血功能低下者										
		火灾应急：消防电话、通道、设备等应急策略										
		停电应急：客户、设备、环境等应急策略										
		掌握心肺复苏急救技术										

自我小结												
签名												
护士长考评：签名												

考核项目	学时	理论	技能	考评	岗位能力	优秀		良好		差等	
评教标准	实际	提问	≥80	态度及规范	执行能力	合格		合格			
考核结果					备注：科室选择专科操作考试项目，未合格需重新培训，直至考核合格						

附录6　健康管理中心上岗/轮岗/定岗护士评教调查表

各参培护理人员：

　　为了满足您的培训需求，进一步提高临床护理培训质量，特对您在本科室接受培训情况进行调查，请您认真选择和填写，谢谢！

　　您是 _____ 人员。（定岗、轮岗、上岗）

　　您的带教老师是 _____。

　　您认为本次培训安排是否合理：

　　A 否　　　B 是

　　您认为本次培训内容是否全面、实用：

　　A 否　　　B 是

　　您认为此次培训是否受到护士长及带教老师的重视：

　　A 否　　　B 是

　　您认为带教老师的带教态度是否认真：

　　A 不　　　B 比较　　　C 非常

　　您认为带教老师在工作中的行为是否合适：

　　A 不　　　B 比较　　　C 非常

　　您认为带教老师的理论知识如何：

　　A 不好　　　B 较好　　　C 很好

　　您认为带教老师的带教方法是否合适：

　　A 不　　　B 比较　　　C 非常

　　您认为带教老师的语言表达能力如何：

　　A 不好　　　B 较好　　　C 很好

　　带教老师在带教过程中是否提问：

　　A 没有　　　B 偶尔　　　C 经常

　　带教老师是否进行护理操作示范：

　　A 否　　　B 是

　　您认为带教老师的护理操作是否规范、熟练：

　　A 不　　　B 比较　　　C 非常

　　您在实践过程中是否有进行护理操作的情况：

　　A 没有　　　B 有（如果有，是 _____ ）

　　护理操作过程中带教老师是否做到放手不放眼：

　　A 没有　　　B 偶尔　　　C 是

　　总的来说，您此次培训收获是否大？

　　A 否　　　B 一般　　　C 是

　　通过本次培训，您熟悉了哪些理论知识 _____。

通过本次培训，您掌握了哪些护理操作 ＿＿＿＿＿＿＿＿＿＿＿＿＿＿＿＿＿＿＿＿＿＿。

您对本科室培训的意见及建议：＿＿＿＿＿＿＿＿＿＿＿＿＿＿＿＿＿＿＿＿＿＿＿。

带教老师评语：

护士长签名：　　　　　　时间：

附录 7　体检满意度调查（个人）

尊敬的客户：

您好！感谢您接受了我们的体检服务，我们的成长非常需要您的支持和鼓励。请您填写下面的问卷，我们将对您的意见妥善处理并进行保密，有了您的建议，我们才能继续改进，再次感谢您的合作！

以下问卷主要针对您对各岗位工作人员的评价：

1. 个人咨询：

　　□满意　　□一般　　□不满意（原因：＿＿＿＿＿＿＿＿＿＿＿）

2. 前台接待：

　　□满意　　□一般　　□不满意（原因：＿＿＿＿＿＿＿＿＿＿＿）

3. 医生检查：（如有不满意，请写出诊断室或医生姓名：＿＿＿＿＿＿）

①医生的解释、交流、服务态度：

　　□满意　　□一般　　□不满意

②医生的诊疗技术：

　　□满意　　□一般　　□不满意

4. 护士服务：

　　□满意　　□一般　　□不满意（原因：＿＿＿＿＿＿＿＿＿＿＿）

5. 餐厅服务：

　　□满意　　□一般　　□不满意（原因：＿＿＿＿＿＿＿＿＿＿＿）

6. 您对体检有其他不满意的地方或是对体检工作有什么建议，请告诉我们：

7. 如果您愿意接受我们对您意见的反馈，请留下您的姓名和联系方式：

姓　　名：　　性　别：

手机号：　　体检号：

您的资料没有得到您的许可，我们将予以保密。特此申明！

填表日期：　　　　　　　　　　　　　　　　　　年　　月　　日

附录 8 体检满意度调查（团队）

尊敬的客户：

您好！感谢您接受了我们的体检服务，我们的成长非常需要您的支持和鼓励。请您填写下面的问卷，我们将对您的意见妥善处理并进行保密，有了您的建议，我们才能继续改进，再次感谢您的合作！

以下问卷主要针对您对各岗位工作人员的评价：

1. 团队接待：

☐满意　☐一般　☐不满意（原因：＿＿＿＿＿＿＿＿＿＿＿）

2. 前台接待：

☐满意　☐一般　☐不满意（原因：＿＿＿＿＿＿＿＿＿＿＿）

3. 医生检查：（如有不满意，请写出诊断室或医生姓名：＿＿＿＿＿＿＿＿）

①医生的解释、交流、服务态度：

☐满意　☐一般　☐不满意

②医生的诊疗技术：

☐满意　☐一般　☐不满意

4. 护士服务：

☐满意　☐一般　☐不满意（原因：＿＿＿＿＿＿＿＿＿＿＿）

5. 餐厅服务：

☐满意　☐一般　☐不满意（原因：＿＿＿＿＿＿＿＿＿＿＿）

6. 您对体检有其他不满意的地方或是对体检工作有什么建议，请告诉我们：

7. 如果您愿意接受我们对您意见的反馈，请留下您的姓名和联系方式：

姓名：　性别：　单位：

手机号：　体检号：

您的资料没有得到您的许可，我们将予以保密。特此申明！

填表日期：　　　　　　　　　　　　　　　　　　　年　月　日

附录 9 VIP 满意度问卷

项目	有效问卷	满意度	不满意度
检前告知			
护士服务			

续表

项目	有效问卷	满意度	不满意度
医生服务			
前台接待			
护士服务			
营养早餐			
主动服务			
继续选择 推荐朋友			
建议及意见			

附录 10 高血压患者自我管理记录量表

项目		说明	日期						
			1	2	3	4	5	6	7
饮食	低热量、低脂饮食	摄入热量＝需要热量，脂肪热量不超过20%							
	低盐饮食	每天食盐量不超过6 g							
	增加钾的摄入量	新鲜蔬菜、水果和豆类等							
运动	有氧运动（分钟）	慢跑、快走、骑自行车等							
	阻抗运动（分钟）	仰卧起坐、深蹲起、举哑铃等							
	其他	散步、家务等							
生活习惯	每日吸烟（支）	建议戒烟							
	每日饮酒	应限制饮酒							
情绪波动或压力		应控制情绪，减轻压力							
睡眠		佳							
		一般							
		差							
血压		早							
		晚							

项目	说明	日期						
		1	2	3	4	5	6	7
服药	早							
	晚							
体重（kg）	每周一次							
腰围（cm）	每周一次							

注：在适当的位置打√或填相应的内容。

附录11　健康管理中心环境清洁消毒记录（中度危险区域）

楼层：		诊室：				年	月
范围	空气	医疗设备表面、办公桌椅、床头柜、高频接触物表等	地面		超声设备主机、探头（禁用酒精）、连接线及声透镜		签名
方法	空气消毒机、84消毒液喷洒、紫外线消毒	日常清洁+500 mg/L有效氯或75%酒精擦拭≥30分钟	日常清洁+500 mg/L有效氯擦拭≥30分钟		清水+0.8季铵盐擦拭		
频次	1次/日	2次/日	2次/日		2次/日		
日期	时间	时间	时间	时间	时间	时间	时间

备注：

1. 由执行人清洁消毒后填写记录表，执行时间以小时为单位，签署全名；

2. 根据危险度可增加消毒剂浓度、清洁/消毒频率；

3. 清洁/消毒中实施职业防护；

4. 中度危险区域（卫生级）——普通病房、门诊部、功能检查室、供应室检查包装无菌物品存放间；

5. 高频接触物体表面：办公桌面、电脑、门把手等。

附录12 健康管理中心医务人员手卫生依从性观察表

部门：_____ 观察日期：_____ 观察起止时间：_____ 观察者：_____

对象类型			对象类型			对象类型			对象类型		
编码			编码			编码			编码		
观察数量			观察数量			观察数量			观察数量		
时机	手卫生指征	措施	时机	手卫生指征	措施	时机	手卫生指征	措施	时机	手卫生指征	措施
1	□接触患者前 □操作之前 □体液暴露后 □接触患者后 □接触物品后	□擦手 □洗手 ○未做 ○手套	1	□接触患者前 □操作之前 □体液暴露后 □接触患者后 □接触物品后	□擦手 □洗手 ○未做 ○手套	1	□接触患者前 □操作之前 □体液暴露后 □接触患者后 □接触物品后	□擦手 □洗手 ○未做 ○手套	1	□接触患者前 □操作之前 □体液暴露后 □接触患者后 □接触物品后	□擦手 □洗手 ○未做 ○手套

对象类型：	分为以下四类（编码）	
	1. 护士　　　2. 工勤人员　　　3. 医师　　　4. 技师	
数量	进入观察员观察范围并被观察记录的同一对象类型（同一编码）的被观察对象数量	
时机	需要进行手卫生的次数，至少有一个指征	
指征	引发手卫生行为的原因，一次出现多个指征时，所有的指征都应记录	
	接触客户前	体液暴露后：体液暴露风险出现之后
	操作之前：清洁、无菌操作之前	接触客户后
		接触物品后：接触客户周围的环境物品之后
（手卫生）措施	手卫生指征出现后被观察者的反应；可以是积极的反应（擦手和洗手），抑或是消极的反应（未做处理）	
	擦手：用含酒精的快速手消剂擦手 洗手：用肥皂或皂液和流动水洗手	未做：未进行任何手卫生措施 手套：当医务人员戴着手套而没有进行手卫生措施时，记录手套的使用

建议：1. 项目开始前，可向科主任和护士长介绍本项目的要求。2. 观察时间为 20±10 分钟。3. 观察员最多可以同时观察 3 名医务人员。4. 每列可记录多个相同类型的医务人员的手卫生情况，也可以在一列内仅记录一名医务人员的手卫生情况。5. 一旦观察到应进行手卫生的指征时，根据观察到的行为在相应的方框标记，观察的所有指征，无论采取未采取手卫生，均应记录。

手卫生措施过度，即为观察到手卫生指征即进行手卫生措施。

附录13 医务人员血源性传播疾病职业暴露登记表

当事人：_____　　发生时间：___年___月___日___时___分
本人联系电话（手机）：_____；
1. 事故发生部门：_____；　　2. 本人工作部门：_____；
3. 职业类型：_____；　　4. 暴露地点：_____；

5. 可否识别暴露源：　□是　　　　□否
6. 暴露的血液 / 体液种类：
□血液　　□痰液　　□脑脊液　　□胸膜液　　□尿液
□羊水　　□唾液　　□腹膜液　　□呕吐物　　□其他_____
7. 暴露源的病原体：□无病原体　□乙肝　□艾滋病　□梅毒　□不清楚　□其他_____
8. 填写暴露源血源性传播疾病检查结果
9. 血液 / 体液暴露部位为（检查所有适用的项目）
□无损的皮肤　　　□眼　　□口腔
□受损的皮肤　　　□鼻　　□其他_____
10. 血液 / 体液暴露时间：□＜5秒；□5～15秒；□15秒～1小时；□＞1小时；□其他
11. 血液 / 体液暴露量：□少量（＜5mL）　　□中量（＜50mL）　　□大量（＞50mL）
12. 引起损伤的器械名称：_____　　13. 损伤部位：_____
14. 器械是否受污染：□受污染　　□无污染　　□未知
15. 损伤程度：□表面—少量出血或无出血　　　□中度皮肤刺穿，有出血
□严重的—深度刺入 / 切割，大量出血　　　□其他
16. 在暴露之前医务工作者是否接种过乙肝疫苗：
□接种过1次　　□接种过2次　　□接种过3次　　□未接种　　□不确定
17. 最近一次血源性传播疾病血清学检查结果：
18. 描述暴露过程（不少于20字）：

科主任或护士长确认签字：　　　　　　　　日期：

附录14 健康管理中心安全自查表

检查科室： 科室地址： 检查部门： 房间数量：

检查人员签字： 检查日期： 年 月 日

序号	消防安全检查内容	确认打勾	发现问题	处理意见
1	科室消防安全责任人的安全职责是否明确			
2	科室消防安全管理人是否明确，并报保卫处消防部门备案			
3	科室消防安全管理制度是否健全			
4	科室消防安全宣传、教育、培训工作是否开展，是否记录完整			
5	科室消防安全例会是否定期召开，记录完整			
6	科室每日消防巡查是否落实并记录，科室消防安全管理人员是否签字			
7	科室每月消防安全检查是否完成，科室消防安全责任人是否签字			
8	科室消防安全隐患是否有记录，消防安全责任人是否签字			
9	科室消防安全隐患整改责任人是否明确，消防安全隐患整改是否完成			
10	科室疏散通道、安全出口是否畅通			
11	科室疏散标识、应急照明设施是否完好			
12	科室禁火部位标志及管理措施是否符合要求			
13	科室室内消火栓箱、火器位置醒目无遮挡，完整好用，并有明显标志			
14	科室防火门、锁是否正常			
15	科室有无配备防烟面具、手电等设施			
16	科室初期火灾和应急疏散预案是否建立			
17	科室消防档案是否齐全			